超声医学与临床应用

主编 牛　文　李欣欣　孟春英　贺丽丽
　　　　武海舟　张　燕　凡　兰

U0254858

四川科学技术出版社

图书在版编目（CIP）数据

超声医学与临床应用/牛文等主编. —成都：四川科学技术出版社，2024.11. —ISBN 978 - 7 - 5727 - 1608 - 9

Ⅰ. R445.1

中国国家版本馆 CIP 数据核字第 2024KB5673 号

超声医学与临床应用

CHAOSHENG YIXUE YU LINCHUANG YINGYONG

主　　编　牛　文　李欣欣　孟春英　贺丽丽　武海舟　张　燕　凡　兰

出 品 人　程佳月

责任编辑　李　珉

助理编辑　王天芳

封面设计　刘　蕊

责任出版　欧晓春

出版发行　四川科学技术出版社

　　　　　成都市锦江区三色路 238 号　邮政编码 610023

　　　　　官方微博：http://weibo.com/sckjcbs

　　　　　官方微信公众号：sckjcbs

　　　　　传真：028 - 86361756

成品尺寸　185mm×260mm

印　　张　21.25

字　　数　500 千

印　　刷　成都市新都华兴印务有限公司

版　　次　2024 年 11 月第 1 版

印　　次　2024 年 11 月第 1 次印刷

定　　价　88.00 元

ISBN 978 - 7 - 5727 - 1608 - 9

邮　　购：成都市锦江区三色路 238 号新华之星 A 座 25 层　邮政编码：610023

电　　话：028 - 86361770

■版权所有·翻印必究■

本书编委会

主　编　牛　文　李欣欣　孟春英　贺丽丽　武海舟
　　　　张　燕　凡兰
副主编　姜　珊
编　委　（排名不分先后）
　　　　牛　文　邹平市人民医院
　　　　李欣欣　枣庄市妇幼保健院
　　　　孟春英　宁津县人民医院
　　　　贺丽丽　高密市妇幼保健院
　　　　武海舟　菏泽市牡丹人民医院
　　　　张　燕　惠民县卫生健康保障中心
　　　　凡　兰　广元市第二人民医院
　　　　姜　珊　天津市中心妇产科医院
　　　　王雪纯　海军青岛特勤疗养中心

前　言

　　超声医学是超声工程学与医学相结合的学科，属医学影像学（放射诊断学、核医学、超声诊断学），主要用于全身软组织及其脏器疾病的诊断。

　　近年来，超声技术已成为现代医疗工作中的重要支柱。为了反映当前超声医学的最新研究进展，更好地为临床制订治疗方案提供客观依据，我们广泛收集国内外文献，认真总结自身经验，编写成《超声医学与临床应用》一书。

　　全书系统介绍了全身各部疾病的超声诊断，包括病因、病理、临床表现、主要超声表现等内容。本书重点突出，简明扼要，条理清楚，实用性强，可供超声诊断专业人员、临床各科医生以及医学生等参考和查阅。

　　本书在编写过程中，由于时间仓促及编者水平有限，必有编写疏漏之处，恳请广大同道与读者批评指正。

编　者

2024 年 4 月

目　录

第一章　颅脑疾病

第一节 颅脑解剖

颅脑包括头皮、颅骨、覆盖在脑表面的脑膜及大脑、小脑、脑干等。颅骨分颅顶、颅底两部分。成人颅顶骨之间由骨缝严密镶嵌。18 个月以内婴幼儿颅顶骨以膜连结，其前囟、后囟可作为声窗进行超声检查。颅底内面可分为颅前窝、颅中窝、颅后窝，颅后窝底居中位置有一大孔称枕骨大孔，亦可作为超声检测时的声窗。

脑膜有硬脑膜、蛛网膜及软脑膜三层。硬脑膜在大脑纵裂内形成大脑镰，分隔两侧大脑半球；在后方形成小脑幕，分隔大脑枕叶与小脑。在硬脑膜的夹层里，有静脉回流通道，称静脉窦。蛛网膜薄而透明，与软脑膜之间的间隙为蛛网膜下隙，内含脑脊液。在蛛网膜跨越脑沟的地方，间隙宽大，称为脑池。软脑膜血管丰富，紧贴脑的表面并深入沟回之中。

脑由大脑、间脑、脑干和小脑组成，大脑分左、右大脑半球，半球又分额叶、顶叶、颞叶、枕叶、岛叶。大脑内部有尾状核、苍白球、壳、屏状核。脑干包括中脑、脑桥、延髓，上端与间脑相连，下端与脊髓相接。

左右侧脑室位于两大脑半球中，有前角（额角）、体部、枕角和颞角。侧脑室由室间孔与第三脑室相通。第三脑室位于两侧丘脑之间，经中脑导水管与第四脑室连接。各侧脑室内含从脉络丛所产生的脑脊液。

（牛文）

第二节 检查方法

一、检查前的准备

如果是婴幼儿，宜在婴幼儿安静的状态下进行，可以喂食或给适量的水合氯醛药物使患儿安睡，适当固定患儿头部。

二、仪器

一般可选用实时二维超声诊断仪，采用彩色多普勒血流成像（CDFI）诊断仪更佳。探头以用扇扫和小凸阵探头为宜。婴幼儿经前囟及颞部检查选用 3.5~5.0 MHz 频率的探头，成人及儿童（婴幼儿除外）经颞部检查选用 2.5~3.5 MHz 频率的探头，术中超声选用扇扫和专用手术探头，频率 5~10 MHz。

三、扫查方法

（一）成人声窗扫查法

探头在两侧对应的声窗部位行横切扫查、纵切扫查、斜切扫查，以进一步证实病变的存在。

（二）新生儿前囟声窗扫查法

1. 前囟冠状扫查

探头在前囟从前向后进行系列的冠状（横切）扫查。

2. 前囟矢状扫查

探头置前囟进行矢状正中、矢状两旁系列纵切扫查。

（牛文）

第三节　正常颅脑超声表现

一、二维超声表现

正常脑实质为弥漫均匀的中低水平回声。脑沟回为轮廓清晰的强回声带。脑室壁呈窄细而光滑的强回声带，脑室内脑脊液呈无回声区，脑室内的脉络丛为均匀的强回声带，脉络丛内可见血管搏动。大脑镰和大脑纵裂呈强回声带，颅骨内板呈弧形强回声带。

（一）轴水平切面图

1. 脑桥断层面图

脑桥断层面可以显示脑桥的横断面像，其后方为小脑。

2. 第三脑室水平切面图

第三脑室水平切面相当于丘脑断层面，切面图的左右为大脑半球，大脑纵裂及大脑镰呈高回声光带。在中部为第三脑室断面，呈裂隙状无回声区，其两侧为丘脑。丘脑左侧可显示侧脑室前角。

3. 侧脑室水平切面图

侧脑室水平切面图断面约在外耳道孔上 6 cm，可显示两侧大脑半球之间的大脑镰。左、右侧脑室呈弯曲的条带状无回声区，前端为前角突向额叶，后端为后角突向枕叶，侧脑室后角内侧壁可见脉络丛，两侧回声呈八字形，由中线旁向外侧延伸。

4. 侧脑室体上部水平切面图

侧脑室体上部水平切面图显示为完整连接的强回声中线，两侧为侧脑室，前方为额叶，后方为枕叶，两侧为颞叶。

（二）冠状切面图

1. 侧脑室前角冠状切面图

图像顶部中央垂直线状强回声即大脑镰或中线回声。其下方两侧脑实质回声中可见侧脑室前角呈羊角状狭窄的无回声区。两侧前角之间的上方可见低回声的胼胝体，两前角之间的下方可见透明隔腔。前角外侧可见两侧圆形低回声的尾状核头部。此外可见额叶及颅前窝。

2. 侧脑室体部冠状切面图

图像上部正中可见大脑镰线状强回声。中线两侧为侧脑室体。丘脑位于尾状核内下方及侧脑室体部下方，左右各一，呈椭圆形低回声，丘脑之间为狭长的第三脑室。

3. 侧脑室三角区冠状切面图

大脑镰强回声线仍位于图像上方中央，其下方两侧为侧脑室三角区，内为脉络丛。下方为小脑或枕叶，两侧为颞叶，上方为顶叶。

4. 侧脑室后角冠状切面图

图像上方中央可见大脑镰，两侧可见后角及脉络丛，小脑幕呈倒"V"字形结构。其间可见小脑，上方为枕叶。

（三）矢状切面图

1. 正中矢状切面图或第三脑室矢状切面图

颅底中央强回声马鞍状结构为颅中窝，其前方为颅前窝，位置较高；后方为颅后窝，位置很低，最低处为枕骨大孔，在颅中窝后上方可见第三脑室呈裂隙状无回声区，内可见脉络丛，胼胝体位于第三脑室上方，周围有动脉搏动，第三脑室借中脑导水管通第四脑室，第四脑室的侧方为脑桥，呈低回声，后方为高回声的小脑图。

2. 旁中央矢状切面或移脑室矢状切面图

声束平面通过侧脑室，并适当移动探头可显示弧形裂隙状侧脑室，由前向后依次为侧脑室前角、中央部、三角区、下角及后角。

3. 颞叶矢状切面图

颞叶矢状切面图主要显示大脑，呈均匀低回声，大脑沟、裂的脑膜呈线状强回声，图像上方为顶叶，下方为颞叶。

二、彩色多普勒血流成像表现

经颞窗水平切面显示"星形"强回声的鞍上池及"心形"大脑脚，大脑中动脉（MCA）位于鞍上池前外侧的强回声裂，大脑后动脉前段（PCAP$_1$）和大脑后动脉后段（PCAP$_2$）环绕大脑脚走行，MCA、PCAP$_1$ 呈红色血流，PCAP$_2$ 为蓝色血流。MCA 显示清楚后，轻微转动探头见到的流向前内方的蓝色血流为大脑前动脉交通前段

（ACAA₁）。经枕窗检查显示双侧椎动脉（VA）和基底动脉（BA）呈典型"Y"字形蓝色血流。经眶窗显示正常眼动脉为红色血流。

三、颅脑超声测量及其正常值

（一）侧脑室宽度

可用前囟侧脑室体部冠状切面测量侧脑室内、外侧壁之间的距离。正常婴幼儿此值为 1~3 mm，成人为 1~4 mm，但成人经颞部探查常不易显示侧脑室内侧壁。

（二）侧脑室体外侧壁至中线距离

侧脑室体外侧壁至中线距离正常值为 7~15 mm，切面部位不同，此值有差异，最大值应小于 20 mm。

（三）脑中线测量

正常脑中线偏移值小于 3 mm。

（四）脑动脉血流参数

关于脑动脉的最大流速、平均流速、舒张末期流速及阻力指数等的研究报道较多，差异较大。

（牛文）

第四节 异常颅脑超声表现

一、脑中线移位

声像图特征：
（1）脑中线距离两侧颅骨内板的垂直距离不相等，两侧相差大于 3 mm。
（2）脑中线弯曲呈弧形或弓状。
（3）注意脑中线凹侧内有无肿瘤出血、脓肿等，侧脑室有无扩张。
脑中线移位声像图常见于一侧颅内压增高的病变，加一侧脑肿瘤、出血、脓肿、硬膜下或硬膜外血肿或积液，脑中线偏向健侧。

二、脑内局部回声光点异常

（一）局限性回声增强

声像图特征：

局部呈团块状或片状强回声。

注意点：

（1）注意观察异常回声的边界是否清楚，内部回声是否均匀。

（2）注意观察侧脑室是否扩张或受压，中线有无偏移。

（3）注意和脑内回声较强的正常结构如强回声的脉络丛及颅后窝内高回声的小脑相区别。

局限性回声增强声像图多见于脑内实质性肿瘤、出血、脓肿未液化或脓肿内脓液极黏稠等病变。

（二）局限性回声减低

声像图特征：

（1）脑实质内局部呈团状或片状回声减低区或出现无回声区。

（2）异常回声边界清楚或模糊不清。

注意点：

注意病变是否和侧脑室相通，侧脑室是否受压或扩大，脑中线有无偏移。注意与正常脑内结构相区分。

局限性回声增强声像图主要见于脑内囊性病变。

（三）局限性混合回声

声像图特征：

脑实质内局部呈囊实性混合回声改变，多表现为实质性小片状、片状无回声区，如为产气性细菌感染或颅脑手术或脓肿穿刺术后可能出现囊性、实质性与气体回声混合图像。

注意点：

注意侧脑室与脑中线是否受压、偏移，边界、包膜与周围结构的关系。

脑内血肿及脓肿未完全液化、脑实质性肿瘤出血与坏死等均可出现此种声像特征。

三、脑室扩大

声像图特征：

（1）侧脑室宽度大于 4 mm。

（2）肿瘤多压迫一侧脑室而对侧脑室仅见扩张，脑穿通囊肿形成时可见侧脑室不规则扩大，并和囊肿相通。

（3）单侧脑室扩张见于肿瘤压迫及单侧脑室出血，双侧脑室扩张多见于脑室炎症、脑室内大量出血，也可见于肿瘤压迫第三脑室所致的脑脊液循环受阻。

（4）出血多为弥漫性强回声，出血后期也可呈局限性高或低回声；肿瘤多呈局限性强回声或中等回声。

注意点：

注意观察第三脑室、第四脑室是否扩大，大脑皮质是否变薄。脑室壁内面是否光滑或毛糙。脉络丛是否肿大。

脑室扩大声像图常见于脑膜炎、脑室炎、脑室肿瘤、脑室内出血，其他原因影响脑脊液循环时均可出现此声像特征。

（牛文）

第五节　脑积水

脑积水指因脑脊液产生和吸收失衡所致的脑室系统异常扩大，可分为阻塞性脑积水、交通性脑积水两种类型。

一、病理

脑积水的发生机制是脑脊液循环或吸收障碍和脑脊液产生过多，后者罕见，可发生于脑室内脉络膜乳头状瘤。由脑脊液循环或吸收障碍引起的脑积水，则根据梗阻部位在第四脑室出口以上或以下分别称为阻塞性脑积水和交通性脑积水。常压性脑积水是交通性脑积水的一种特殊类型，其仍有部分完好的脑脊液循环功能代偿，脑脊液压力在正常范围上下波动，呈间歇性高压。

二、临床表现

婴幼儿脑积水多表现为头颅的快速、进行性异常增大，前额向前突出，双眼下视，前囟扩大、膨隆，颅缝分离。

成人脑积水主要表现为颅内压增高症状，颅骨 X 线片见颅骨变薄，骨缝分离。

三、超声检查

（一）超声检查方法

1. 经颞部扫查

受检查者取侧卧位，探头置于颞部外耳道孔上眶耳线平行扫查，从颅底向上做一系列水平扫查。探头旋转90°向前、向后做一系列冠状扫查。

2. 经前囟扫查

探头置于前囟，先做冠状扫查，再做矢状扫查。

（二）声像图特征

（1）侧脑室对称性扩大，室壁回声清晰，内为无回声暗区。

（2）脑组织受压萎缩变薄。

（3）脑积水分度：侧脑室宽度 4~6 mm 为轻度积水；7~10 mm 为中度积水；> 10 mm 为重度积水。

超声检查能明确脑积水的部位和程度，由于其无放射性、不使用镇静剂，故已成为婴幼儿脑积水检查的首选方法。

（牛文）

第六节　脑脓肿

化脓性细菌侵入颅内，引起局灶性化脓性炎症，继而形成脓肿者称为颅内脓肿。脓肿位于硬脑膜外者为硬脑膜外脓肿，位于硬脑膜下者为硬脑膜下脓肿，同时存在多部位脓肿者称为混合性脓肿，脓肿位于脑组织内者为脑脓肿。脑脓肿无明显季节性及性别差异，农村发病率较高。

一、病因和发病机制

脑脓肿常见的致病菌为葡萄球菌、肺炎链球菌、大肠埃希菌等，有时为混合感染。感染途径主要有：

（一）来自邻近的感染病灶

中耳炎、乳突炎、鼻窦炎等感染病灶直接波及邻近的脑组织引起脑脓肿。

（二）血行感染

血行感染导致的脑脓肿常由脓毒血症或远处感染灶的感染栓子经血行播散而形成，脓肿常位于大脑中动脉分布区域，且常为多发性脓肿。

（三）外伤性感染

外伤性感染导致的脑脓肿是由于开放性颅脑损伤，化脓性细菌直接从外界侵入脑部，而清创不彻底或感染得不到控制所致，脓肿多见于伤道内或异物存留部位。

（四）隐源性感染

隐源性感染指临床上无法确定其感染来源，此类脑脓肿的发病率有增多趋势。

二、临床表现

患者常有近期局灶或全身感染史，如乳突炎、鼻窦炎、中耳炎、细菌性心内膜炎、盆腔炎、败血症、皮肤感染、肺脓肿、颅骨骨髓炎等。由于脑脓肿形成的迟早、大小、部位等不同，症状有很大差异。一般来说，常具有感染症状、颅内压增高症状、脑局灶性症状及脑膜刺激症状。

（一）感染症状

感染症状包括全身感染症状及原发感染症状，脑脓肿起病初期，一般都有全身感染的表现，可出现畏寒、发热、恶心、呕吐、头痛、嗜睡等，此类症状常在数日或 2～3 周消失，这些症状也可完全缺如。脑脓肿进入局限阶段，临床上可有一个潜伏期，此期可长达数周至数月，有的长达数年，潜伏期患者可有头痛、消瘦、疲乏、记忆力差、反应迟钝，儿童常有哭闹不安。

（二）颅内压增高症状

颅内压增高虽然在急性脑膜脑炎期可出现，但是大多数患者于脓肿形成后才逐渐表现出来。表现为头痛好转后又出现，且呈持续性、阵发性加重，加重时伴呕吐、缓脉、血压升高等。半数患者有视乳头水肿。严重患者可有意识障碍。上述诸症状可与脑膜脑炎期的表现相互交错，也可于后者症状缓解后再出现。

（三）脑局灶性症状

脑局灶性症状因脓肿所在部位不同而异。颞叶脓肿可出现精神症状（如欣快、健忘）、对侧同向偏盲、轻偏瘫、感觉性或命名性失语（优势半球）等，也可无任何定位征。小脑脓肿，头痛多在枕部并向颈部或前额放射，眼底水肿多见，向患侧注视时出现粗大的眼球震颤，还常有一侧肢体共济失调、肌张力降低、肌腱反射下降、强迫性头位和脑膜刺激征等，晚期可出现后组脑神经麻痹。额叶脓肿常有表情淡漠、记忆力减退、个性改变等精神症状，亦可伴有对侧肢体局灶性癫痫或全身大发作，偏瘫和运动性失语（优势半球）等。若鼻窦前壁呈现局部红肿、压痛，则提示原发感染灶可能就在此处。顶叶脓肿以感觉障碍为主，如浅感觉减退、皮质感觉丧失、空间定向障碍，优势半球受损可有自体不识症、失读、失写、计算不能等。丘脑脓肿可表现为偏瘫、偏身感觉障碍和偏盲，少数有命名性失语，也可无任何定位征。

（四）并发症

脑脓肿可发生以下 2 种危象。

1. 脑疝形成

颞叶脓肿易发生颞叶钩回疝，小脑脓肿则常引起小脑扁桃体疝，而且脓肿所引起的脑疝比脑瘤所致者发展更加迅速。有时以脑疝为首发症状而掩盖其他定位征象。

2. 化脓性脑膜脑炎、脑室管膜炎

当脓肿接近脑室或脑表面，因用力、咳嗽、腰椎穿刺、脑室造影、不恰当的脓肿穿刺等，使脓肿突然溃破，引起化脓性脑膜脑炎或脑室管膜炎并发症。常表现为突然高热、头痛、昏迷、脑膜刺激征、角弓反张、癫痫等。其脑脊液可呈脓性，颇似急性化脓性脑膜炎，但其病情更凶险，且多有局灶性神经系统体征。

三、超声检查

声像图特征：

病变部位可见较强回声的脓肿壁，厚薄不一。形态多为圆形或不规则形。脓肿多为液性暗区或低回声，内可见散在均匀的细小强回声光点，后方可见增强效应。可伴脑中线移位、脑室受压及脑室扩大等征象。

超声显像可让医生根据特征性声像图改变和临床表现明确对脑脓肿的诊断，并且可用于颅脑手术中脓肿定位，术后经去颅骨处观察治疗效果。

（牛文）

第七节　颅脑外伤

硬脑膜外血肿

一、病因、病理

硬脑膜外血肿指外伤后聚集在硬脑膜外腔的血肿，占颅脑损伤的3%，多为单发，少数多发，各年龄组均可发生，以成人多见。

硬脑膜外血肿常由于直接外力作用于头部引起骨折或颅骨局部暂时变形伤及脑膜中动脉及其分支所致，其中90%伴发骨折。血肿多位于颞顶部，偶尔硬脑膜的静脉窦撕裂可引起静脉性硬脑膜外血肿，常见于横窦、窦汇和上矢状窦，可穿越脑中线。

二、临床表现

（1）典型表现是伤后昏迷—清醒—昏迷，即出现中间清醒期或中间好转期，在中间清醒期患者有头痛、烦躁、恶心、呕吐、反应迟钝、抽搐等症状。如果患者原发脑损伤轻，可无原发昏迷，表现为开始清醒，逐渐出现昏迷并加重；如果原发脑损伤较重或血肿形成较快，可无中间清醒期，表现为伤后昏迷，逐渐加深。

（2）瞳孔改变为患侧瞳孔散大、对光反射迟钝或消失，是小脑幕切迹压迫动眼神经所致。

（3）血肿对侧肢体瘫痪、肌张力增高、腱反射亢进，病理反射阳性，为脑疝形成所致，如不及时治疗将进入脑疝晚期，出现双瞳散大、病理性呼吸或去大脑强直等表现。

（4）硬脑膜外血肿多发生于运动区及其附近，可出现中枢性面瘫、运动性失语等；矢状窦旁血肿可出现下肢单瘫，颅后窝血肿可出现眼球震颤和共济失调等。

（5）生命体征改变常为进行性血压升高、心率减慢。颞区硬脑膜外血肿因先经历小脑幕切迹疝再出现枕骨大孔疝，故严重呼吸障碍发生稍晚。额区及枕区硬脑膜外血肿可直接发生枕骨大孔疝，迅速发生瞳孔散大、呼吸骤停。

三、超声检查

二维超声显示在颅骨高回声之下有片状无回声区或低回声区，大脑皮质可能受压变形。结合临床有外伤史，超声不难做出诊断。

硬脑膜下血肿

一、病因、病理

积聚于硬脑膜与蛛网膜之间的血肿为硬脑膜下血肿，多发生在减速性损伤，即在运动中头部受伤。这类创伤一般引起较重的脑损伤，伤后多昏迷。脑挫裂伤引起的脑皮质小动脉和小静脉破裂是出血的主要来源，血肿可沿脑表面形成一薄层，在额极、额底、颞极、颞底等处较多见。静脉窦、静脉窦旁的桥静脉撕裂也可引起硬脑膜下血肿。

二、临床表现

（一）急性硬脑膜下血肿

病情常较重，发展较快。表现为进行性加重的意识障碍，无明显的中间清醒期；可有严重脑挫裂伤和颅内压增高的表现。

（二）亚急性硬脑膜下血肿

一般于伤后4～14天出现症状，其形成机制与急性型类似，但血管损伤常较轻或出血较慢。

（三）慢性硬脑膜下血肿

多数患者的年龄较大，一般在伤后2～3周才缓慢出现症状，血肿可发生于一侧或两侧。致伤力常较轻，患者往往会忽略头部受伤史。患者可出现慢性颅内压增高和脑萎缩、脑供血不足的症状，如记忆力减退、智力障碍；脑组织受压时表现为偏瘫、失语和局灶性癫痫等。

三、超声检查

声像图特征：

二维超声在脑皮质处显示片状无回声区或低回声区。因血肿多为薄层，不易引起脑皮质受压变形。颅骨与硬脑膜的回声强度较高，易分辨，蛛网膜菲薄，回声强度低，不易显示。

在颅骨和硬脑膜之下的片状无回声区，就是硬脑膜下血肿，但也必须紧密结合临床才能得出正确的诊断。

脑内血肿

一、病因、病理

脑内血肿多由于对冲性脑挫裂伤引起，因此常同时并发硬脑膜下血肿。凹陷性骨折损伤脑组织或穿透性火器伤也能造成脑内血肿。

脑内血肿在小脑幕上区多见，可分为浅部血肿与深部血肿。前者是由于脑表浅部位挫裂伤所致，多发生在额叶、颞叶前部进颅底处，血肿常通过挫裂的脑皮质与蛛网膜下隙相通。后者由于脑深部血管破裂所致，常见于老年人，多发生在额叶、颞叶。高血压脑血管破裂出血多在内囊部位。

脑内出血，先凝结成血肿，以后成为半流体，可经液化而被吸收或机化，机化过程中有些可钙化。脑内深部血肿可破入脑室，或脑室穿通伤引起脑室出血。

二、临床表现

脑内血肿常发生于脑挫裂伤的基础上，最常见为急性型。

（1）伤后多呈现持续性昏迷或昏迷程度逐渐加重，中间清醒期或中间好转期较少，血肿破入脑室者，意识障碍更加明显。

（2）颅内压增高症状。

（3）脑局灶性症状，位于运动区、语言区和其邻近的血肿多有偏瘫、失语，有时产生局灶性癫痫。

脑内血肿与急性硬脑膜下血肿相似，单凭临床表现难以与其他血肿区别，头颅CT可确诊。

三、超声检查

声像图特征：

脑内血肿显示为强回声团，边界较清晰，不太规则，回声强度可逐渐减低、消失，或变为索条状强回声。大的脑内血肿，吸收后在脑实质可呈现蜂窝状改变。脑室内出血，如出血量少，由于脑脊液的稀释作用不凝固成血肿，逐渐被吸收。如出血量多，可形成血肿。侧脑室的出血可蔓延至整个脑室系统。由于脑血管破裂引起的深部血肿，有可能在邻近血肿处检测到脑动脉血流。较大的深部血肿，还可引起脑中线结构移位、压迫侧脑室等变化。脑室内的出血量多，可使脑室扩大、变形。

对较大的血肿，包括浅部血肿、深部血肿、脑室内血肿，超声可检测到血肿的图像，结合创伤史，或高血压、动脉硬化病史，超声可以对脑内血肿做出诊断。

（牛文）

第八节　颅内出血

一、病因、病理

颅内出血是新生儿颅内最常见的疾病，尤其以早产儿多见。室管膜下出血及脑室内出血是颅内出血最常见的类型，其他类型还有脑实质出血、硬脑膜下出血、蛛网膜下隙出血（SAH）。早产儿（28～32周）颅内出血多发生在靠近尾状核体部的室管膜及近尾状核头部的室管膜层，32周以上者出血多来自脉络丛的血管。足月儿颅内出血多为产伤引起，出血多发生顶部硬脑膜下或小脑幕附近。

成人颅内出血多见于高血压，主要由于脑内粟粒性微动脉瘤破裂，一般多发生在纹状体的壳部或外囊，可扩延到内囊。

二、临床表现

新生儿颅内出血症状多种多样，出生后第一天或数天后出现，主要有呼吸微弱、减慢或暂停，伴有昏迷或为全身强直性惊厥。可伴有高热、前囟突出，有时可见尖叫、青紫、眼球震颤或斜视。早产儿颅内少量出血发病率为26%～90%，死亡的新生儿尸体解剖55%～75%有颅内出血。此病是引起新生儿尤其是早产儿死亡的重要原因之一。

成人高血压脑出血常突然发病。临床表现视出血部位、出血范围、机体反应和全身情况等各种因素而定。发病时常感剧烈头痛、频繁呕吐。常迅速发生意识模糊或昏迷。呼吸深沉有鼾声，重则呈潮式或不规则呼吸，面色潮红或苍白，全身大汗淋漓，大小便失禁，偶见抽搐。

三、超声检查

（一）超声检查方法

新生儿或幼儿经前囟做冠状及矢状切面扫查，并可转动探头做前后及左右连续扫查，寻找病变部位。发现病变区后应以病变区为中心做冠状及矢状切面扫查，以便确定其部位，测量病变区大小及记录回声特点、形态等。

（二）声像图特征

根据出血的部位，可分为下列类型：

1. 室管膜下出血

声像图特征：侧脑室下外侧局灶性致密强回声，出血通常位于室间孔水平，单、双侧均可出现，形态大小不等。

2. 脑室内出血

声像图特征：多为室管膜下出血破入侧脑室。侧脑室不同程度扩大，严重时可出现双侧脑室及第三脑室扩大。

3. 脑实质出血

声像图特征：除脑室和脑膜下及脑室外的脑组织出血，病灶常位于侧脑室体外侧与上部。脑实质内局部呈团块状强回声或混合回声，形态不一，边界清楚。可有脑中线移位。

4. 硬脑膜下出血

声像图特征：

（1）水平断面发现对侧颅骨附近线条状回声区及其与颅骨之间的无回声区。

（2）大量出血可在冠状断面上发现上述征象。

5. 蛛网膜下隙出血

声像图特征：

（1）大脑外裂明显增宽，回声增强。

（2）血肿部位脑中线结构移位明显，呈弧形向健侧突。

（3）脑室变形及移位。

超声显像对新生儿颅内出血有特异性诊断价值，可明确出血的部位和范围，并且可以动态观察病情变化和治疗效果，但超声不易发现较小出血灶和 SAH，CT 可准确显示出血。

（牛文）

第九节　颈内动脉海绵窦瘘

颈内动脉海绵窦瘘（CCF）可分为外伤性及自发性两类。其中外伤所致者占 75%以上，自发者系由于海绵窦内颈内动脉瘤破裂所致，外伤性 CCF 系因颅底骨折时，致颈内动脉海绵窦段或该段的分支破裂，动脉血液直接流入海绵窦内，形成与海绵窦直接沟通的动静脉瘘。

一、病因和发病机制

CCF 在脑外伤中的发生率为 2.5%，颈内动脉在进入和离开海绵窦时均被硬脑膜固定，外伤易撕裂这 2 个固定点之间的颈内动脉。多为同侧额部钝性损伤，有或无颅底骨折；穿透伤多伤及眶部，可同时伴有视神经损伤。成年人以车祸伤多见，儿童多为眶部锐器伤。医源性损伤也可引起，用 Forgarty 导管在颈内动脉取血栓时可损伤颈内动脉；经蝶骨手术或鼻咽部活检也可引起；也有继发于三叉神经热凝术后的报道。部分患者外伤不明确或很轻微，此时应考虑颈内动脉虹吸部是否本身存在病变。其他机械因素如呕吐、打喷嚏或急性颅内压增高等也可诱发。通常颈内动脉被撕开 2～5 mm 的裂口，从而形成高血流的瘘，也有存在 2 个瘘口的情况。如颈内动脉破口对着蝶骨，且蝶窦也受到损伤，可发生急性大量鼻出血，常因失血太快来不及抢救而死亡。

海绵窦位居于蝶鞍两侧，前至眶上裂，后至颞骨岩部尖端，包围颈内动脉水平段和展神经、动眼神经、滑车神经、三叉神经眼支和上颌支位于其侧壁中。颈内动脉通过颈动脉管及破裂孔进入海绵窦后，位于鞍背和后床突的下外方、蝶骨小舌的内侧和颞骨岩部尖端的前方。由于动脉周围有这些骨棘包绕，当颅中窝骨折累及这些结构时，可从各方向刺破颈内动脉。

海绵窦经眼上静脉、眼下静脉与面静脉交通，经大脑中静脉与大脑半球的静脉交通，通过网膜中央静脉引导视网膜的血液回流，经岩上窦与横窦交通，经岩下窦与颈内静脉交通，经颅底导静脉与翼静脉丛交通。当 CCF 发生时，动脉血进入海绵窦，注入海绵窦的血液大量增加。除动脉性逆流外，与海绵窦相连的静脉也发生反常的变化。由于海绵窦接受眼静脉、大脑中静脉和蝶顶窦的静脉回流血，当动脉血流入海绵窦时，导致窦内压力急剧增加，不仅上述静脉回流障碍，而且动脉血反流入静脉，使静脉的压力增高。

二、临床表现

（一）搏动性突眼

搏动性突眼是 CCF 的典型症状，在 CCF 形成 24 小时之内即可出现。根据环窦与瘘口的关系，可发生在同侧，也可发生于对侧，甚至双侧。

（二）颅内血管杂音及头痛

颅内血管杂音及头痛是患者最难以忍受的 2 个症状，而且是首发症状，是由于高压力血流通过瘘口产生的湍流所引起，为连续性杂音，与动脉搏动一致。

（三）眼球运动受限

一个原因是静脉回流障碍使眶内容物充血水肿限制了眼球运动；另一个原因是眼球运动神经受损，如脑神经麻痹在伤后即出现。

（四）视力减退

73%～89%的患者有视力减退，约50%的患者有视力严重障碍，甚至引起失明。

（五）颅内血肿或蛛网膜下隙出血

当CCF主要引流途径为皮质静脉时容易发生颅内血肿或SAH，可导致神经功能缺失症状、癫痫发作等，因此若发现CCF有皮质静脉引流时应快速处理CCF，以免出血并发症的发生。

（六）神经系统功能障碍

当瘘口很大，由于瘘口盗血，而基底动脉（Willis）环发育不好而不能提供有效的侧支循环时，颈内动脉所属分子逆流，造成相关脑缺血，患者可有意识障碍，此时需紧急治疗闭塞瘘口以改善脑循环。

（七）其他相关损伤

CCF常伴有其他脑损伤，如脑挫裂伤、颅内血肿、颅底骨折、眼眶部伤和其他面部伤。应注意病情轻重缓急，首先处理对患者有生命威胁的损伤。若蝶窦有骨折时应警惕是否有急性鼻出血。

三、超声检查

（一）二维超声显像

（1）患侧前床突后下方呈椭圆形或不规则低回声区。

（2）患侧眼上静脉扩张，内径（5.80±0.09）mm。

（二）彩色多普勒血流成像

（1）患侧前床突后下方呈椭圆形或不规则五彩样异常血流影，面积在1.7～3.5 cm^{2}不等，边界清楚。

（2）压迫同侧颈动脉时，该异常血流影面积缩小。

（3）患侧眼上静脉血流呈红色标记（正常为蓝色）。

（三）频谱多普勒

（1）病灶内显示异常紊乱湍流频谱，血流速度因破口大小与取样点位置不同而异，V_{max}为80～160 cm/s。音频信号表现为与心律同步的吹风样杂音。

（2）患侧颈内动脉（ICA）血流速度增高，阻力指数减低；患侧MCA、大脑前动脉（ACA）血流速度减低；患侧大脑后动脉（PCA）血流速度加快；健侧MCA及ACA血流速度增加。

（3）患侧眼上静脉由静脉频谱转变为低阻力动脉样频谱，V_{max}为（27.6±5.0）cm/s，

$V_{\min}$为（20.2±3.9）cm/s。

（4）眼动脉$V_{\max}$较正常人明显降低，为（20.6±4.3）cm/s［正常为（40.1±6.9）cm/s］。

（牛文）

第十节　脑动静脉畸形

脑动静脉畸形（CAVM）是一种先天性、非肿瘤性脑血管发育异常，占脑血管畸形的80%以上，可发生在脑的任何部位，以颞顶叶为常见，临床以颅内出血、癫痫、头痛为首发症状。

一、病因、病理

脑动静脉畸形为胚胎发育异常的先天畸形所致，多发生于大脑中动脉供应区。由迂曲成团的异常血管团和粗大的供血动脉与引流静脉所构成。畸形血管团一般直径为5～6 cm，呈楔形，基底位于皮质下，尖端指向侧脑室壁。供血动脉和引流静脉都多为1支，但也有2～3支的情况；这些血管直径常比正常者大一倍到数倍，动脉血液直接流入静脉造成短路，使远端脑组织缺血而引起萎缩。畸形血管常发生破裂出血，是引起自发性SAH的第二个重要原因，也是非高血压脑出血的最主要原因。

在脑血管畸形病变区内动脉血直接导入静脉，使动脉内压降低而静脉内压增高。

（一）动脉内压降低

动脉内压降低导致：

（1）邻近区的脑血管扩张，以便多争取到一些脑血流量。原来已经闭合的动脉通道此时又开放起来，故常可见到有胚胎动脉伴同存在。

（2）脑血管长期处于极度扩张与低压状态使脑血管自动调节功能丧失，即使将病变切除，脑血管自动调节功能亦不能马上恢复，故该区域的脑血供将随脑灌注压的上升而增加，有时可导致脑过度灌注现象，表现为脑组织的急性肿胀、渗血甚至广泛出血。

（3）脑远处的血管充盈不良，甚至不显示。这些不显示区域的血供多数来自对侧，如做对侧脑血管造影不仅可见侧支供应进入缺血区，还可见侧支进入脑血管畸形区，脑血管畸形的盗血量很大时尤其如此。因此，如患侧血管造影发现有远侧动脉充盈不良时，需再做对侧血管造影或全脑血管造影，以了解脑血流的动力学改变。

（4）脑血管畸形的供应动脉血流量大量增加，管壁受到血流的冲击可并发动脉瘤。

（二）静脉内压增高

静脉内压增高导致：

（1）脑血管畸形的引流静脉扩张，甚至呈囊状膨大，周围静脉的回流受阻而淤血怒张。脑盗血量可随之增加，使脑血管畸形缓慢而进行性地增大。

（2）扩张的静脉位于中脑导水管附近可压迫导水管而引起阻塞性脑积水。

（3）由于静脉压的增高可引起颅内压增高，在没有脑内血肿及脑积水的情况下有时也可有视乳头水肿。

脑血管畸形所引起的脑血流动力学的改变与脑血管畸形的大小有很大关系。小的脑血管畸形因病变的组成血管较小，盗血量亦小，动脉内压下降不多，而接收高压血流的小静脉管壁薄弱，难以忍受高压动脉血的冲击，极易破裂出血。反之，大的脑血管畸形组成的血管较大，盗血量亦大，动脉内压下降明显，而接收动脉血的是较大的静脉，管壁都较坚固，足以忍受这样压力下的大量血流，故破裂的机会相对较少。大的脑血管畸形的主要表现常为脑缺血，以间歇性的肢体瘫痪及癫痫较为多见。

另外，脑血管畸形破裂后发生的 SAH 要比动脉瘤破裂所引起的 SAH 预后好，因动脉瘤破裂引起的 SAH 常有脑动脉痉挛，是使 SAH 后病情加重的重要因素，它可导致脑缺血、脑血栓形成等严重后果。因脑血管畸形破裂引起的 SAH 较少有脑动脉痉挛发生，虽然 SAH 中血液成分同样可释放出血管活性物质，但由于脑血管畸形中脑血管的自动调节功能处于瘫痪状态，对血管活性物质不再发生反应。同样机理，当将脑血管畸形的供血动脉被结扎或将脑血管畸形整块切除，由于盗血量的减少，脑灌注压迅速上升，而脑血管的自动调节功能不能反应，可引起脑过度灌注现象。解救这危机的唯一方法是延长降血压的时间，并增加降血压的幅度。

二、临床表现

（一）颅内出血

颅内出血是脑动静脉畸形最常见的症状，是约 50% 的患者的首发症状，一般多发生在 30 岁以下的患者，高峰年龄较动脉瘤的高峰年龄小，为 15～20 岁。为突然发病，多在体力活动或情绪激动时发生，也有在日常活动及睡眠中发生者。表现为剧烈头痛、呕吐，甚至意识不清，有脑膜刺激症状，大脑半球病变常有偏瘫或偏侧感觉障碍、偏盲或失语；颅后窝病变可表现有共济失调、眼球震颤、眼球运动障碍及长传导束受累现象。颅内出血除表现为 SAH 外，可有脑内出血、脑室内出血，少数可形成硬脑膜下血肿。较大的脑动静脉畸形出血量多时可引起颅内压增高导致脑疝而死亡。

（二）癫痫

年龄越小癫痫出现的概率越高，1/3 发生在 30 岁前，多见于额、颞部脑动静脉畸形。体积大的大脑皮质脑动静脉畸形比小而深的脑动静脉畸形容易引起癫痫。发生癫痫与脑缺血、病变周围胶质增生，以及出血后的含铁血黄素刺激大脑皮质有关。

（三）头痛

一半患者有头痛史，为单侧局部或全头痛，呈间断性或迁移性。

（四）神经功能缺损

脑内血肿可致急性偏瘫、失语。4%～12%未出血脑动静脉畸形患者呈进行性神经功能缺损，出现运动、感觉、视野以及语言功能障碍，多因脑动静脉畸形盗血作用或合并脑积水而致。个别患者可有三叉神经痛或头颅杂音。

（五）儿童大脑大静脉动脉瘤样畸形

儿童大脑大静脉动脉瘤样畸形可以导致心力衰竭（简称心衰）和脑积水。

三、超声检查

声像图特征：

（1）双功能CDFI多个切面显示团块状或粗网状等不同形状的五彩镶嵌血流图像。供血动脉和引流静脉彩色血流束直径明显增粗。

（2）频谱多普勒显示病变区域内正负双向的宽带频谱，可出现湍流频谱，闻及强弱各异的"轰轰样"杂音。

（3）供血动脉流速增快，可为正常血流速度的两倍以上，阻力指数（RI）和搏动指数（PI）均减低。

（4）盗血现象，供应正常脑区的血液向脑动静脉畸形灌注。显示MCA供血的脑动静脉畸形侧的ACA流速下降或血流方向逆转，对侧ACA血流加快。

经颅CDFI诊断脑动静脉畸形的特异性为100%，可准确评价脑动静脉畸形患者颅内血流动力学状态，判别脑内盗血现象。可用于脑动静脉畸形术前选择手术适应证，术中探查及术后疗效的评估。

（牛文）

第十一节　脑动脉瘤

脑动脉瘤是由于局部血管异常改变，产生的脑血管瘤样突起，主要与脑动脉管壁先天异常、动脉粥样硬化、创伤、感染等有关，是引起自发性SAH最常见的原因。可发生于任何年龄，以30～60岁最常见，女性多于男性。

一、分类

(一) 按病因分类

脑动脉瘤按病因分为先天性动脉瘤、损伤性动脉瘤、感染性动脉瘤、动脉硬化性动脉瘤。

(二) 按大小分类

<1 cm，为一般动脉瘤；1.0~2.5 cm，为大动脉瘤；>2.5 cm，为巨大动脉瘤。

(三) 按形态分类

脑动脉瘤按形态分为粟粒状动脉瘤、囊状动脉瘤、假性动脉瘤、梭形动脉瘤、夹层动脉瘤。

二、临床表现

小的脑动脉瘤破裂前可无症状，较大的脑动脉瘤可压迫邻近结构出现相应的局灶症状。脑动脉瘤破裂出血多突然发生，部分患者有运动、情绪激动、用力排便、咳嗽等诱因，部分患者则无明显诱因或在睡眠中发生。一旦脑动脉瘤破裂出血，血液流至蛛网膜下隙，患者可出现剧烈头痛、呕吐、意识障碍、脑膜刺激征等，严重者可因急性颅内压增高而引发枕骨大孔疝、呼吸骤停，危及生命；蛛网膜下隙内的血液可诱发脑动脉痉挛，发生率为21%~62%，多发生在出血后的3~15日，可通过脑血管造影显示，广泛脑血管痉挛可导致脑梗死，患者出现意识障碍、偏瘫，甚至死亡。

三、超声检查

声像图特征：
(1) CDFI显示圆球状或"憩室状"血流图与正常血管血流束相连。部分患者瘤内显示红蓝相间的涡状血流。
(2) 频谱多普勒显示瘤内呈短暂的、单向或双向动脉血流频谱。
(3) 声学造影：应用造影剂后可使一些CDFI无法显示的脑动脉瘤得以显像、原显示不清楚的病灶显示得更清楚，对频谱多普勒信号同样有增强作用。

CDFI显示典型圆形或椭圆形彩色血流影，其内见红蓝相间旋转血流，超声可做出诊断。据报道经颅CDFI脑动脉瘤检出率为60.9%~76.0%。如辅以超声造影剂，检出率会更高。

（牛文）

第十二节 脑肿瘤

脑肿瘤是指颅内占位性的新生物。包括发生自脑、脑血管、脑垂体、松果体、脑神经和脑膜等组织的颅内原发性肿瘤，也包括一小部分来源于身体其他部位的转移到颅内的继发性肿瘤。

脑肿瘤约占身体各部位肿瘤的 1.8%。儿童因身体其他部位肿瘤较少，脑肿瘤所占比例可高达 7%，发病率与致死率仅次于白血病，据统计约 1/4 儿童肿瘤的死因是脑肿瘤。脑肿瘤占一般尸检材料的 1.4% ~ 6.0%，在全身恶性肿瘤引起死亡中占 2.35%，为第 10 位。

一般说来，脑肿瘤的总体发病率并无显著的性别差异。但根据我国 12 个医院神经外科 22 547 例脑肿瘤的统计结果，男女之比为 1.89:1。某些肿瘤有明显的性别差异，如松果体区生殖细胞瘤以男性儿童最多见，脑膜瘤、垂体腺瘤以女性多见。

脑肿瘤的好发部位与年龄有关。成人脑肿瘤中，幕上肿瘤占 71%，幕下肿瘤占 29%；而在儿童组以幕下肿瘤多见，占 46.8% ~ 60.0%，其中髓母细胞瘤占幕下肿瘤的多数，一般发生于小脑蚓部，星形细胞瘤常发生于小脑半球与脑干。

一、病因和发病机制

脑肿瘤的发病原因和全身其他部位的肿瘤一样，尚未完全清楚。有许多因素能诱发或助长肿瘤的发生。①遗传因素；②胚胎组织发育异常；③生物因素，如病毒感染。④物理因素，如放射线；⑤化学因素，如蒽类化合物和亚硝基类化合物。以上因素虽然与某一类肿瘤发生有关，但尚不能全面阐明肿瘤的病因。

颅腔除枕骨大孔外是一封闭的结构，当颅内发生肿瘤时，正常脑组织、脑脊液循环、脑静脉会受到挤压，表现出颅内压增高和肿瘤处局部脑组织受损的症状，如肿瘤增大，颅内压增高会继续发展，最终导致脑疝。当小脑扁桃体疝入枕骨大孔时延髓受压，出现呼吸麻痹甚至死亡。

二、临床表现

脑肿瘤症状与体征的出现及进展与肿瘤所在部位及病理性质有关。生长迅速或位于重要脑功能区及在脑室系统生长的肿瘤，常比生长缓慢或位于"沉默区"的肿瘤症状与体征出现早、进展快。

（一）一般症状

一般症状主要由颅内压增高所引起。头痛、呕吐及视乳头水肿共称为颅内压增高三主征。

（二）局灶症状

若脑肿瘤位于脑重要功能区及其附近，由于压迫或破坏，神经功能缺失，这时诊断定位有重要意义。

1. 大脑半球肿瘤

大脑半球肿瘤破坏性病灶者出现偏瘫、失语、肢体感觉障碍或精神障碍；刺激性病灶者出现癫痫发作、幻嗅、幻视等症；非功能区肿瘤通常无上述症状。

2. 小脑半球肿瘤

小脑半球肿瘤可引起眼球水平震颤、病侧肢体共济失调、肌张力低下等，小脑蚓部肿瘤可引起躯干性共济失调，小脑半球肿瘤则出现同侧肢体共济失调。

3. 脑桥小脑角肿瘤

脑桥小脑角肿瘤以听神经瘤最常见。早期为病侧耳鸣和进行性听力减退，逐渐出现同侧第 V 、Ⅶ对脑神经功能障碍和小脑症状，晚期可有舌咽神经和迷走神经受累。

4. 脑干肿瘤

脑干肿瘤产生交叉性感觉和（或）运动障碍，即病变侧出现脑神经受损，而病变对侧出现中枢性瘫痪。

5. 第三脑室肿瘤

第三脑室肿瘤定位体征较少，主要表现是颅内压增高症状。影响下丘脑时可出现睡眠障碍、体温异常、尿崩症和肥胖等。

6. 蝶鞍区肿瘤

蝶鞍区主要结构为视交叉和垂体，蝶鞍区肿瘤的典型表现是视觉和内分泌障碍。有双眼视力下降，双颞侧偏盲直至双目失明，视乳头原发性萎缩。嫌色细胞瘤可导致肥胖、生殖无能。嗜酸性细胞腺瘤表现为肢端肥大症或巨人症。促肾上腺皮质激素（ACTH）腺瘤可致 ACTH 综合征。

（三）远隔症状

远隔症状是由于肿瘤和颅内压增高引起脑组织移位，神经受牵拉和压迫而产生的一些局部症状。如展神经受压和牵拉而出现复视；一侧大脑半球肿瘤将脑干推向对侧，使对侧大脑脚受压产生病灶侧偏瘫等。

三、超声检查

（一）占位效应

大脑半球肿瘤当体积较大时可引起侧脑室及脑中线受压、变形及移位。根据变形及移位情况可粗略估计肿瘤所在部位及大小。颅后窝肿瘤可致第四脑室变形、移位及脑积水。

（二）不同脑肿瘤的声像图特点

1. 胶质瘤

胶质瘤的声像图一般呈稍高至较高回声光团，边缘模糊不整齐，内部回声不匀，常有大小不等暗区。

2. 脑膜瘤

脑膜瘤的声像图呈稍高至较高回声光团，边缘较清楚、完整，少数瘤缘呈条状高回声光带，内部回声均匀，偶有增高光斑及弱光点区。

3. 转移瘤

转移瘤的声像图一般呈较高回声光团，边缘清楚、整齐，内部回声均匀或呈液性暗区。如回声光团内出现管状形象应考虑血管畸形。

4. 颅咽管瘤

颅咽管瘤的声像图多呈环形液性暗区，有钙化强光斑，位于第三脑室。

5. 垂体瘤

垂体瘤的声像图呈较高回声光团，边缘清楚，内部回声较均匀，位于蝶鞍内。

6. 室管膜瘤

室管膜瘤的声像图呈内部欠均匀回声光团，多位于脑室内。

7. 听神经瘤

听神经瘤的声像图回声呈圆形高回声光团，位于脑桥小脑角。

目前超声诊断还不能取代神经放射学技术对脑肿瘤的诊断作用，计算机断层扫描（CT）、磁共振成像（MRI）在对脑肿瘤的检出率和解剖定位、识别脑肿瘤与周围脑结构的解剖关系、确定脑肿瘤的大小等方面都优于超声，是脑肿瘤首选和确诊的工具，放射线数字减影血管造影（DSA）技术对明确脑血管的异常也有确诊作用。由于超声为无创技术，可以多次重复检查，加上超声造影技术在某些方面有比较重要的意义，尤其对颞叶部位、额—颞叶、额叶比较浅的部位的肿瘤，超声可协助临床做出有脑肿瘤或排除脑肿瘤的初步诊断、对脑肿瘤血流的检测，因 DSA 不能同时显示脑肿瘤包块，故经颅 CDFI（TCCS）加超声造影优于 DSA 技术。

（牛文）

第二章　眼科疾病

第一节 眼解剖

一、眼球

眼球近似球形，成年人眼球前后径平均 24 mm，垂直径平均 23.5 mm。眼球由眼球壁和眼球内容物组成。眼球壁外层为纤维膜，中层为葡萄膜，内层为视网膜。眼球内容物包括房水、晶状体、玻璃体。

（一）纤维膜

纤维膜前 1/6 为透明角膜，后 5/6 为白色巩膜。角膜近似圆形，横径 11.5 ~ 12 mm，中央厚度 0.57 mm，周边厚度 1 mm。巩膜各部位厚度不同，眼外肌附着处最薄为 0.3 mm，视神经周围最厚约 1 mm。

（二）葡萄膜

因含有丰富的血管和色素又叫血管膜或色素膜。由虹膜、睫状体和脉络膜组成。虹膜位于晶状体前，与睫状体相连。睫状体前方与虹膜根部相连，后部以锯齿缘与脉络膜分界，宽 6 mm，前 1/3 为睫状冠，后 2/3 为睫状体扁平部。脉络膜为葡萄膜的最后一段，前与睫状体相连，后止于视乳头周围，后极部厚 0.25 mm，向前逐渐变薄，为 0.1 mm。

（三）视网膜

视网膜是极薄的透明膜，由神经组织构成，分 10 层，最外层为单层的色素上皮层，内 9 层为神经上皮层。

（四）房水

房水由睫状突产生，是充满前房、后房的透明液体。

（五）晶状体

晶状体形如双凸镜，位于虹膜后方，无神经和血管，全透明，由晶状体悬韧带与睫状体相连，直径 9 mm，中央厚 4 ~ 5 mm。

（六）玻璃体

玻璃体是充满玻璃体腔的透明胶体，主要成分为水，占眼球体积的 4/5，成人轴长 （16.50 ± 0.26）mm，体积 4.0 ~ 4.5 mL。

二、部分眼附属器

（一）眼眶

眼眶是由 7 块骨构成的四边锥形骨窝，其开口向前。

眼眶内组织之间充满脂肪组织，后者可分为中央和周边两部分。位于肌圆锥内的为中央部分，又称为球后脂肪垫，B 型超声检查时为强回声反射。

（二）眼外肌

眼外肌有六条：上直肌、下直肌、内直肌、外直肌、上斜肌和下斜肌。

（三）泪器

泪器包括泪腺和泪道两部分。

三、血管、神经

（一）血管

（1）眼动脉是颈内动脉发出的第一个分支，由眼动脉分出睫状动脉及视网膜中央动脉。

（2）眼静脉分眼上静脉、眼下静脉。

（二）视神经

眼内段：视神经通过眼球壁的一段。

眼眶段：位于眶内肌圆锥中，长 20 ~ 25 mm，呈 "S" 形，此段在 B 型超声检查时能显示。

（贺丽丽）

第二节　检查方法及适应证

一、仪器条件

采用眼科专用超声诊断仪或 CDFI，探头频率为 7.5 ~ 10.0 MHz。高频率小型探头用于眼球表浅结构的显示，较低频率的探头（频率为 5.0 ~ 7.5 MHz）用于眼球后房结构的显示。

普通类型超声诊断仪亦可使用，如 B 型线阵或扇形探头，频率 3.5 ~ 5.0 MHz。必要时探头前方加置水囊。

二、检查方法

（一）常规检查法

超声检查多用直接实时检查法，患者可以取仰卧位或坐位。令其轻闭双眼，将探头上涂以耦合剂，放置在检查的眼睑上，再令非检查眼睁开，直视前方，这样很容易检查到眼球轴位像。

（二）特殊检查方法

1. 彩色多普勒血流成像

CDFI 可以显示眼动、静脉及眼球内、眼眶内肿瘤血流，或眼眶内血管性病变。由于眼眶内血管细小，血流速度缓慢，扫查时需用小取样容积及低脉冲重复频率，低滤波设置。

2. 眼球后运动试验

眼球后运动试验探测球内异常回声时，探头固定不动，嘱眼球上、下、左、右转动，眼球活动停止后仍有飘动即为眼球后运动试验阳性。该试验用于眼球内异常回声的鉴别。

3. 磁性试验

磁性试验观察眼内异物是否有磁性。首先确定异物的位置，然后将电磁铁放于患眼一侧自远而近，观察异物有无移动或颤动，有移动并感眼球疼痛为阳性。

4. 压迫试验

压迫试验为用探头轻轻压迫眼球，使压力传递至病变区，观察眶内肿块有无变形。

（贺丽丽）

第三节　正常眼超声表现

一、二维超声表现

（一）眼轴位声像图

探头置于眼睑中部，超声波声束通过角膜、前房、晶状体、玻璃体、眼球壁及视神经和眼球后脂肪组织。超声图像最前方是眼睑回声，后方是半圆形细条带状角膜回声，前房呈无回声区，晶状体呈线状弧形回声（前囊），一般不显示晶状体后囊。晶状体后方圆形无回声暗区为玻璃体。眼球壁呈圆环状强回声，10 MHz 探头可分辨巩膜、脉络膜和视网膜。再后方是呈"W"形强回声的眼球后脂肪组织，其中央长条形低回声为视神经。

（二）眼非轴位声像图

图像偏离眼的正中，称为非轴位扫查。声像图中无晶状体；眼球直径略短；无视神经回声；眼球后脂肪组织形状不定或呈半月形。

（三）眼球赤道部声像图

眼球尽量向下方看，探头声束与眼球赤道部平行，声像图显示出无回声的玻璃体腔，眼球壁和眼球后脂肪组织呈强回声，视网膜完全脱离时可采用此法检查。

（四）眼正常值

1. 正常成人眼球

前房深度 2.0~3.0 mm，眼球壁厚度 2.0~2.2 mm。

2. 正常成人眼肌厚度及眶内段视神经

外直肌、上直肌、下直肌 1.0~3.0 mm；内直肌 2.0~4.0 mm；视神经长 15 mm，宽 4~5 mm。

3. 正常成人眼球后间隙

眼球后间隙宽度 26~28 mm，眼球后间隙长度 20~27 mm。

二、彩色多普勒血流成像及脉冲多普勒表现

（一）眼眶内动脉

可显示眼动脉及其分支睫状后动脉和视网膜中央动脉等，血管内为层流。

（1）眼动脉：从眶尖向眼球方向流动的红色流柱，相当于眼球后 1.5~2.0 cm 处即为血流信号，眼动脉第二段血流方向与探头垂直故显示不出血流。

（2）睫状后动脉：眼球壁后 1 cm 左右处沿着视神经旁出现的红色流柱。

（3）视网膜中央动脉：从视神经暗区至眼球壁后 1 cm 的细长红色流柱。

（二）眼眶内静脉

血流是从眼球眼上静脉和眼下静脉流入海绵窦，正常血流方向背向探头，为蓝色。视网膜中央静脉与视网膜中央动脉并行。

脉冲多普勒频谱：眼动脉频谱为单向搏动性频谱，频带较窄，包络线比较光滑，第一峰为收缩期最大血流速度，第二峰为舒张期血流频谱，有人出现第三峰是舒张末期，为心房收缩所形成。

（三）眼血管血流速度参考值

眼动脉血流速度为 23.5~39.8 cm/s，视网膜中央动脉（CRA）为 6.4~17.2 cm/s，

视网膜中央静脉（CRV）为 1.9~5.4 cm/s，睫状后动脉为 1.5~22.7 cm/s。

（贺丽丽）

第四节　膜性脱离

视网膜脱离

一、病因、病理

视网膜脱离实际是视网膜的色素上皮细胞层与锥、杆细胞层之间的层间分离，两层细胞之间积聚液体。

视网膜脱离可分原发性与继发性两类，前者又名孔源性视网膜脱离，后者名非孔源性视网膜脱离。原发性者因视网膜周边或黄斑区囊样变性，玻璃体液化、萎缩，视网膜发生裂孔引起，多发生于高度近视性屈光不正。由于炎症渗出、出血、机化牵引和肿瘤等引起的层间分离名继发性视网膜脱离。

原发性视网膜脱离常发生眼前闪光、视物变形、视力减退、视野缺失。眼底检查发现脱离区视网膜向前隆起，灰色或青灰色，常于视网膜周边部发现红色裂孔。如得不到及时治疗，终将发生眼球萎缩。继发性者除视网膜脱离症状和体征之外，尚可发生原发病引起的特有改变，如视网膜和脉络膜炎、视网膜下实性肿物、玻璃体内纤维条索。

二、超声检查

（一）原发性视网膜脱离

声像图特征：

（1）部分性视网膜脱离时，可在玻璃体内近眼球壁处出现一凹面向上的线样光带。完全性视网膜脱离时，玻璃体内出现倒"八"字形光带，宽口向上，窄口向下。

（2）光带的前端与锯齿缘相连，后端与视乳头相连，并伴有后运动。

（3）可有眼轴变长。

（4）CDFI 可以显示出脱离范围较大或全脱的视网膜内有视网膜血管的血流色彩。

（二）继发性视网膜脱离

声像图特征：

（1）在玻璃体腔内可见高回声膜状光带。

（2）在玻璃体内有原发病灶，如光点、光斑、光团，或见眼球壁有肿物；或见眼球壁低回声带。

（三）鉴别诊断

视网膜脱离因病因不同而分为原发性和继发性，两者声像图各异，继发性视网膜脱离多由炎症、肿瘤所致，脱离的视网膜下方可出现实质性光团或光点回声，而原发性者多为无回声区。还需与玻璃体积血、玻璃体机化膜、脉络膜脱离等鉴别。

超声检查可早期发现视力障碍的病因，确定病变的良恶性，判断脱离部位、程度，追踪观察手术效果，特别是在检眼镜检查窥视不清时，超声诊断视网膜脱离是方便、有效的方法。

脉 络 膜 脱 离

一、病因、病理

脉络膜脱离是脉络膜与巩膜之间分离，多因手术或外伤后引起眼内压降低或手术（如白内障等手术）中牵拉而产生；又因涡静脉横穿巩膜的解剖特点，使脉络膜易脱离。在超声下具有特殊声像图表现容易明确诊断。

二、超声检查

典型的声像图为玻璃体暗区前部半环状高回声光带，凸面向玻璃体，凹面向眼球壁，后端起自赤道部，前缘至睫状体前端。360°的脱离可发现多个半环状光带，缺乏后运动。眼内手术后前房形成较晚，应进行超声探测，A 型或 B 型均可确诊。

（贺丽丽）

第五节　玻璃体积血

玻璃体是一种透明的蛋清样胶状组织，位于以晶状体、睫状体和视网膜为界的腔洞中。约占据眼球后部的 4/5，是眼球内容物的主要组织之一。其主要成分是水，占99%，其余则为胶原组织、透明质酸及一些可溶性蛋白质等。玻璃体具有维持眼内压的功能。

玻璃体本身无血管，不会出血，但其周围组织如视网膜或葡萄膜血管破裂时，血液可流入并积聚于玻璃体内而造成玻璃体积血。本病临床上并不少见。引起玻璃体积血的病因甚多。本病病势急骤，是造成视力损害的一种常见眼病。

一、病因

（一）视网膜血管性疾病

视网膜静脉阻塞、视网膜静脉周围炎、糖尿病性视网膜病变等造成的病变血管或新生血管大量出血，血液进入玻璃体，是玻璃体积血的常见原因。

（二）眼球外伤或手术

眼球穿孔伤、眼球内异物、眼球钝挫伤等因眼球壁组织内的血管破裂致血液进入玻璃体，也是玻璃体积血的常见原因。内眼手术及视网膜手术也可能造成玻璃体积血。

（三）其他眼底病

视网膜裂孔形成时，若裂孔区有血管通过，可致出血且血液进入玻璃体；老年黄斑变性，因视网膜下新生血管的大量出血，血液也可穿破视网膜进入玻璃体。此外，视网膜血管瘤、某些类型的葡萄膜炎等也可造成玻璃体积血。

二、临床表现

发病一般较突然。少量积血时，患者眼前出现飘动黑影，对视力影响不大。眼底检查可见玻璃体内有细小混浊点或漂浮物。

大量积血时，因玻璃体高度混浊，可有红视症，视力急剧减退，可仅有光感。眼底检查无红光或仅见微弱红光反射。裂隙灯检查可见前玻璃体内有大量红细胞，或鲜红色血块。

三、超声检查

（一）声像图特征

（1）玻璃体无回声区内出现细小光点回声，积血量较多时可出现强弱不等、形态不一的光团回声，可以局限分布或分散在整个玻璃体内。

（2）玻璃体内光点、光团有活跃的后运动现象。

（3）积血沉积在玻璃体腔下部，可形成厚薄不均的膜状带。外伤性积血经过一段时间后可被吸收，或者持续存在形成永久的玻璃体囊。

（二）鉴别诊断

1. 视网膜母细胞瘤

玻璃体内出现实质性光团回声，与眼球壁相连，形态固定。

2. 玻璃体机化膜

玻璃体暗区内有膜状、树枝状、条索状强回声。

3. 视网膜脱离

视网膜脱离时视网膜与视网膜下层分离，出现明显的视网膜剥离区域。

4. 眼内出血

眼内出血时，检眼镜多无法窥视，而超声检查可发现出血量多少及分布范围，明确病因，便于治疗后的追踪观察。

（贺丽丽）

第六节　晶状体疾病

晶状体源于表皮外胚叶，是视泡同表皮外胚叶相互诱导作用的结果。晶状体为双凸面体，是一个有弹性、无血管的透明组织。晶状体的代谢过程十分复杂，其营养主要来自房水。主要病变是透明性和位置及形态的改变。

晶状体的组织结构是由晶状体囊、晶状体上皮和晶状体纤维所组成。晶状体囊为具有弹性的薄膜，前囊厚于后囊，周边部比中央部厚。晶状体上皮仅存在于前囊和赤道部，晶状体上皮逐渐发育成为晶状体纤维，晶状体纤维不断增生，新生的纤维在外表，形成较软的皮质，先存的纤维被挤至中央，并逐渐形成致密、硬化的核。在出生时，仅可辨质软的胚胎核、婴儿核，随着年龄的增长，逐渐形成成人核，并逐渐增大。色调由无色变为黄色。

连接晶状体与睫状体的晶状体悬韧带为透明而坚韧的直行细小纤维，又称 Zinn 小带。

晶状体是一种无血管且与周围组织无直接联系的透明组织，其营养主要来自房水，虽具有复杂的代谢过程，但其病理变化较单纯。晶状体疾病主要有两类：一类是晶状体失去透明性而产生混浊，即白内障。一类是晶状体离开正常位置，即晶状体脱位。以上两类晶状体疾病，均可引起严重的视力障碍，特别是白内障，它不仅是临床常见病，更是致盲的主要原因。

白内障

晶状体混浊影响视力者称为白内障。世界卫生组织（WHO）防盲规定：晶状体混浊而矫正视力在0.5以下者，才归入白内障诊断范围。白内障是主要致盲性眼病，分为老年性白内障、糖尿病性白内障、外伤性白内障、并发性白内障、先天性白内障等。

一、病因

晶状体混浊。

二、临床表现

主要症状为无痛性渐进性视力下降。

三、超声检查

声像图特征：

（一）晶状体周边部混浊（皮质混浊）

晶状体周边部可见强回声，中央部无回声。

（二）核混浊为主

晶状体中央部有强回声，其周边部无回声或为弱回声。

（三）完全性混浊（多属白内障成熟期）

晶状体全部呈强回声，其厚度为 4～5 mm，或 6～8 mm。

超声显像主要观察晶状体后方的眼内情况，准确的眼轴测量是人工晶状体曲度的选择依据。

晶状体脱位

各种先天或后天因素，致使晶状体悬韧带部分或全部缺损或离断，导致晶状体离开正常的生理位置。若出生时晶状体就不在正常位置，称为晶状体异位。若出生后因为先天因素、钝挫伤或一些疾病（如马方综合征、Marchesani 综合征、葡萄肿、先天性青光眼）使晶状体位置发生改变，称为晶状体脱位。

一、病因

先天性晶状体悬韧带发育不全或松弛无力；外伤引起晶状体悬韧带断裂；以及眼内一些病变，如葡萄肿、先天性青光眼或眼球扩张使晶状体悬韧带机械性伸长、眼内炎症均能导致晶状体脱位或半脱位。

二、临床表现

（一）外伤性晶状体脱位

1. 晶状体全脱位

晶状体悬韧带完全离断，使晶状体完全离开正常的位置，向前房或玻璃体腔移位，称为晶状体全脱位。脱位的晶状体可以嵌顿于瞳孔，脱入玻璃体腔，通过视网膜裂孔进入视网膜下间隙，脱位于睫状体上腔，甚至移位到结膜下、眼球筋膜下，或脱入前房。脱位的晶状体所在的部位不同，可以产生不同的临床症状。当晶状体嵌顿于瞳孔区时，可以引起瞳孔阻滞，发生瞳孔阻滞性闭角型青光眼。如果晶状体完全离开瞳孔区，则将成为无晶状体眼的屈光状态，前房变深、虹膜震颤。脱位的晶状体早期可以随着体位的改变发生移动。如果晶状体脱入前房，可以因反复与角膜及虹膜接触，而引起严重的虹膜睫状体炎、角膜营养不良和急性青光眼。完整的晶状体脱入玻璃体腔，可以存留较长时间，而无炎症反应。但是长期存留在玻璃体腔，会引起眼内组织损伤。

2. 晶状体半脱位

瞳孔区可见部分晶状体，散瞳后可见部分晶状体赤道部，该区悬韧带断裂。由于部分虹膜失去晶状体支撑，引起前房深浅不一致及虹膜震颤。检查眼底时可见视乳头、视网膜呈现大小悬殊的两个影像，一个影像为通过晶状体区，另一个影像为通过无晶状体区。患者主观症状为单眼复视。

（二）先天性晶状体脱位

先天性晶状体脱位是指因晶状体悬韧带先天发育异常，使晶状体向较薄弱的悬韧带相反方向移位的病理过程。先天性晶状体位置异常既可以作为眼部异常单独发生；也可以作为其他眼部或全身系统发育异常的眼部表现，特别是与中胚叶尤其是骨发育异常有关的综合征的眼部表现。临床可见三种不同类型。①单纯性晶状体异位：为一种较少见的遗传性眼病，多为常染色体显性遗传，也有常染色体隐性遗传者。②伴有晶状体形态和其他眼部异常的晶状体异位：常合并眼部其他异常，如小球形晶状体、晶状体缺损、虹膜缺损、无虹膜及瞳孔异位等。③伴有系统性发育异常的晶状体异位和脱位：如马方综合征、Marchesani 综合征、同型半胱氨酸尿症等。

三、超声检查

（一）声像图特征

（1）正常晶状体位置无晶状体回声，而在玻璃体暗区内可见扁圆形强回声，且可随体位改变产生重力性移位。

（2）晶状体钙化后可见强回声伴声影。降低增益后若该异常回声仍然存在，应注意和眼球内肿瘤鉴别。

（二）鉴别诊断

晶状体后脱位应与眼球内肿瘤鉴别，后者与眼球壁相连，不移动，患侧眼可见正常的晶状体回声，容易鉴别。

超声显像能准确判断后脱位晶状体的位置及有无继发改变，提供手术适应证及手术径路。

（贺丽丽）

第七节 眼内肿瘤

眼内肿瘤以恶性者居多，尤以视网膜母细胞瘤（又称成视网膜细胞瘤）常见，次为脉络膜恶性黑色素瘤，葡萄膜转移性癌较少见，前者主要发生于婴幼儿。良性肿瘤中，以虹膜囊肿较多，睫状体上皮瘤及脉络膜血管瘤罕见。

视网膜母细胞瘤

视网膜母细胞瘤是儿童时期最常见的眼内恶性肿瘤，11 800～30 000 名儿童中约有1 人发病，发生于 3 岁以前者占 70%，偶见于成年人。本病恶性程度较高，发病后 1～2 年死亡。

一、病因和病理

确切病因不明。一般认为与遗传、染色体畸变、病毒等因素有关。

肉眼可见视网膜母细胞瘤为白黄色软组织，有时较为坚硬，切开有出血点。以刀刮之或可见钙质。显微镜下可见瘤细胞为小而圆形者，也有较大的圆形细胞和多边形或萝卜形者。细胞核大、无原浆，多呈核分裂现象。细胞在视网膜内时堆积紧密，且于视网膜各层皆可见到，初无血管，离开视网膜后即有新生血管形成。

病理组织学分为分化型和未分化型两类。生长方式有内生型和外生型两种。以血行转移较多，占 53%，其中骨骼转移占 52.9%，内脏转移占 47%，淋巴结也可发生转移。

二、临床表现

发病时瘤体小，故早期无明显症状。当肿瘤增大到一定程度时，瞳孔区黄光反射为最常见，此时患者已无视力。瞳孔散大，被称为黑蒙猫眼，表现为白瞳症的特点。根据疾病的发展过程，临床上将视网膜母细胞瘤分为眼内生长期、眼内压升高期、眼外蔓延期、全身转移期。偶尔可见瘤体自行退化。

三、超声检查

（一）声像图特征

（1）在玻璃体内可见一个或多个圆形、半圆形光团，光团边界清而不整齐。

（2）肿块与眼球壁相连，部分患者伴有视网膜脱离征象。

（3）肿块内部回声光点大小不等、强弱不一、分布不均，如有钙化光斑可伴声影。

（二）彩色多普勒血流成像

CDFI 可以显示出视网膜血管血流色彩延伸到肿块内以及肿块内血流的彩色声谱。

（三）鉴别诊断

有先天性白内障、玻璃体脓肿、晶体后纤维增生症及永存原始玻璃体等疾病引起患眼白瞳孔者，超声图像容易鉴别。

超声显像可以明确眼内肿瘤的大小、位置及继发改变，眼球壁、眼眶内有无浸润，尤其适用于儿童白瞳症的鉴别。

脉络膜恶性黑色素瘤

一、病因、病理

脉络膜恶性黑色素瘤是常见的眼内肿瘤，发病率仅次于视网膜母细胞瘤，多发生于中老年的一侧眼，很少累及双眼。

肿瘤多发生于后极部，早期视物变形，视力下降，视野缺损。继则眼压增高、头痛、恶心、呕吐。检眼镜下可分为局限型及扁平型两类。前者可见眼底局部有灰黑或棕褐色隆起，初时呈半圆形，缓慢增长，破坏玻璃体膜后，失去限制，增长较快，常呈息肉状或蕈状，肿物将视网膜顶起，造成继发性视网膜脱离。巩膜透照不透光。后者较为少见，沿脉络膜扁平增长，厚薄不一，视力减退及眼底改变不明显，或被脱离的视网膜遮蔽，往往被忽略，直至继发青光眼或眼外蔓延才被发现。

二、超声检查

（一）声像图特征

（1）在玻璃体内出现增圆或蘑菇形实质性肿块，边缘光滑。

（2）肿块前部回声光点密集明亮，向后渐减弱，接近眼球壁处出现无回声衰减暗区（挖空现象）。

（3）肿块局部眼球壁凹陷，称脉络膜凹陷。

（4）继发性视网膜脱离。

（5）部分患者眼球后脂肪垫由于声能衰减而出现声影。

（二）彩色多普勒血流成像

肿瘤内可测到红色丰富血流，脉冲多普勒呈高速低阻搏动性血流频谱。

（三）鉴别诊断

在鉴别诊断上，本病早期要和脉络膜血管瘤、脉络膜骨瘤、脉络膜转移癌进行鉴别。

脉络膜转移癌

一、病因、病理

脉络膜转移癌多见于肺癌、乳腺癌，在全身转移的同时癌栓沿着颈内动脉第一分支的眼动脉进入眼内，由于脉络膜的血管丰富，所以形成肿瘤转移。临床表现为视力障碍。后期全眼转移可出现眼球突出。

二、超声检查

（1）多为双眼受侵犯。

（2）玻璃体暗区内有肿块回声。边缘可规则，随着病情发展可呈不规则的肿块回声。

（3）肿物的内部回声不均匀，而且呈低回声。但无脉络膜凹陷征等。

（4）眶内其他部位如眼球后肌圆锥也有不规则的低回声区。

脉络膜血管瘤

一、病因、病理

脉络膜血管瘤系先天性良性肿瘤，常沿着三叉神经分布，同时合并面部血管瘤，任何年龄均可发病。肿瘤小者多不影响视力。以血管内皮细胞和血液成分为主，本病虽然比较少见，但临床容易与脉络膜恶性黑色素瘤混淆。

二、超声检查

（一）声像图特征

（1）在眼内暗区内见有扁平、新月形的强回声，边界清楚，内回声强，后壁清楚。

（2）由于穿透性好，所以后壁回声增强。

（二）彩色多普勒血流成像

瘤内有丰富的血流，脉冲多普勒也有频谱出现呈低阻血流，与其他部位血管瘤的表现不一样。

（贺丽丽）

第八节　眼外伤

眼外伤是指眼球及附属器因外来机械性、物理性、化学性、生物性因素造成组织及功能的损害。眼外伤是单眼失明的主要原因之一。眼的结构精细、特殊，"轻微"外伤，也能引起严重的后果。眼表面积虽仅为全身总体表面积的 1/375 （0.27%），但因视觉需要，而且处于暴露状态，受伤概率高，眼外伤占所有身体外伤的比例高达 10%，占眼科住院患者的 10% 或更多。且患者多为男性、儿童和青壮年。

目前眼外伤分类方法多样，按致伤原因，分为机械性和非机械性；按损伤性质分钝器伤、锐器伤和异物伤；按伤情可分为轻、中、重度眼外伤；还可以按受伤部位分类。国际上推荐将机械性眼外伤分为开放性和闭合性两大类，并按照损伤部位分区。本节介绍眼内异物、眼球破裂伤及眼球萎缩。

眼内异物

一、病因、病理

金属敲击或爆炸、碎屑飞物，因其锐利、快速，可穿入眼内，引起眼内异物。异物伤可造成严重危害，如穿过角膜、晶状体，引起角膜穿孔和白内障；铁或铜屑存留眼内，引起化学毒性反应，导致铁质或铜质沉着症，最终造成视力丧失和眼球萎缩；异物，特别是植物性异物，可诱发感染；异物穿过葡萄膜将引起眼内出血。对于眼内异物应及时发现，早期取出。

二、超声检查

（一）声像图特征

（1）眼球无回声区或眼眶内出现强回声光点或光团，其大小形态因异物不同而异。

（2）因异物的强回声反射使声能衰减，后方出现声影；若异物较大而形态规则（如气枪子弹），其后方出现彗星尾征。

（3）位于眼球后组织内的异物强回声，在降低增益后，眼正常结构回声消失而该异物回声仍然存在。金属异物磁性试验阳性。

（4）继发改变：玻璃体内因积血机化物形成而出现相应异常光点或光带回声。

（5）若伴有眼球壁穿孔破裂，出现眼球壁光带连续性中断，眼球缩小，失去正常形态。可因感染致玻璃体内出现异常光点回声。

（二）鉴别诊断

1. 玻璃体积血

玻璃体暗区异常回声较眼内异物回声低，后方不伴声影，金属异物磁性试验阴性。

2. 晶状体脱位

玻璃体前未见到正常晶状体回声，玻璃体内显示椭圆形晶状体光环回声。

眼内异物为眼部常见病，超声扫查可明确指出有否异物和进行准确定位，特别是对X线摄片不能显示的非金属异物的确定和定位有很大价值，并能确定有无眼球壁破裂、穿通伤，有助于选择治疗径路。

眼球破裂伤

一、病因、病理、临床表现

眼部被钝物打击，冲力超过眼球壁所能承受能力，便发生眼球破裂。破裂部位多位于角膜缘，临床检查易于发现，可见结膜下出血，脱出的虹膜、睫状体为黑色，晶状体、玻璃体脱出为透明体。前房出血，眼压低，眼球变形。后部眼球破裂只能根据视力丧失、玻璃体积血和低眼压加以推测。

二、超声检查

声像图特征：

（1）眼球壁光带连续性中断，其间出现无回声裂隙，破口处嵌有无回声的玻璃体，眼球内径较正常缩短。

（2）眼球内容物脱出，脱出的玻璃体在眼球周围形成无回声区或低回声区。

（3）玻璃体无回声区内因出血而出现光点或光斑回声。

超声探测则可直接观察到眼球破裂口及脱出物。

（贺丽丽）

第三章 颌面颈部疾病

第一节 颌面颈部解剖

颌面颈部包括涎腺、口腔、颌骨、颈部周围软组织、血管、神经、淋巴等。

一、涎腺

口腔颌面部的涎腺组织由左右对称的三对大涎腺，即腮腺、颌下腺和舌下腺，以及遍布于唇、颊、腭、舌等处黏膜下的小涎腺构成。各有导管开口于口腔。

涎腺分泌的涎液为无色而黏稠的液体，进入口腔则称为唾液，有润湿口腔、软化食物的作用。唾液内还含有淀粉酶和溶菌酶，具有消化食物和抑制致病菌活动的作用。

二、上颌窦

上颌窦居于上颌骨体内，出生时即存在，至成年时才完成发育，为鼻窦中最大的一对。上颌窦有5个壁：

（一）前壁

前壁即面壁，上方有眶下孔，眶下神经及血管由此经过；下方有一浅凹，相当于尖牙根上方，习称尖齿窝，此处骨壁较薄，上颌窦手术时由此凿开骨壁，进入窦内。

（二）后壁

后壁与翼腭窝之前壁相邻。

（三）上壁

上壁即眶下壁，有眶下管经过，内有眶下神经及血管。

（四）下壁

下壁为上颌骨之牙槽突。此壁在出生时高于鼻底，至8~9岁时方接近下鼻道，成人低于鼻底，与上颌第二前磨牙及第一磨牙和第二磨牙关系密切，炎症时常相互影响。

（五）内侧壁

内侧壁即鼻腔外侧壁，由中鼻道和大部分鼻道组成。此壁由下而上逐渐变薄，在中鼻道内，由2层黏膜所组成，称膜样部。上颌窦的自然开口通中鼻道中后段。因窦口位置高于眶下壁，不利于引流，故感染机会较多。

三、面颈部的淋巴组织

面颈部的淋巴极为丰富，由多数小淋巴管组成。正常淋巴结很小，直径仅 1 ~ 5 mm，呈肾形或扁圆形，由被膜、皮质和髓质组成。中部有动、静脉血管出入，称为淋巴结门。淋巴结常聚集成群，沿淋巴管排列。在面颈部可分为三群，即面部淋巴结群（包括眶下淋巴结、颊颌上淋巴结、腮腺淋巴结和面深淋巴结），颌下淋巴结群（包括颏下淋巴结和颌下淋巴结），颈部淋巴结群（包括颈前淋巴结和颈外侧淋巴结）。淋巴结不仅能过滤与吞噬进入淋巴液中的微生物、颗粒物质（如尘埃、异物、含铁血黄素）与细胞（肿瘤细胞），而且还能破坏毒素，是机体防御的重要屏障之一。面颈部发生炎症时常引起淋巴结肿大，甚至化脓。面部的淋巴管瘤比较多见。恶性肿瘤也常引起淋巴转移。

（李欣欣）

第二节　检查方法

一、仪器选择

颌面颈部脏器和病变多较浅表，通常选用 7.5 ~ 10.0 MHz 频率探头。扇形、线阵、凸阵探头均可使用。若探查上颌窦、锁骨等处的疾病可用 2.5 MHz 探头。

二、探查方法

患者多采用仰卧位，头偏向健侧，充分暴露病变区。探头直接置于病灶区表面，若病灶过于浅表，可在探头与皮肤间加脱气水囊。若病变位置较深如在颈椎旁及咽后壁等部位，探头置于病变相应的体表投影区，声束指向病灶。

（李欣欣）

第三节　颌面部感染

颌面部间隙感染

颌面部间隙感染亦称颌周蜂窝织炎，是颌面和口咽区潜在间隙中化脓性炎症的总称。间隙感染的弥散期称为蜂窝织炎，化脓局限期称为脓肿。

一、病因、病理

正常的颌面部解剖结构中存在着潜在的筋膜间隙，内被脂肪或疏松的结缔组织充满。当感染破坏了脂肪和结缔组织时，形成间隙感染，又因口腔颌面部筋膜间隙互相联系，上达颅底，下通纵隔，可构成炎症迅速蔓延的通道。感染可以局限在一个间隙，也可波及几个相邻的间隙，甚至可以循脂肪、神经血管束发展，形成严重的血栓性静脉炎、脑脓肿、败血症等危及生命。

感染初期，受累组织以血管扩张、充血、血液淤滞为主，炎症尚未局限。当病变发展局限化、脓肿形成时，则与正常组织有一定的分界线。

二、临床表现

病变位置表浅者，多数局部有红、肿、痛、热表现。部分间隙感染可引起张口受限。病情重者体温升高，白细胞增多。

三、检查方法

位于面颈部表浅部位（眶下间隙、颊、嚼肌、颞间隙）的感染，局部肿胀，超声探头可置于病变部位探查。翼下颌间隙病变位于下颌支内侧骨壁与翼内肌之间，探头应置于颌下向上扫查或置于下颌后凹处，咽旁间隙探头应置于下颌后凹处，声束指向内后方，并嘱患者做吞咽动作，观察咽后壁。

四、超声检查

声像图特征：

（1）炎症区为低回声区或伴有散在的小无回声区，化脓病灶多显示为无回声区中有小块低回声灶。

（2）若坏死液化完全为无回声区，边界清楚，脓腔壁为低中回声、内壁多不整齐。

（3）小病灶脓液黏稠者，常为低回声或无回声中多数散在低回声点，可改变头部位置，观察其中回声有否浮动。

超声检查发现液区或可疑液区，可定位穿刺、辅助确定诊断。

腮腺炎

一、病因、病理、临床表现

（一）急性腮腺炎

不论是流行性腮腺炎还是细菌性腮腺炎，起病均较急，伴全身症状如发热、局部腮腺肿大、疼痛、局部压痛及腮腺导管口红肿等。流行性腮腺炎患者多为儿童，有流行病史，两者不难区别。急性腮腺炎一般临床诊断明确，无须进行超声检查。只有在慢性腮腺炎，或诊断发生困难，或需与肿瘤相鉴别时，才需超声进行检查。

（二）慢性腮腺炎

慢性腮腺炎可由急性炎症转变而来，也可因结石、异物、瘢痕挛缩阻塞导管导致的感染引起。主要症状是一侧性腮腺肿大、局部轻微疼痛、口干，挤压腮腺时，导管口流出黏稠分泌物。病理变化：腮腺腺泡萎缩，导管上皮增生，或鳞状化生，炎性细胞浸润。反复发生的腮腺炎，可有纤维组织增生，环绕导管周围发生玻璃样变等。

二、超声检查

声像图特征：

1. 正常涎腺区

正常涎腺区为均匀分布的微细低回声，包膜清楚、边界整齐。

2. 慢性炎症

慢性炎症时腺体失去正常形态，呈膨隆或不规则形，内部回声呈弥漫性粗细不等的低中回声，分布不均匀。若伴有导管阻塞则可显示扩张的主导管为管道状无回声区，并可观察导管腔有无狭窄，内膜面有无不整齐，腺实质内导管分支末梢扩张时，显示小的无回声区。

3. 涎腺结石

涎腺结石可发生在主导管的任何部位，主要成分为磷酸钙及碳酸钙，超声显示导管内有较强回声斑块伴后方声影。

4. 急性炎症

急性炎症在腮腺区，显示肿大的腮腺为低回声，分布均匀，边界清楚。化脓后则见有多数分散的小液区，分布于低回声实质之间，液区多不甚清晰，严重者呈多房囊状。

（李欣欣）

第四节　颌面部损伤

一、病因、病理

颌面部是人体暴露部位，在平时易遭受损伤。因此，临床上颌面部损伤较为常见。由于损伤原因和程度不同，症状与体征亦各有所异，轻者不留后患，重者可丧失生命。

对于颌面部损伤的救治，在救治前应做全面检查，迅速判断伤情，同时注意是否伴发其他部位损伤和是否有危及生命的并发症，并根据轻重缓急，决定救治的先后步骤，妥善处理，以免延误时机，造成不应有的后果。

二、特点

（一）颌面部血运丰富

颌面部血运丰富，组织再生修复与抗感染能力较强，创口易于愈合。因此，初期清创缝合的时间可以延长到伤后 24～48 小时或更久。该部由于血运丰富，损伤后易出血，易发生组织水肿。如损伤部位在口底、咽旁及舌根等处，可影响呼吸，甚至发生窒息，应予以注意。

（二）颌面部是呼吸道和消化道的开端

颌面部是呼吸道和消化道的开端，如发生损伤，易导致呼吸困难，影响咀嚼、吞咽和语言等生理功能。因此，要加强对颌面部损伤患者的观察并给予特殊饮食的护理。

（三）颌面部腔、窦多

颌面部腔、窦多，在口腔、鼻腔和鼻窦内经常有大量病原菌存在，创口如与腔、窦相通，则容易引起感染。因此，在清创处理时，应尽早关闭与这些腔、窦相通的创口。

（四）颌面骨组织有特殊的结构

颌面骨组织有特殊的结构，上颌骨呈拱形支柱结构，与多数邻骨相接，能抵抗较大的外力，但一旦发生骨折，易波及颅脑。下颌骨是面部最大、位置最突出的骨，虽然结构较坚实，但在薄弱的区域如正中联合、颏孔区、下颌角区及髁状突颈部等部位，常常易于发生骨折。颌骨骨折断端移位，引起咬合关系错乱。因此，治疗时应以恢复正常咬合关系为标准。

（五）颌骨紧连于颅底部

颌骨紧连于颅底部，严重颌面部损伤常合并颅脑损伤，如脑震荡、脑挫伤、颅内血肿和颅骨骨折等。颅底骨折时，可有脑脊液由鼻孔或外耳道漏出。有时也常合并视觉器官的损伤。抢救时务必注意，以免发生严重后果。

（六）颌面部损伤易发生瘢痕挛缩

颌面部的唇、颊、鼻、睑等个别器官的开放性损伤如处理不当，创口愈合后可发生瘢痕挛缩畸形，影响功能和面容。

（七）颌面部有腮腺、神经等重要组织

颌面部有腮腺、神经等重要组织，如损伤腮腺或其导管，可形成涎瘘；如损伤面神经，可出现面瘫；如损伤三叉神经，可造成一定部位的感觉丧失或异常。

三、超声检查

声像图特征：

1. 软组织水肿

软组织水肿的声像图表现为软组织增厚并为低回声，较正常组织回声低。

2. 血肿

若有新鲜血肿存在，则局部为无回声区，边界整齐，形态可不规则。

3. 血栓形成

血栓形成的声像图可发现血管闭塞，多普勒超声检查无血流信号。

4. 假性动脉瘤

肿块处为无回声区，呈圆形或椭圆形，壁较厚为低中回声，搏动性肿块紧贴动脉，CDFI 显示收缩期有彩色血流自动脉破口射入血肿内，并在血肿内旋转，显示小破口，有助于手术修补。

5. 外伤性动静脉瘘

可发现动静脉交通，CDFI 可显示五彩镶嵌血流自动脉连续射向静脉，测出血流速度加快及血流量增加，静脉直径增粗。

6. 异物

软组织内有金属碎片时，超声检查见低回声中有中等或强回声斑块或条块，后方多有彗星尾征。若异物为碎骨片或牙片，则可见软组织低回声中有强回声块，伴后方声影。若有其他非金属异物在软组织中，亦能显示为中等回声或较强回声，但后方无声影。

7. 血管断端的检出

若外伤引起血管完全断裂，由于回缩，两断端有一定距离。超声显像及多普勒可根据搏动与血流，检出断端，了解两断端间距离及断端的形态。

（李欣欣）

第五节　颈部淋巴系统疾病

常见颈部淋巴系统疾病有炎症和肿瘤，包括急性化脓性淋巴结炎、慢性淋巴炎、淋巴结结核、原发肿瘤如恶性淋巴瘤、各部位肿瘤的转移、良性肿瘤如囊肿型淋巴管瘤等。

一、淋巴结正常超声表现

淋巴结正常声像图，其边界光滑、规整，呈蚕豆形或肾形，分皮质或髓质两部分；皮质呈低回声或弱回声，髓质为中高回声，有时可见淋巴门，位于淋巴结的凹陷处。彩超可见点状低速血流，或不易测出。小于 5 mm 的淋巴结，皮质、髓质不易分清，均为低或弱回声。正常淋巴结的长轴与短轴之比（即纵横比）应大于 2。

二、淋巴结疾病超声表现

（一）急性淋巴结炎及脓肿形成

1. 急性淋巴结炎
急性淋巴结炎多为单个，边界尚清晰，内为低回声及中等回声，分布不均匀。
2. 脓肿形成
脓肿形成有边界清晰的液性暗区，但内仍可有少量低或中等回声，后方回声增强。

（二）淋巴结增生

淋巴结增生又称反应增生性淋巴结，为各种炎性病变引起的淋巴结增大。超声显示边界光滑、规整，有时边界稍模糊，长轴比短轴为≥2，呈椭圆形（似肾形）。皮质变窄，髓质相对增厚，内部呈中低回声。彩超显示血流丰富，多呈树枝形（占 37%），阻力指数为 0.63。

（三）淋巴结结核

淋巴结结核常为数个，可成堆，内部回声不一，可为低回声或中等回声，亦可为液性暗区。

（四）恶性淋巴瘤

恶性淋巴瘤常为多个，呈圆形或近圆形，成堆或融合，回声极低，有的近似液性暗区。

（五）淋巴结转移癌

淋巴结转移癌为单个或多个肿大淋巴结，回声特性与原发肿瘤有关，回声分布多不均匀。

（六）囊肿型淋巴管瘤（囊状水瘤）

颈部探及边界清楚、轮廓规则的液性暗区，内部有多条细回声光带，将液性暗区分成多房状。后方回声增强。

（李欣欣）

第六节　其他肿瘤及囊肿

甲状舌管囊肿

一、病因、病理

因胚胎发育期甲状舌管没有消失，残存上皮分泌物聚集，可形成先天性甲状舌管囊肿。多见于儿童，亦可见于成人，囊壁可发生于颈正中线自舌盲孔至胸骨切迹的任何部位，以舌骨上下多见。

二、临床表现

（1）可发生于任何年龄，与性别无关，多见于儿童及 30 岁以下的年轻人。

（2）可发生于舌盲孔至胸骨切迹之间的任何部位的颈正中线上，最常见于舌骨平面附近。

（3）囊肿生长缓慢，患者无自觉症状。

（4）囊肿呈圆形，临床上常见者多如胡桃大，质软，界清，与皮肤及周围组织无粘连。

（5）位于舌骨以下的囊肿，舌骨体与囊肿之间可扪及坚韧的索条并与舌骨体粘连，故可随伸舌及吞咽等动作而移动。

（6）位于舌根附近者，可使舌根抬高，有吞咽、语言及呼吸功能障碍。如有内瘘可有间歇性口臭。

（7）囊肿可经舌盲孔与口腔相通而继发感染。

（8）囊肿感染自行破溃，或被误认为脓肿做切开引流，可形成甲状舌管瘘。

（9）甲状舌管瘘长期不治，可发生癌变。

（10）囊肿内含黏稠液体，甚至呈胶冻状，若形成瘘口，长期溢少量黏液，瘘口阻塞可急性发作，吞咽时瘘可随舌骨上下移动。

三、超声检查

颈中线舌骨水平可见囊性无回声区，形态规则，边界清晰，后方回声增强。
CDFI：内部无血流信号。

鳃裂囊肿

一、病因、病理

鳃裂囊肿属鳃裂畸形的一种。囊肿多系由胚胎鳃裂残余组织所组成。囊壁厚薄不一，常较厚，含淋巴结样组织，囊液为清亮的含或不含胆固醇结晶的棕色或黄绿色物，可有黏液。

二、临床表现

肿块大多位于颈上部的舌骨水平、胸锁乳突肌上 1/3 前缘附近，表面光滑，偶呈分叶状，有感染时可有压痛。

三、超声检查

病变为边界清晰、形态规则的无回声区，后方回声增强。同时，由于囊肿内黏液含量，胆固醇结晶、碎屑、淋巴细胞及上皮细胞的数量不等，内部回声可以从无回声到高回声，但 CDFI 内部无血流信号。应注意与颈部皮样囊肿、囊性水瘤、颈动脉体瘤、甲状舌骨囊肿及颈部淋巴瘤等相鉴别。

（李欣欣）

第四章　甲状腺疾病

第一节　甲状腺解剖

甲状腺位于颈前的中部，分左、右两侧叶，形似盾牌，上起自甲状软骨，下至第6气管软骨环，气管的前方。它贴附在喉及气管的两侧，随吞咽而上下移动。甲状腺两侧叶的连接处称峡部，呈方形，约 2 cm×2 cm，位于第 2～4 气管软管环之前。约有50%的人峡部上缘有一垂直向上的锥体叶。甲状腺的平均重量为 20～25 g，不大于 30 g。侧叶长 3.5 cm，宽 2.3 cm，厚 1～2 cm。甲状腺组织可异位生长，异位者常见于颈前正中，上起自舌根，下至胸骨柄后或前上纵隔，异位甲状腺可同样发生肿瘤。

颈前由浅部至深部，浅部有皮肤、皮下脂肪、筋膜及颈前肌，深层即甲状腺组织。甲状腺由两层被膜包裹着，内层浅薄为甲状腺固有膜，紧贴于甲状腺体；外层较厚，由结缔组织及弹性纤维组成；两层之间有动脉或静脉网。甲状腺的侧方为胸锁乳突肌，后外侧为颈总动脉及颈内静脉；两叶包绕气管及食管。甲状腺背侧的上下极附着 4 个甲状旁腺；再往深层，可见颈长肌及颈椎。

甲状腺的大体结构，外观呈黄红色，质软，表面有包膜，切面可见分隔胶状组织。甲状腺的主要组成结构为滤泡，由上皮细胞及胶质组成。滤泡有丰富的血窦，纤维组织将其分成小叶，小叶间有少量淋巴组织。

甲状腺的生理功能：甲状腺素对能量代谢有重要的影响，能促进蛋白质、脂肪及碳水化合物的代谢分解。分泌过多，可产生类似甲状腺功能亢进的症状，常表现为高代谢综合征及心血管系统等的异常，临床可出现消瘦、多汗及心率快等。分泌减少，则引起人体代谢降低及体内水的积蓄，而出现黏液性水肿等。

（李欣欣）

第二节　检查方法

一、体位

取仰卧位，颈及肩部稍垫高，呈头低颈高位，充分暴露颈前部，便于超声检查。

二、仪器

应用实时显像仪，探头频率适用 5 MHz 或更高频率。

三、检查方法

（一）直接检查法

应用高频率探头时采用直接探查法，探头置于颈前部，在甲状腺部位行横切扫查及两侧叶的纵切扫查。

（二）间接检查法

应用 3.5 MHz 探头时可用间接探查法，于颈前部置一水囊，将探头放于水囊上进行甲状腺的扫查。

（三）彩色多普勒血流成像检查法

做甲状腺的 CDFI 检查时，应嘱患者尽可能浅呼吸和不做吞咽动作，检查者保持探头稳定。在检查时，除发现有动静脉瘘外，一般不使用壁滤波器。

（李欣欣）

第三节　正常超声表现

一、甲状腺正常超声表现

（一）大体形态

横切为蝶形或马蹄形，边缘规则，包膜完整，境界清晰，两侧叶基本对称，与中央的扁长形峡部相连。气管位于峡部后方中央，呈一弧形强光带回声。通常以气管声影、颈动脉、颈内静脉，作为甲状腺内外侧标志。侧叶纵切时，头端较尖，尾端较钝。

（二）内部回声

内部回声为中等回声，分布均匀，呈细弱密集的光点，周围肌群为低回声。

（三）大小

侧叶：前后径 1~2 cm，左右径 2.0~2.5 cm，上下径 3.5~5.0 cm。峡部：前后径 0.2~0.4 cm。

（四）彩色多普勒血流成像

甲状腺上动脉容易显示，其管径正常值 <2 mm，频谱显示为单向，急速上升，峰

值流速 <30 cm/s，平均流速 <20 cm/s，阻力指数为 0.5～0.6。

二、甲状旁腺正常超声表现

甲状旁腺正常为扁平卵圆形，但腺体很小，一般认为超声难以显示正常的甲状旁腺。

（李欣欣）

第四节　甲状腺功能亢进

甲状腺功能亢进（简称甲亢）是由于多种原因引起的血中甲状腺激素（TH）过量，以高代谢症候群为主要表现的一组临床综合征，其中以毒性弥漫性甲状腺肿（GD）最多见。

GD 又称 Graves 病，是一种器官特异性自身免疫性疾病，临床表现为甲状腺肿大、高代谢综合征、突眼、胫前黏液性水肿等。

一、病因和发病机制

（一）毒性弥漫性甲状腺肿

GD 由自身免疫过程和精神刺激引起。由于合成并分泌过多的甲状腺激素，易产生交感神经兴奋性和代谢率增高。各年龄组均可患。

（二）毒性结节性甲状腺肿

毒性结节性甲状腺肿又称 Plummer 病。病因不明，老年妇女居多。常于甲状腺肿大多年后出现甲亢，可分单结节和多结节两种。

（三）垂体性甲亢

由于垂体前叶肿瘤分泌过多的促甲状腺激素（TSH），致甲状腺肿大并分泌过多的甲状腺激素而引起甲亢。

（四）甲状腺炎性甲亢

甲状腺炎性甲亢包括亚急性甲状腺炎合并甲亢及桥本甲状腺炎合并甲亢。亚急性甲状腺炎由于非细菌性炎症使甲状腺滤泡细胞损伤，释放出甲状腺素，引起一时性甲亢。桥本甲状腺炎合并甲亢时，患者除有甲亢症状外，血中抗甲状腺抗体呈阳性。

（五）外源性碘过多引起的甲亢

外源性碘过多引起的甲亢又称 Basedow 病，如在缺碘区投碘过多，或服含碘药物所致的甲亢。

（六）分泌促甲状腺激素样物质的恶性肿瘤所致的甲亢

恶性肿瘤如绒毛膜上皮细胞癌、支气管癌、胃肠道癌、前列腺癌等均可分泌 TSH 样物质引起甲亢。

GD 伴甲亢，是临床最为常见的一种甲亢类型，作为重点阐述。

本病的发病机制至今尚未完全阐明，可能是在遗传的基础上，遭遇精神刺激、感染等应激时，使体内免疫稳定性破坏，产生甲状腺刺激性免疫球蛋白（TSI）或促甲状腺素受体抗体（TSAb），刺激甲状腺细胞增生并合成与分泌大量甲状腺激素所致。因此，本病为自身免疫性疾病。

二、病理

甲状腺弥漫性肿大，可为正常的 2 ~ 4 倍。镜下见滤泡增生为主要特征。间质充血并有淋巴细胞及浆细胞浸润，常伴有淋巴滤泡形成。眼球后房常有水肿及炎细胞浸润，眼外肌肿胀，肌纤维可见不同程度的退行性变和淋巴细胞，成为浸润性突眼的病理基础。心、肝等脏器也多有细胞变性和脂肪浸润改变。

三、临床表现

一般起病缓慢，少数可在精神创伤和感染等应激后急性起病。典型者有高代谢症候群、甲状腺肿大及突眼。但此三者出现先后与程度可不平行。

（1）交感神经兴奋性增高及高代谢症候群，如多食、消瘦、多汗、畏热、心悸、手指震颤等。

（2）甲状腺肿大呈弥散性，伴震颤及血管杂音。

（3）甲状腺眼病有复视、上眼睑退缩、眼裂增宽、眼球突出、眼肌麻痹、角膜溃疡穿孔、视神经受压等。

四、超声检查

（一）声像图特征

超声显示甲状腺呈弥漫性、对称性、均匀性增大，可增大 2 ~ 4 倍，颈总动脉及颈内静脉被挤压向外侧移位。内部呈密集、增高的光点，有时回声不增高。

（二）彩色多普勒血流成像

CDFI 示甲状腺内小血管增多、扩张，血流速度加快（峰值流速为 70 ~ 90 cm/s 或更高）。甲状腺内血流呈五彩缤纷，称之为"火海征"。此征具有特征性。

（三）鉴别诊断

甲亢与单纯性甲状腺肿的鉴别，二维超声均显示为甲状腺的弥漫性肿大，需结合临床有无甲亢症状、是否居住在地方性甲状腺肿流行地区等有关情况才能诊断。如有 CD-FI，则根据有否"火海征"的特征性图像鉴别两者。

超声评价甲亢的临床意义，与超声评价甲状腺肿基本相似，但应用 CDFI 对评估甲亢的程度、甲亢的疗效等有很重要的临床应用价值。

（李欣欣）

第五节　甲状腺肿

一、病因

本病是由于缺碘或某些致甲状腺肿因子所引起的甲状腺非肿瘤性持续性增生性疾病。根据是否伴有甲亢，分为非毒性甲状腺肿和毒性甲状腺肿两大类。非毒性甲状腺肿只有甲状腺增大的特点，而不伴有甲亢。毒性甲状腺肿伴有明显甲亢症状，其最多见的为 GD。

二、病理

非毒性甲状腺肿亦称单纯性甲状腺肿，在病理上又可分为弥漫性肿和结节性肿。按其发展过程，分为三个时期：①增生期；②胶质贮存期；③结节期。前两期多表现为弥漫性甲状腺肿，甲状腺呈弥漫性、均匀性肿大，表面光滑，无结节形成；质地较软，切面呈半透明胶冻状；镜下可见滤泡上皮增生、肥大，呈立方形或柱状，扩大的滤泡内充满浓厚的胶质。结节期呈结节性甲状腺肿，甲状腺更加肿大，有大小不一的许多结节形成，结节边界清楚，但无包膜或包膜不完整，并常发生出血坏死及囊性变，出血和坏死灶可被机化而导致纤维化。

毒性甲状腺肿：甲状腺对称性、弥漫性肿大，质较软，切面灰红，胶质含量少。镜下以滤泡增生为主要特征。

三、临床表现

（一）非毒性甲状腺肿

好发于年轻女性，多以甲状腺增大而无全身症状为特征性表现。早期甲状腺弥漫性肿大，久而形成结节。肿块随吞咽上、下移动，表面光滑。病史长、肿块大的患者可引起压迫症状，表现为呼吸、吞咽困难，头面部及上肢淤血及霍纳（Horner）综合征。

（二）毒性甲状腺肿

毒性甲状腺肿多见于女性，男女之比为 1:（4~6），年龄常在 20~40 岁。临床一般起病缓慢，主要表现为甲状腺肿大，甲亢引起的代谢增高、心悸、多汗、多食、消瘦等症状，约有 1/3 的患者伴有眼球突出。

四、超声检查

（一）声像图特征

（1）两侧叶不规则增大，可不对称，表面不光滑。内见多发性、大小不等的结节。结节边界不清楚、不完整，无包膜回声。内部回声不均，部分结节可发生内部出血、囊性变、纤维组织增生、钙化等而呈现相应的声像图特征。

（2）结节周围的甲状腺组织回声亦不正常。结节之间为散在的点状、线状或条带状强回声，为纤维组织增生所造成。

（二）彩色多普勒血流成像

CDFI 示血流显像、血流信号可正常，也可丰富或减少，血流环绕大小不等的结节呈花环状，也可见血流分支进入结节内。

（三）鉴别诊断

结节性甲状腺肿，如单发或数个结节，应与肿瘤鉴别。明显增大时还应与癌做区分，注意有无恶性变。

（李欣欣）

第六节　甲状腺炎

甲状腺炎系由多种原因引起的甲状腺炎症，其病因有特异性病原体、自身免疫功能紊乱、物理因素等。根据病程的长短可分为急性、亚急性及慢性三种。急性化脓性甲状腺炎主要由于化脓性感染所致，常有全身症状，甲状腺局部有明显炎症表现，为外科疾病，临床较少见。较多见的是亚急性甲状腺炎及慢性淋巴细胞性甲状腺炎，现分述如下。

亚急性甲状腺炎

亚急性甲状腺炎又称 De Quervain 甲状腺炎、肉芽肿性甲状腺炎，是甲状腺暂时性、非化脓性炎症，常有甲状腺局部疼痛，可伴轻度甲亢或甲状腺功能减退症（简称甲减）的表现，数月后可以治愈。

一、病因和发病机制

目前认为本病可能与病毒感染后引起的变态反应有关。由于淋巴细胞和中性粒细胞浸润，甲状腺滤泡上皮细胞破坏，三碘甲状腺原氨酸（T_3）、甲状腺素（T_4）释放入血，引起一过性甲亢表现。

二、临床表现

起病急，起病时常伴有上呼吸道感染的症状和体征，可有畏寒、发热、乏力和食欲缺乏。特征性表现为甲状腺部位疼痛和压痛，疼痛可放射至下颌、耳部或枕骨部，少数可以无疼痛。可出现一过性心悸、神经过敏等甲状腺毒症症状，一般不超过 2 周。体格检查可发现甲状腺轻度肿大，常出现结节，质地中等，有明显压痛，结节可位于一侧，经过一定时间可消失，以后又可在另一侧出现。本病大多仅持续数周，可自行缓解，但可复发。整个病程可持续数月，一般为 2 ~ 3 个月，少数患者可迁延 1 ~ 2 年，大多均能完全恢复，部分患者可出现一过性甲减，症状较轻，发生永久性甲减者很少见。

三、超声检查

（一）声像图特征

（1）甲状腺对称性肿大，包膜稍增厚，轮廓清楚。

（2）内部回声在早期为均匀性低回声，后期为非均质回声，有钙化者出现局灶性强光团。

（3）单侧病变，常出现小结节状。

（4）病变部位甲状腺与颈前肌的间隙消失，形成弥漫性粘连，出现不均质高回声。

（二）彩色多普勒血流成像

CDFI 示甲状腺内血流增多，呈点状及散在分布，无特异性。

慢性淋巴细胞性甲状腺炎

慢性淋巴细胞性甲状腺炎又称自身免疫性甲状腺炎，目前分为两种临床类型，即甲状腺肿大的桥本甲状腺炎和甲状腺萎缩的萎缩性甲状腺炎，两者有相同的甲状腺自身抗体和变化的甲状腺功能，而部分萎缩性甲状腺炎伴有阻滞性的 TSH 受体抗体，后者可能为前者的终末期。

桥本甲状腺炎多见于中年妇女，有发展为甲减的趋势，临床上较为常见。

一、病因、病理

本病原始起因不清，其发生与遗传可能有一定关系。患者血清中常有大量抗甲状腺抗体，甲状腺组织中有大量淋巴细胞和浆细胞浸润，且常与恶性贫血、系统性红斑狼疮等自身免疫性疾病并存，可以认为本病与自身免疫有密切关系。

腺体大多呈弥漫性肿大，质地坚实，表面苍白，切面均匀呈分叶状，无坏死或钙化。初期甲状腺腺泡上皮呈炎症性破坏、基膜断裂，胸腔积液呈现不同程度的伊红着色，细胞功能正常，并有甲状腺腺泡增生等变化，这些为本病的特征性病理；后期甲状腺明显萎缩，腺泡变小、数目减少，泡腔中含极少胶样物质。最具特征的改变为间质各处有大量浆细胞和淋巴细胞浸润及淋巴滤泡形成，其中偶可找到异物巨细胞。此外尚有中等度的结缔组织增生。

二、临床表现

30~50 岁多见，男女之比为 1:(4~20)，起病隐匿，进展缓慢。常偶然发现无症状的甲状腺肿大。少数有甲状腺部位疼痛或触痛，有时有颈部压迫感。甲状腺一般为中度弥漫性肿大，但两侧可不对称，质韧如橡皮，可有分叶和结节，与周围很少粘连。可发生甲亢：①一过性，为滤泡破坏，甲状腺激素释放入血所致；②与 Graves 病同时存在，血中存在高滴度 TSAb，部分患者有胫前黏液性水肿及突眼，需正规抗甲状腺治疗，但治疗中易发生甲减。随疾病的发展，中晚期出现甲减。

三、超声检查

（一）声像图特征

（1）两侧叶弥漫性、对称性轻度肿大，表面光滑，边界完整。峡部增大明显。

（2）内部回声较正常减低，呈不均质的弱光点和多个小的低回声区，随病程发展纤维组织增生使实质内可见网格状高回声，腺体增生可见局限性低回声，有时增生的腺体可使局部轮廓突出，颇似肿瘤，应注意鉴别。

（二）彩色多普勒血流成像

CDFI 显示彩色血流信号较丰富，亦可呈"火海征"，甲状腺上、下动脉扩张，脉冲多普勒显示血流速度增加。

（三）鉴别诊断

1. 亚急性甲状腺炎
见相关内容。
2. 甲状腺癌
慢性淋巴细胞性甲状腺炎如为局限性病变，应与甲状腺癌相鉴别。声像图不典型时，可采用超声引导下行穿刺活检，以明确诊断。
3. 结节性甲状腺肿
慢性淋巴细胞性甲状腺炎在甲状腺内偶尔可见多个小的低回声结节，是由淋巴组织、残余滤泡和上皮组织组成的。此时要与结节性甲状腺肿鉴别。主要依靠血清学检查，必要时行穿刺活检。

（李欣欣）

第七节　甲状腺腺瘤

甲状腺腺瘤是甲状腺常见的良性肿瘤，其临床特点为肿块较柔韧，发展缓慢，推之可移动。好发于中青年女性。

一、病理

甲状腺腺瘤一般为单发的圆形或椭圆形肿块，大小从直径数毫米到 5 cm，有时在 10 cm 以上，包膜完整，表面光滑，质韧，多为实质性，肿瘤中心有时可见囊性变、纤维化或钙化。根据其组织学类型不同可分为滤泡状腺瘤和乳头状腺瘤，前者多见，为实性；后者少见，多呈囊性，内为胶质成分。

二、临床表现

多数患者无自觉症状，往往在无意中发现颈部肿块，表面光滑，边缘清楚，质韧，少数有囊性感，无压痛，可随吞咽移动。肿块较大时可产生邻近器官受压征象。瘤内出血可致肿块突然增大，伴局部疼痛和压痛。病史较长者可因瘤体钙化而质地坚硬。

三、超声检查

（一）声像图特征

（1）瘤体多为圆形或椭圆形，边界清晰。
（2）内部回声均匀。
（3）滤泡状腺瘤常有囊样变。约1/3 的患者可见声晕。

（二）彩色多普勒血流成像

CDFI 示周围血管受压，可见血流绕行。

（三）鉴别诊断

1. 结节性甲状腺肿、甲状腺癌
见相关内容。
2. 甲状腺囊肿
本病囊性变时应与甲状腺囊肿相鉴别。后者为单纯性囊肿，完全为无回声区，内部

· 59 ·

无任何回声点、壁薄，后壁回声增强。

（李欣欣）

第八节　甲状腺癌

甲状腺癌是最常见的甲状腺恶性肿瘤，约占全身恶性肿瘤的1%。除髓样癌外，绝大部分甲状腺癌起源于滤泡上皮细胞。

一、病因、病理

原发性甲状腺癌的病因目前尚不清楚。低碘饮食、应用TSH或甲状腺阻断剂、碘代谢失调、下丘脑—垂体—甲状腺系统平衡失调可能是本病发生的原因。

甲状腺癌通常表现为一个结节，有些类型可表现为甲状腺弥漫性增大。大多数甲状腺癌来源于甲状腺滤泡、滤泡旁细胞或支持细胞。按组织学特征分为乳头状癌、滤泡状癌、髓样癌和未分化癌以及其他。

（一）乳头状癌

乳头状癌占甲状腺癌的59%～75%，原发肿瘤不超过4 cm，淋巴转移约占50%。

（二）滤泡状癌

滤泡状癌约占甲状腺癌的20%，原发肿瘤3～4 cm，常有纤维化、钙化、合并出血及坏死。淋巴转移较少，血行转移至骨和肺。

（三）髓样癌

散发，占甲状腺癌5%～10%，大小不一，一般为3～4 cm，偶有钙化灶，经血液和淋巴转移。

（四）未分化癌

未分化癌占甲状腺癌的10%～15%，恶性程度最高，瘤体较大，常累及两侧组织以及周围组织，肿瘤边界不清，发展快，转移广泛，死亡率高。

二、临床表现

早期一般不伴全身症状，无自觉不适。生长缓慢，多单发。肿瘤本身质硬，不规则，边界不清，表面凹凸不平。晚期因肿瘤压迫出现声嘶、呼吸困难、吞咽不畅，可出现霍纳综合征。

乳头状癌和髓样癌淋巴转移率较高，以气管食管沟和颈深中下组淋巴结转移率最高；晚期亦可出现血行转移，髓样癌可伴腹泻、面部潮红、高血压。滤泡状癌以血行转移为主，肺、骨、脑为常见转移部位。未分化癌可由良性肿瘤和乳头状瘤、滤泡状瘤转变而来，以近期突然增大、进展快等为临床特征；常血行转移，双侧甲状腺和颈部有弥漫性实质巨大肿块，肿块固定、质硬，周边组织广泛侵犯。

三、超声检查

（一）声像图特征

（1）癌肿边界不清，向周围组织浸润，乳头状癌癌肿内有乳头状突起，实质部常有钙化及纤维化。

（2）内部回声均匀致密，有衰减，出现出血坏死时，则可见液性或混合液性区。

（二）彩色多普勒血流成像

CDFI 显示癌肿内血流丰富，色彩杂乱。可见彩色血流于癌肿周边绕行。

（三）鉴别诊断

1. 甲状腺腺瘤

甲状腺腺瘤属良性肿瘤，不会侵犯周围器官组织，也不会出现转移，主要表现是甲状腺肿块，活动性差，表面光滑。

2. 结节性甲状腺肿

结节性甲状腺肿病程长、多发、发展缓慢，结节比较光滑，颈部无淋巴结肿大。

3. 亚急性甲状腺炎（单侧性）

亚急性甲状腺炎患者有病毒感染史，有上呼吸道症状，低热，局部疼痛及压痛，白细胞上升及血沉快等。肿大的甲状腺质地回声均匀，无浸润现象，应用消炎药物后，炎性肿物恢复很快等，两者易于鉴别。

（李欣欣）

第九节 甲状腺功能减退症

甲减是一组由多种原因引起的甲状腺激素缺乏或周围组织对甲状腺激素不敏感所致的临床综合征。甲状腺激素对代谢、大脑发育及骨骼生长起着重要作用，甲减时代谢率下降引起一系列临床表现，儿童患者因影响生长和大脑发育，临床表现更为突出。

一、病因、病理

原发性甲减有 90% 以上系甲状腺本身疾病所致，也可由炎症、手术切除、放射治疗（简称放疗）及缺碘等因素引起。患者甲状腺滤泡大部毁坏，残余滤泡上皮细胞矮小，滤泡内胶质显著减少，腺体明显萎缩。继发性甲减主要是垂体或下丘脑疾病致 TSH 不足而致。患者甲状腺体缩小，滤泡萎缩，上皮细胞扁平。滤泡腔充满胶质。少数患者还可因甲状腺对 TSH 有抵抗而引起。

二、临床表现

甲减的临床表现一般取决于发病年龄。成年型甲减主要影响代谢及脏器功能，及时诊治多可逆。发生于胎儿和婴幼儿时，由于大脑和骨骼的生长发育受阻，可致患儿身材矮小和智力低下，多不可逆。根据疾病演变过程及临床症状轻重，可表现为重度甲减（黏液性水肿甚至昏迷）、轻度甲减、暂时性甲减和亚临床甲减。亚临床甲减的特征是血 T_4 正常或降低，T_3 正常，TSH 轻度升高，但没有明显的临床症状，多见于慢性淋巴细胞性甲状腺炎，甲亢患者经药物、手术或放射性碘治疗后，如病情持续发展，可导致临床型甲减。

成人型甲减多见于中年女性，男女之比约为 1:5。声多数患者起病隐匿，发展缓慢，仅有畏寒少汗、乏力、纳差、月经紊乱、便秘腹满、嗓音粗低。

先天性甲减又称呆小病，为初生时体重较重，不活泼，不主动吸奶，逐渐发展为典型呆小病，起病越早病情越重。患儿体格、智力发育迟缓，表情呆钝，发音低哑，颜面苍白，眶周水肿，眼距增宽，鼻梁扁塌，唇厚流涎，舌大外伸，前后囟增大且关闭延迟，四肢粗短，出牙、换牙延迟，骨龄延迟，行走晚且呈鸭步，心率慢，心浊音区扩大，腹饱满膨大伴脐疝，性器官发育延迟。

地方性呆小病症群可分为三型。①神经型：由于脑发育障碍，智力低下伴聋哑，年长时生活仍不能自理。②黏液性水肿型：以代谢障碍为主。③混合型：兼有前两型表现。地方性甲状腺肿伴聋哑和轻度甲减。智力影响较轻者称耳聋—甲状腺肿（Pendred）综合征。

幼年型甲减介于成人型甲减与呆小病之间。幼儿多表现为呆小病，较大儿童则与成年型甲减相似。

三、超声检查

（一）声像图特征

（1）早期甲状腺轻度增大（但不能排除甲减），对于应用硫脲类药物者易于发生，以后甲状腺腺体可以减小。边缘不光滑，边界欠清晰或模糊不清。

（2）内部回声明显减低，或见多个较小的不规则无回声区。

（二）彩色多普勒血流成像

CDFI 显示腺体内血流信号早期不减低，后期明显减少。

（三）鉴别诊断

1. 单纯性甲状腺肿

单纯性甲状腺肿体积大，呈多发无回声区，有地方流行病史。

2. 亚临床甲减

亚临床甲减有甲减表现，但腺体一般不缩小反而增大，形态饱满，CDFI 显示血流信号丰富，两者易于鉴别。

（李欣欣）

第五章　乳房疾病

第一节 乳房解剖

乳房是由皮肤、乳腺腺体、起支持作用的结缔组织和起保护作用的脂肪组织所构成。位于胸大肌前方的皮下组织中，中央为乳头，乳头周围有环状的乳晕。

一、乳房的位置

成年女性的乳房多位于胸前第 2~6 肋骨之间，内界为胸骨缘，外界达腋前线，内侧 2/3 位于胸大肌之前，外侧 1/3 位于前锯肌表面，但有时乳房组织的覆盖范围可能更大，有时薄层的乳腺组织可上达锁骨，下达腹直肌前鞘。内及前正中线，外侧达背阔肌前缘，95% 的乳房其外上部分有一狭长的乳腺组织延伸到腋窝，称为乳腺的腋尾部，该部和胸肌的淋巴结相邻，易被误认为淋巴结。腋尾部也可发生癌变，有的腋尾部丰满，常被误认为腋窝部副乳。腋尾部是正常乳腺组织向外上的延伸，与正常乳腺组织相连接是其特点，其相对应的外侧皮肤上没有乳头及乳晕。

通常人类乳腺始基只有位于第 5 肋间的一对得到正常发育，如果"乳线"上某一对乳腺始基（多见于腋窝，多对称分布）没有及时萎缩而继续发育，出生后就形成副乳，男女均可发生，发生率为 1%~5%，男女发生率之比为 1:5。

副乳可分为完全型及不完全型两类。完全型指腺体、乳头及乳晕俱全；不完全型指乳头、乳晕、乳腺腺体不完全具备。不完全型可有几种情况：①仅有腺体及乳头；②仅有腺体；③仅有乳头；④仅有腺体及乳晕；⑤仅有乳头及乳晕。发生在腋部者常为完全型，且体积较大，月经来潮前可膨胀或胀痛，妊娠期明显增大，哺乳期可有泌乳现象，仅有乳头者为始基性。这些情况有利于副乳腺与乳腺的腋尾部的鉴别。

二、乳房的形态

乳房的形态可因种族、遗传、年龄、营养状况、哺乳等因素影响差异较大。根据乳腺前突的程度，可将成年女性乳腺分为 4 型。

（一）圆盘型

乳房前突的长度小于乳房基底部的半径，乳房稍隆起，形如碗盘，在胸前壁的隆起为逐渐过渡，边界不甚明显，站立与仰卧乳房形态变化不大。

（二）半球型

乳房前突的长度等于乳房基底的半径，形似半球。乳房骤然在胸前壁隆起，边界明显。乳房丰满浑圆，曲线明显。

（三）圆锥型

乳房前突的长度大于乳房基底的半径，乳房下缘与胸前壁所形成的角度多小于90°，形成明显的乳房下弧线，站立时乳房高耸而微垂。

（四）下垂型

乳房前突的程度更大，站立时下垂呈袋状，仰卧位时乳房向外侧垂展。

三、乳头

乳房中央的圆形突起称乳头，正常乳头呈圆柱状，也可呈圆锥形，表面有皱褶和裂陷，内有 15～20 个输乳管开口（乳孔），为乳汁排泌出口。乳头直径 0.8～1.5 cm，高平均约 1 cm，一般位于第 4 肋间或第 5 肋与锁骨中线交界处，乳头位置不仅与体形胖瘦、乳房发育程度有关，且与年龄、身高有关。

四、乳晕

乳晕为乳头周围一环形色素沉着区域。乳晕直径为 3～5 cm，乳晕的颜色一般为棕色，但也随着皮肤的颜色和乳腺的生理状态而发生改变。少女的乳晕呈粉红色，怀孕以后乳晕变为暗褐色而且增大，经产妇为黑褐色，主要为黑色素在此沉积所致。一般在绝经后，乳晕颜色有所消退。乳晕腺亦称为蒙哥马利腺，开口于乳晕的表面，形成许多散在的小圆形突起。乳晕腺在妊娠期更为明显，分泌物为油脂，可以保护及润滑乳晕及乳头的表皮。输乳管在乳晕下呈放射状分布，因此，对乳晕下脓肿应在乳晕外做弧形切口，避免直接在乳晕上做切口，以免切断输乳管。乳晕腺有时会形成皮脂腺囊肿，也可能并发感染。

五、乳腺相关筋膜

（一）浅筋膜

乳腺位于皮下浅筋膜的浅层与深层之间，浅筋膜浅层位于真皮层的深面，为富含脂肪的结缔组织。此层厚薄差异较大，在锁骨下此层较薄，与胸大肌筋膜紧密相连；向下、向外分别延续为腹壁及胸壁的皮下脂肪结缔组织，向内与对侧浅筋膜浅层相延续。

（二）胸固有筋膜

胸固有筋膜浅层（胸大肌筋膜）遮盖于胸大肌的表面，包围在胸大肌周围，深层称为肋骨喙突筋膜。包围在胸小肌四周，胸大肌、胸小肌筋膜之间有疏松组织间隔，两者之间极易分离。浅层向上附着于锁骨骨膜，向内与胸骨骨膜结合，外侧移行于覆盖前锯肌的筋膜，向下移行于腹直肌筋膜，该筋膜在三角肌、胸大肌三角处及胸大肌下缘处均与胸固有筋膜深层结合，向后越过腋窝的底部，在背阔肌下缘处移行于背部筋膜，在腋窝部形成腋筋膜。腋筋膜内侧与前锯肌相连，外侧与臂筋膜延续。腋筋膜中央部分较薄，周缘部分较厚，中央部分有许多血管、神经及淋巴管穿过，因此腋筋膜又称为筛状筋膜。

六、乳房的血管

（一）动脉

乳房的动脉血供主要来源于胸肩峰动脉、胸外侧动脉、胸廓内动脉、肋间动脉穿支等。胸肩峰动脉多在胸小肌后方起自腋动脉，少部分人起自胸小肌上缘，穿过锁胸筋膜或胸小肌表面，沿胸小肌下缘向下，止于胸小肌的胸壁起点附近后侧，供应胸小肌、前锯肌等胸壁肌肉和皮肤以及乳腺外侧部分的血液循环。在多数患者中，在相当于肩胛下动脉起点上方、胸外侧动脉起点的下方，由腋动脉发出一支动脉称为乳腺动脉，向内下前方向进入乳腺的外上方，供应该区域乳腺的血液循环。

（二）静脉

乳房的静脉回流对于外科医生尤为重要，因为乳房的静脉常与淋巴管之间有紧密的伴行关系，而乳腺癌转移常常通过淋巴管和淋巴结转移；同时，癌细胞也会直接通过乳房静脉回流途径发生血行转移。

乳房的深静脉大致与供应乳腺的动脉相伴行，其主要回流途径有：

1. 胸廓内静脉穿支（即乳内静脉穿支）

胸廓内静脉穿支是乳房的最大静脉，它汇入同侧无名静脉后，通过右心直接进入肺毛细血管网，这是乳腺癌转移至肺的主要径路。

2. 腋静脉属支

腋静脉属支引流乳房深部组织、胸肌和胸壁血液，汇入锁骨下静脉和无名静脉，然后经右心直接进入肺毛细血管网，这也是乳腺癌肺转移的重要径路。

3. 肋间静脉

肋间静脉是乳房最重要的引流静脉，肋间静脉与脊椎静脉相通，然后注入奇静脉，再经上腔静脉入肺，这是乳腺癌肺转移的第3条径路。

4. 椎静脉

椎静脉与每一条肋间静脉相交通，且椎静脉丛无静脉瓣，静脉压力低，因此这条静脉内的血液极易逆流，只要腹压略有变化，椎静脉系统与腔静脉系统间的血液可来回流动，故肿瘤在未出现腔静脉系转移前即可出现脊椎骨转移。另外椎静脉系统上穿硬脊膜经枕骨大孔与硬脑膜窦相沟通，下与盆底静脉丛广泛交通，所以，腹压略有变化时，肿瘤可通过椎、腔静脉系统之间的交通来回流动的血液，发生腔静脉系统转移，也可直接发生骨盆、股骨上段、颅骨、肩胛骨及脑等部位的转移，所以椎静脉系统是肿瘤沿身体长轴转移的一条重要途径，这也是目前乳腺癌患者发生早期远处转移，预后较差的一个重要原因。

另外，肿瘤细胞经淋巴系统而进入血液循环亦为乳腺癌血行转移的一个重要途径，主要有胸导管、右淋巴导管和静脉淋巴交通等。当癌肿侵犯浅筋膜或皮肤时癌细胞或癌栓亦可经浅组皮下静脉而发生远处转移。

七、乳房的淋巴引流

乳房内有丰富的淋巴网及淋巴结。乳腺癌转移的主要途径是淋巴系统，了解乳腺的淋巴系统构成及淋巴引流的方向，对乳腺疾病特别是乳腺癌的诊断和治疗具有重要意义。乳房淋巴系统包括乳腺内的淋巴管和由乳腺向外引流的淋巴管即胸前外侧壁淋巴管及区域淋巴结。

（一）乳房的淋巴管

乳房的淋巴管包括乳腺皮肤的淋巴管和乳腺实质的淋巴管两部分。

乳房浅筋膜深层（乳腺后）的毛细淋巴管较粗，网眼大而稀疏，其淋巴管汇入胸大肌筋膜的淋巴管丛或向前注入乳晕下淋巴管丛。

（二）胸前外侧壁淋巴管

胸前外侧壁淋巴管分为浅组淋巴管和深组淋巴管两组。

（三）区域淋巴结

1. 腋淋巴结

腋淋巴结是上肢最大的一群淋巴结，其总数因各研究者使用的方法不同而有很大差异。一般认为，腋淋巴结总数为 30~60 个。腋淋巴结在腋腔内沿腋窝血管神经排列，根据其位置和接收淋巴的范围及临床需要，目前对腋淋巴结有解剖学及临床学两种分组方法。

2. 胸肌间淋巴结

胸肌间淋巴结又称 Rotter 淋巴结。该群淋巴结位于胸大、小肌之间，沿胸肩峰动脉的胸肌支排列，平均 1.4 个，接收胸大、小肌及乳腺后部的淋巴回流，输出淋巴管注入尖群淋巴结。胸肌间淋巴结是乳腺癌淋巴转移的一个重要部位，乳腺癌改良根治术时要求该群淋巴结彻底清除，但手术时须切除胸大肌才能找到该群淋巴结。

3. 胸骨旁淋巴结

胸骨旁淋巴结又称内乳淋巴结或胸廓内淋巴结。乳腺癌一旦转移至胸骨旁淋巴结，也就有了一条血行播散的捷径。

4. 肋间淋巴结

肋间淋巴结可分为前、中、后 3 群。一般所谓肋间淋巴结，仅指肋间后淋巴结。

5. 锁骨上淋巴结

锁骨上淋巴结属颈深下淋巴结的最下群。在锁骨内 1/3 的后方，居于颈内静脉、斜方肌前缘和锁骨下静脉构成的三角区内。当乳腺癌（也包括胃癌和甲状腺癌等）患者出现锁骨上淋巴结转移时，多表示病变已属晚期，一般都已经发生肺或骨骼的血行播散。因此，新的 TNM 分期将锁骨上淋巴结转移定为 M_1。

6. 胸骨后淋巴结

胸骨后淋巴结位于第 1 肋间隙平面的左右淋巴干之间，连接左右胸骨旁淋巴结。

（四）乳房的淋巴流向

乳房的皮肤、皮下结缔组织及腺实质的淋巴管网汇合为集合淋巴管，最后汇合为较粗的输入淋巴管进入局部淋巴结。此外，淋巴管之间还有一些相互交通的管道。进入输入管的淋巴液有时可循短路绕过前面的淋巴结而进入下一站的淋巴结。在淋巴管与小静脉之间亦有许多吻合存在，淋巴液可不经局部淋巴结而直接进入血液。

八、乳房的神经分布

乳房由第 2~6 肋间神经皮肤侧支及颈丛 3~4 支支配；乳房上部皮肤感觉由颈丛的第 3~4 支支配；下部的皮肤感觉来源于肋间神经的皮肤侧支，分内侧支和外侧支。内侧支在胸骨旁穿出胸大肌支配乳腺内侧皮肤；外侧支在腋前线前锯肌的部位穿出，支配乳腺外侧皮肤。

第 2 肋间神经的皮肤侧支最粗大，在腋窝与臂内侧皮神经和第 3 肋间神经的皮肤侧支的外侧支组成肋间臂神经，横过腋窝，越过背阔肌的白色肌腱，而进入上臂内侧及背侧皮肤，司感觉。在解剖腋窝时，常在腋静脉的下缘遇到臂内侧皮神经，切断腋静脉的各分支时损伤了背内侧皮神经，会导致上臂后内侧部位及肘关节有麻木感。乳腺癌根治术中自胸壁分离胸小肌时，应将该神经与之分离，避免与血管一起被结扎，否则术后常引起患侧上臂疼痛。乳腺深部由第 4~6 肋间神经分支支配。交感神经沿胸外侧动脉和肋间动脉进入乳房，分布于乳房皮肤、血管、乳头和乳晕的平滑肌及腺体组织等，可促使乳头勃起。

乳头的神经支配：第 4 肋间神经的外侧皮神经是唯一支配乳头的神经。此神经在腺体后面距腺体边缘 1.5~2.0 cm 处进入腺体。此处为胸大肌外缘与第 4 肋间隙的相交点。左侧乳房，此点相当于 4 点钟的位置，右侧乳房相当于 8 点钟的位置。手术时如果损伤此神经，则乳头和乳晕会发生永久性麻痹。

（李欣欣）

第二节　检查方法

一、仪器条件

选用 7.5~12.0 MHz 的高频率线阵探头，直接探查。若肿块位置很表浅，近场伪像多，难以鉴别囊性或实性时，需提高探头频率或使用水囊衬垫；而 5 MHz 的探头对于深部较大的占位、硅胶充填物等显示较好。

二、检查方法

（一）检查前准备

乳腺超声检查患者无须特殊准备。为避免行经期对乳腺的影响，应在月经终了一周后检查为宜。

（二）体位

1. 仰卧位

仰卧位为常规采用的体位，可充分暴露乳房，仰卧于检查床上即可。

2. 侧卧位

当病变靠外侧，仰卧位时，不能全部暴露乳腺病变，可改用侧卧位。

（三）方法

1. 直接扫查法

直接扫查法为将探头直接放在病变部位，进行探测。此法简便易行，但近场图像质量差。

2. 间接扫查法

间接扫查法为用水囊或水槽置于乳房病变区域，间隔水囊或水槽进行探查。探头在相应部位进行纵、横、斜向扫查，并要与健侧对比观察。

三、标准断面及测量

（一）经乳腺腺体最厚处的纵、横断面

通常于乳腺外上象限处取得。在此断面上测量乳腺最大前后径即厚度。

（二）乳头下方主导管长轴断面

在此断面上可测量乳头下方主导管宽度。

四、注意事项

（1）探查乳腺时探头应轻放于皮肤上，不宜加压，以免改变肿块形态、位置等，特别是探查肿块内血流时，加压会使小血管不显示。

（2）探查乳腺腺体组织的同时，应观察前后脂肪层、Cooper 韧带等是否有病变，特别是周围脂肪伸入腺体层内，会造成类似肿块的假象，应仔细加以鉴别。

（李欣欣）

第三节　正常超声表现

高分辨力超声能够清晰显示乳腺和乳腺周围组织的解剖结构。

（1）表面为皮肤的强回声，厚 2～3 mm，结构清晰完整。

（2）皮肤下方显示为实质性弱回声区的是脂肪层。常可见数个角状突起的强回声带，即为 Cooper 韧带。

（3）乳腺组织区域呈现均质细密点状回声，或呈散在细小的囊状透声暗区。乳腺的腺叶及乳腺导管呈中等强度光斑或光团，导管常呈圆形或椭圆形的光环，内为暗区，排列不整而大小相似。

（4）胸大肌位于乳腺上叶的深层，为实质均质的暗区，两者之间也有脂肪组织回声。

（5）最后是胸壁及肺组织，呈现强回声带，肋骨下往往有声影。

妇女乳房的大小差异较大，故正常值尚无统一标准，超声检查时应注意以下两点：

（1）被检查的妇女，现在的生理状态应属于哪一期，如青春期、性成熟期、妊娠期、哺乳期及老年萎缩期，应根据正常的生理变化加以判断。

（2）应双侧乳房对比观察，以便发现病变所在。

（李欣欣）

第四节　乳腺炎

乳腺炎是乳房的急性化脓性感染，好发于产后 3～4 周哺乳期，以初产妇多见；也称产后乳房炎。多为金黄色葡萄球菌感染所致，少数为链球菌感染。

一、病因

本病多发生于产后哺乳期，初产妇为多，由于金黄色葡萄球菌的感染，首先引起乳腺炎，若时间较长，则炎性肿块继之软化形成脓肿。治疗不当，或形成慢性化脓性乳腺炎，形成肿块，应与肿瘤相鉴别。

二、临床表现

（1）患者主诉乳房胀痛，接着在乳房出现明显的肿块。特别是在给婴儿哺乳时疼痛加剧。

（2）查体可见乳腺肿大、皮肤潮红、局部皮温升高，触诊时，乳腺内有肿块或患者感到波动性疼痛。出现高热、寒战、脉搏加快，同侧腋下淋巴结肿大，但质软、光滑、无粘连。白细胞总数可 $> 10 \times 10^9 / L$，分类计数嗜中性粒细胞在 0.85 以上。

三、超声检查

（一）声像图特征

（1）初期未形成脓肿时，呈现不规则、光点粗大的实质非均质的强回声。

（2）在脓肿形成后，出现液性暗区，其后方显示回声增强。若脓汁稠厚或有坏死组织时，则在液性暗区中出现粗大不均匀的强回声斑点或散在小光点。

（二）彩色多普勒血流成像

炎症初期可显示其内散布的点状或斑片状血流信号，频谱呈低速的动脉或静脉频谱。

（三）鉴别诊断

1. 乳腺癌

声像图上乳腺癌为低回声肿块，边界不规则，常有浸润，肿块后方常有衰减为其特征。有时两者声像图极相似，难以区分，应结合临床症状及体征进行鉴别。

2. 乳腺囊肿

液化完全的脓肿，内部为无回声区，且有细小光点或光斑，边缘欠清晰且较厚，但囊肿边界光滑，壁较薄，内为均匀的无回声区。

（李欣欣）

第五节　乳腺囊性增生病

乳腺囊性增生病也称慢性囊性乳腺病，或称纤维囊性乳腺病，是乳腺间质的良性增生，增生可发生于腺管周围并伴有大小不等的囊肿形成；也可发生在腺管内而表现为上皮的乳头样增生，伴乳腺管囊性扩张。本病是妇女的常见病之一，多发生于 30～50 岁的妇女。临床特点是乳房胀痛、乳房肿块及乳头溢液。

一、病因和发病机制

本病病因和发病机制尚不明确，但与不良生活习惯、精神心理压力过大、内分泌失调等因素有关。

二、临床表现

多个大小不等的结节，多呈圆形、质韧，散布于两侧乳房内，结节与周围组织界限不甚清楚，与皮肤或胸大肌无粘连。平时乳房有胀痛，月经来潮前 3～4 天疼痛加剧，但月经一来潮，疼痛立即减轻。本病病程长，发展呈间歇性。

三、超声检查

（一）声像图特点

（1）乳腺组织显示增厚，回声分布不均，呈粗大片状、点状回声。

（2）乳腺组织内可出现局部或弥漫性分布大小不等的液性暗区，一般为数毫米至 2 cm 大小，多呈圆形或椭圆形，囊壁大多平滑，囊腔透声好，后壁回声增强。囊肿之间的间质呈较强回声。乳腺后方结构回声正常。

（二）彩色多普勒血流成像

CDFI 无特异性，与正常组织相似。

（三）鉴别诊断

本病的超声诊断不甚困难，但若单侧乳房增生，应注意与乳腺癌相鉴别。后者可见局限性肿块，且形态不规则，边界不清晰。

定期随诊对乳腺囊性增生病的确诊有重要意义。

（李欣欣）

第六节　乳房纤维腺瘤

乳房纤维腺瘤是由乳腺组织和纤维结缔组织异常增生而形成的一种乳房良性肿瘤，是乳房良性肿瘤中常见的一种，占 70% 左右。好发于 18～35 岁的青壮年妇女，尤以 25 岁以前为多见。临床特点是乳中结核，形如丸卵，表面光滑，质地坚韧，推之移动。

一、病因和病理

本病产生的原因一般认为与雌激素作用活跃有密切关系，好发于性功能旺盛时期，妊娠期增长特别快，动物实验也证明注射雌激素可促使其发病，以上都足以说明雌激素在乳房纤维腺瘤发病中的重要作用。

乳房纤维腺瘤有完整的包膜。瘤体呈球形，切面均匀，为灰白色，稍向外翻。肉眼可见错综不整的裂隙。镜下可分为管内型、管外型、混合型 3 种。管内型是腺上皮与弹力纤维层之间的纤维腺瘤压迫末梢导管，向管腔内突入。管外型是发生在弹力纤维层外的纤维腺瘤在导管四周增生，并包围导管但不突入腔内。两者皆有的称为混合型。

二、临床表现

乳房纤维腺瘤好发于乳房的外上象限。多在无意中或乳房普查时发现，肿块呈圆形或椭圆形，小的直径约 3 cm，巨大的直径可达 24 cm。肿块表面光滑，边界清楚，有的呈分叶状，质地坚韧，但活动良好，与皮肤和周围组织无粘连，在乳房内易被推动，触之有滑动感。腋下淋巴结不肿大。肿块一般生长缓慢，可数年无变化，但在妊娠期或哺乳期可迅速增大。大多数患者无痛感。

三、超声检查

（一）声像图特点

（1）多为单发的圆形或椭圆形肿块，有完整的包膜，轮廓清晰，边缘整齐。内部一般呈实质性强回声，亦可见低回声较均匀分布。肿块的后壁完整且回声增强，可有侧边声影（侧壁效应）。

（2）有少数乳房纤维腺瘤由于大量纤维增生、增厚时，形态可不规则，内部回声也不均匀，在肿块之后形成声影，因此难与乳腺癌相鉴别。

（二）彩色多普勒血流成像

较小的腺瘤周边可见彩色血流信号；较大的腺瘤周边及内部均可见彩色血流信号。脉冲多普勒可测及低速动脉血流。

（三）鉴别诊断

乳房纤维腺瘤需与乳腺囊肿、乳腺癌相鉴别。乳腺囊肿后壁回声增强，加压后变形。乳腺癌肿块呈浸润生长，无包膜，边缘呈毛刺状，肿块纵径大于横径。

（李欣欣）

第七节　乳腺导管内乳头状瘤

乳腺导管内乳头状瘤是较少见的良性乳房肿瘤，可发生于任何年龄的成年妇女，但多见于 40 ~ 50 岁妇女。肿瘤很小，生长在近乳头的扩张的大乳管内；富含血管，极易出血，表现为乳头溢液或出现血性液体；本病不痛，与月经周期无关。6% ~ 8% 的患者可恶变为乳头状癌。

一、病因、病理

乳腺导管内乳头状瘤的病因多数学者认为与乳腺囊性增生病相同，即与雌激素水平（如更年期女性雌激素分泌紊乱）有关。

乳腺导管内乳头状瘤一般瘤体较小，带蒂且有许多绒毛；并富有薄壁血管，极易出血。大小导管均可发生。

二、临床表现

患者多无疼痛，最常见的症状是非月经期间自乳头溢出血性液体。肿块不一定能触及，只有位于乳晕区的微小肿块，有时才能扪查到。总的来说，乳头内溢液是本病的主要症状，血性乳头溢液者多于浆液性乳头溢液者。

三、超声检查

（一）声像图特点

（1）乳腺导管呈囊状扩张，扩张的导管内可见乳头状低回声或中等回声。
（2）较大的乳腺导管内乳头状瘤声像图表现与乳腺其他良性肿瘤相同。
（3）乳腺边缘部分多处导管扩张，内见点状强回声，提示乳腺导管内乳头状瘤病。

（二）彩色多普勒血流成像

CDFI 无特异性，与正常组织相似。

（三）鉴别诊断

乳腺导管内乳头状瘤应与乳腺囊性增生病相鉴别，乳腺囊性增生病扩张的导管内无乳头状实性回声。

（李欣欣）

第八节　乳腺癌

乳腺癌亦称乳房癌，是女性乳房最常见的肿瘤，在我国占全身各种恶性肿瘤的 7%～10%，在妇女恶性肿瘤发病率中仅次于宫颈癌，但近年来有超过宫颈癌的倾向。据国内统计，乳腺癌发病率为 23/10 万，多发生于 40～60 岁绝经前后的妇女，男性极少发病。临床特点是乳房部肿块质地坚硬，推之难移，溃后凸如菜花，或凹陷如岩穴。

一、病因

其病因尚不清楚，可能与雌激素因素、膳食因素、遗传因素、乳腺良性疾病等有关。

1. 雌激素因素

如初潮过早（12 岁以前）或绝经过晚（55 岁以后）的妇女患乳腺癌的危险性增高 2 倍。从未生过孩子或 35 岁以后生第一胎的妇女患乳腺癌的危险性增高 3 倍左右。口服避孕药并不增加乳腺癌的发病机会，但如果在第一次怀孕前使用口服避孕药达数年之久，可能会对乳腺癌的发病有一定的影响。也有报道，绝经期后长期使用激素替代疗法可以增加乳腺癌发病的危险性。

2. 膳食因素

以肉食为主的妇女比以素食为主的妇女发病率高。肥胖妇女较易患乳腺癌，绝经后尤为明显。

3. 遗传因素

某些家族中乳腺癌多发，早已为许多学者的统计数据所证实。经统计，乳腺癌患者的下一代乳腺癌的发病可比上一代提前 10 年左右。而且高发乳腺癌家族中可常伴有其他部位癌瘤发生。有些学者认为，乳腺癌的发生与具有独特性癌倾向的基因型有关。

4. 乳腺良性疾病

如乳腺囊性增生病、乳腺纤维瘤等，都有恶变的可能。

二、病理

由于乳腺癌多为混合型癌，往往几种形态同时存在。乳腺癌病理学分类比较见表5－1。

表 5－1　乳腺癌病理学分类比较

2000 年中国分类	2003 年 WHO 分类
1. 非浸润性癌	1. 非浸润性癌
（1）导管内癌	（1）导管内癌
（2）小叶原位癌	（2）小叶原位癌
（3）乳头佩吉特病	（3）导管内乳头状癌
2. 早期浸润性癌	（4）囊内乳头状癌
（1）导管癌早期浸润	2. 微小浸润癌
（2）小叶癌早期浸润	3. 浸润性癌
3. 浸润性特殊型癌	（1）浸润性小叶癌
（1）乳头状癌	（2）浸润性导管癌
（2）髓样癌伴大量淋巴细胞浸润	4. 小管癌
（3）小管癌	5. 浸润性筛状癌
（4）腺样囊性癌	6. 髓样癌

2000 年中国分类	2003 年 WHO 分类
（5）黏液腺癌	7. 黏液癌和其他富含黏液的癌
（6）鳞状细胞癌	（1）黏液癌
4. 浸润性非特殊型癌	（2）腺样囊性癌和柱细胞黏液癌
（1）浸润性小叶癌	（3）印戒细胞癌
（2）浸润性导管癌	8. 神经内分泌癌
（3）硬癌	（1）实体神经内分泌癌
（4）髓样癌	（2）不典型
（5）单纯癌	（3）小细胞癌
（6）腺癌	（4）大细胞神经内分泌癌
（7）大汗腺癌	9. 浸润性乳头状癌
5. 罕见癌	10. 浸润性微乳头状癌
（1）分泌性癌	11. 顶浆分泌癌
（2）富脂质癌	12. 伴化生的癌
（3）印戒细胞癌	（1）纯上皮化生癌
（4）腺纤维瘤癌变	（2）鳞状细胞化生癌
（5）乳头状瘤病癌变	（3）含梭形细胞化生的腺癌
6. 伴化生的癌	（4）腺鳞癌
（1）鳞状细胞型	（5）黏液表皮样癌
（2）梭形细胞型	（6）混合上皮间叶性癌
（3）软骨和骨型	13. 富脂质癌
（4）混合型	14. 分泌性癌
	15. 嗜酸瘤细胞癌
	16. 腺样囊样癌
	17. 腺泡状癌
	18. 富糖原透明细胞癌
	19. 皮脂癌
	20. 炎性乳腺癌
	21. 乳头佩吉特病

乳腺癌的转移途径包括：

（1）直接浸润：直接侵入皮肤，亦可向深部浸润胸筋膜、胸肌等周围组织。

（2）淋巴转移：癌细胞经乳腺的淋巴网沿淋巴液输出途径转移，60%～70%经乳房外侧腋窝途径转移，原发灶大多数在乳头、乳晕及乳房外侧部分；30%经乳房内侧内乳途径转移，原发灶大多数在乳房内侧部分。

（3）血运转移：癌细胞可经淋巴途径进入静脉，也可直接侵入血循环。最常见的远处转移依次为肺、骨、肝。

三、临床分期

（一）国际抗癌协会建议以 TNM 法对乳腺癌进行分期

T：原发肿瘤（体格检查和影像学检查）

T_x：对原发肿瘤不能做出估价。

T_0：未发现原发肿瘤。

T_{is}：导管内癌、小叶原位癌或无肿块的乳头佩吉特病（注：佩吉特病有肿块者，则按肿块大小来分期）。

T_1：癌瘤长径 ≤ 2 cm。

T_2：癌瘤长径为 2.1 ~ 5.0 cm。

T_3：癌瘤长径 > 5 cm。

T_4：癌径大小不计，但侵及皮肤或胸壁（肋骨、肋间肌、前锯肌）。

N：局部淋巴结（体格检查和影像学检查）

N_x：对局部淋巴结不能做出估计。

N_0：同侧腋窝无肿大淋巴结。

N_1：同侧腋窝有肿大淋巴结，尚可推动。

N_2：同侧腋窝有肿大淋巴结，彼此融合或与周围组织粘连。

N_3：同侧内乳淋巴结转移。

M：远处转移（体格检查和影像学检查）

M_0：无远处转移。

M_1：有超越患侧乳房及其局部淋巴结范围的转移。

（二）根据上述情况进行组合可把乳腺癌分为 5 期

0 期：$T_{is}N_0M_0$。

Ⅰ期：$T_1N_0M_0$。

Ⅱ期：$T_0 ~ T_2N_0 ~ N_1M_0$，$T_3N_0M_0$。

Ⅲ期：$T_0 ~ T_2N_2 ~ N_3M_0$，$T_3N_1M_0$ 或 $T_0 ~ T_4N_3M_0$，$T_4N_0 ~ N_3M_0$。

Ⅳ期：包括 M_1 的任何 TN 组合。

（三）国内习惯用简单方法把乳腺癌分为 4 期

Ⅰ期：癌瘤完全位于乳房组织内，其长径不超过 3 cm，与皮肤无粘连，无腋窝淋巴结转移。

Ⅱ期：癌瘤长径不超过 5 cm，尚能推动，与覆盖的皮肤有粘连，同侧腋窝有数个散在尚能推动的淋巴结。

Ⅲ期：癌瘤长径超过 5 cm，与覆盖的皮肤有广泛粘连，且常形成溃疡或癌瘤底部与筋膜胸肌有粘连，同侧腋窝或锁骨下有一连串联合成块的淋巴结，但尚能推动，胸骨旁淋巴结有转移者亦属此期。

Ⅳ期：癌瘤广泛地扩散至皮肤，或与胸大、小肌及胸壁固定。同侧腋窝淋巴结块已经固定或呈广泛的淋巴结转移（锁骨上或对侧腋窝），常伴有远处转移。

四、临床表现

乳腺癌最多见于乳房的外上象限（45%～50%），其次是乳头、乳晕（15%～20%）和乳房的内上象限（12%～15%）。主要症状和体征分述如下。

（一）乳房内肿块

绝大多数的乳腺癌患者是在无意中发现自己的乳房内肿块，故肿块可以视为乳腺癌的首要症状。最早表现为患乳出现无痛、单发的小肿块。肿块质硬，表面不光滑，与周围组织分界不很清楚，在乳房内不易被推动。因此，凡45岁以上妇女，在乳房内偶然发现无痛的肿块，应该引起高度警惕，首先应该想到的是乳腺癌的可能。

临床上未能触及乳房内肿块，但病情已发展到腋窝淋巴结转移或内脏转移者，称为隐性乳腺癌。这种隐性乳腺癌的原发病灶极为微小，有时仅1～2 mm，一般没有临床征象，常常在体检中发现。

（二）乳房疼痛

疼痛不是乳腺癌的常见症状，多数妇女乳房疼痛是生理性的。绝经后的妇女，有明显的乳房疼痛，也应考虑乳腺癌的可能。

（三）乳房外形改变

随着癌肿体积增大，肿瘤侵及周围组织可引起乳房外形改变。

（1）肿瘤表面皮肤凹陷呈酒窝样，肿瘤侵入Cooper韧带，使此韧带收缩而失去弹性，牵拉皮肤所致。

（2）乳头位置改变，肿瘤侵入乳腺管，使之收缩，将乳头牵向肿瘤方向；乳头深部肿瘤因侵及乳管而使乳头内陷。

（3）局部皮肤淋巴水肿，肿瘤表面皮肤因皮内和皮下淋巴管被癌细胞堵塞引起，淋巴水肿时毛囊处出现很多点状凹陷，形成所谓"橘皮样"改变。

（4）乳房发育较差或萎缩时，如肿瘤较大，局部明显凸出。

（四）晚期局部表现

（1）肿瘤固定：晚期肿瘤侵及胸筋膜、胸肌，使肿瘤固定于胸壁而不易推动。

（2）卫星结节：癌细胞浸润癌表面大片皮肤，则会出现多数坚硬的结节或条索，围绕原发灶。

（3）皮肤溃疡：肿瘤向外生长皮肤破溃形成，外形似弹坑或外翻呈菜花状，溃疡易出血，分泌物常恶臭。

（五）转移

常见淋巴转移部位是患侧腋窝淋巴结。肿大淋巴结最初表现为散在、数目少、质硬、无痛、可推动，后期逐步增多，粘连成团，严重时与皮肤或深部组织黏着。上肢淋巴水肿主要是腋窝淋巴结被大量癌细胞堵塞所致。胸骨旁淋巴结有无转移通常在手术探查时方能确定。晚期，锁骨上及对侧腋窝淋巴结均可肿大。远处血行转移至肺时可出现胸痛、气急，骨转移时出现患部剧痛，肝转移则引起肝大、黄疸等症状。

（六）特殊类型的乳腺癌

特殊类型的乳腺癌较少见，临床表现有所不同。

1. 炎性乳腺癌

炎性乳腺癌多见于妊娠期或哺乳期的年轻妇女，表现为乳房明显增大，皮肤充血、红肿、发热，犹如急性炎症。检查时整个乳房肿大发硬，但无明显局限性肿块。炎性乳腺癌转移早而广，病程进展极为迅速，对侧乳房常被侵及，预后极差。

2. 乳头湿疹样癌

初发症状为乳头刺痒、灼痛。以后出现慢性湿疹样改变，包括乳头和乳晕皮肤发红、糜烂、潮湿，可伴有黄褐色鳞屑样痂皮。病变皮肤发硬，边界较清。病变继续发展，乳头可出现内陷和破损。有时在乳晕深部扪及小肿块，此类乳腺癌淋巴转移出现很晚，恶性程度低，预后较好。

五、超声检查

（一）声像图特点

乳腺癌声像图见图 5 - 1。

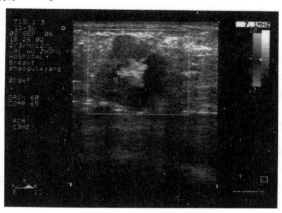

图 5 - 1　乳腺癌声像图

1. 通常乳腺肿块不规则

边缘凹凸不平或有角状突起，有些肿块周边显示出晕带。

2. 内部回声

有的显示较强且不均匀的粗大斑点回声，有的硬癌后部回声明显减弱。若癌肿的内部有坏死液化时，可见到液性暗区。

3. 各种类型乳腺癌的声像图

乳腺癌的声像图，依肿瘤内细胞成分与纤维组织成分所占比率不同而各异，较具代表性的有以下几种类型。

（1）乳头状导管癌：癌肿累及导管范围很广，呈多中心性散在分布。声像图表现为边界不整的低回声区，有蟹足样浸润，后壁常呈衰减暗区。

（2）髓样癌：体积一般较大，直径可达6 cm，呈圆球形，界限较清楚，内部为中等回声。因肿瘤细胞数多，易发生坏死，中央区可出现不规则无回声区。一般无后方回声衰减。

（3）硬癌：硬癌细胞少，大多数为纤维组织，集合成索状或片状，肿块质地坚硬，边界凹凸不平，境界不清。后部回声明显衰减呈暗区为其特点。

（4）炎性乳腺癌：系广泛皮肤及皮下淋巴管癌性病变，常于产后发生，似慢性炎症。声像图显示乳房的皮肤及皮下组织层增厚，回声增强，乳腺内结构紊乱。腋窝及锁骨下淋巴结易探及肿大。

（二）彩色多普勒血流成像

CDFI 显示肿块周边及内部血流丰富，癌组织内血管走行弯曲，血流速度较快。

（三）鉴别诊断

乳腺良性肿瘤各病理类型的超声图像特征性强，结合临床多数可以做出病理类型诊断。恶性肿瘤各病理类型间的声像图特异性较低，难以进一步做出病理类型诊断，但这并不影响临床治疗，因为临床上对乳腺恶性肿瘤的处理常规行根治术加淋巴结清扫。

乳腺癌超声诊断的优点是：检查简便、无痛苦、无放射性；对年轻妇女，特别对妊娠、哺乳期妇女更为合适。超声可分辨出 2~3 mm 的囊肿，5 mm 的实性肿物。超声检查可以显示乳腺内部的细微结构及与病变的关系。对于肥胖患者乳腺扪诊不清者，超声检查不受限制。其缺点是：对于 <5 mm 的肿物可能遗漏；超声检查要求操作者具有一定的经验，操作应熟练，才能发现早期或微小的乳腺癌。

（李欣欣）

第六章 胸部疾病

第一节　胸部解剖

胸部主要包括胸壁、心脏、联结心脏的大血管、肺和纵隔。

一、胸壁

（一）浅层结构

1. 皮肤

胸部的各部皮肤厚度不同，胸前部较背部薄，两侧部、胸骨处、锁骨下窝及乳头区皮肤最薄。近十几年来国内外学者通过缝接血管进行游离皮瓣移植，胸部皮肤常将胸三角皮瓣作为供应部位，取皮的区域为胸廓内动脉和同名静脉的第 2 穿支所分布的皮瓣内。穿支从第 2 肋间隙靠近胸骨外缘 1～2 cm 处穿出后走向肩峰处，皮瓣的范围从胸骨旁线第 2 肋间至肩峰做一连线，大致为血管走行方向，以此作为纵轴。皮瓣的上界为锁骨，下界为腋窝前皱襞的顶端与第 3 肋的连线，外侧界为肩峰，内侧界为胸骨旁线。该皮瓣的血管较细、脆，平均口径为 0.7 mm，易于损伤，操作时应注意。

2. 浅筋膜

浅筋膜是皮下一层蜂窝组织，包括脂肪组织、血管、神经和淋巴管。各部位的浅筋膜厚度不同，这与个体发育、营养状况、性别和年龄有关。胸前外侧区的脂肪组织呈蜂窝状，且较厚，胸骨前面较薄，正中线处几乎无脂肪组织。

3. 动脉

肋间动脉的前穿支和胸廓内动脉的穿支，在胸骨旁线处穿出深筋膜，分布于胸前区的浅筋膜和皮肤。在女性胸廓内动脉的第 2、第 3 穿支和第 3、第 7 肋间动脉的穿支还分布至乳房。在腋中线处有肋间动脉的外侧皮支穿出深筋膜后，分布于胸侧壁的浅筋膜和皮肤。在锁骨下方有胸肩峰动脉的末支，穿出深筋膜分布于浅筋膜和皮肤。

4. 静脉

浅层结构内的静脉形成静脉网，并伴随上述动脉回流。浅静脉中较大的是胸腹壁静脉，它起于脐周围的静脉网，沿胸侧壁上行，经胸外侧静脉回流至腋静脉。当门静脉高压时，胸腹壁静脉也参与门、腔静脉的侧支循环。在锁骨下窝处，即胸大肌锁骨部与三角肌之间的间隙内（实际是胸大肌三角肌间沟），有来自上肢的头静脉，穿深筋膜汇入腋静脉。

5. 神经

胸前外侧部的皮肤由第 2 至第 7 肋间神经的皮支分布，但在胸骨柄和锁骨下窝处由锁骨上神经的末支分布，胸部皮神经的节段性比较明显，但也有重叠性，在一个肋间隙内除有该肋间神经分布外，上下邻位的肋间神经也分布至该肋间隙。因此当一条肋间神经损伤时，往往不易查出感觉的丧失。仅在相应分布区内出现感觉减退，肋间神经一般以下述标志定神经的节段分布：胸骨角平第 2 肋间神经乳头相当于第 4 肋间神经，剑突相当于第 6 肋间神经，肋弓平面相当于第 8 肋间神经。

（二）深层结构

1. 深筋膜

胸部深筋膜和全身其他部分一样，由结缔组织构成，位于皮下组织深面，覆盖在胸肌和胸上肢肌及胸背部肌的表面，并伸入到各肌肉内形成每块肌肉的鞘。向外与腋筋膜相续。胸廓的深筋膜在胸大、小肌处可分为浅深两层。

（1）浅层：浅层覆盖胸大肌的表面，向上附着于锁骨，向下移行于腹部深筋膜，向内侧覆盖胸骨表面并与对侧相连。

（2）深层：深层位于胸大肌深面，在锁骨下方分两层包绕锁骨下肌。在胸小肌上缘处分两层由前后包绕胸小肌，在胸小肌缘处与胸大肌表面的深筋膜浅层相汇合，向下至腋窝与腋筋膜相续，位于喙突，锁骨及胸小肌上缘之间的筋膜也称锁胸筋膜。胸肩峰动脉的胸膜支和胸前神经的分支穿出该筋膜至胸大肌内。头静脉和淋巴管穿过该筋膜分别注入腋静脉和腋淋巴结群。手术切开锁胸筋膜时，须保护以上结构和胸前神经，否则会引起胸大肌瘫痪以及上肢水肿等症状。

2. 肌层

覆盖在胸前外侧壁的肌肉有胸大肌、胸小肌和锁骨下肌，在胸的前下部有腹肌覆盖。在胸侧壁有前锯肌和腹外斜肌。背部有斜方肌、背阔肌和大菱形肌、小菱形肌。在开胸时必须熟悉肌肉的层次和作用。目前显微外科常以胸大肌、背阔肌作为游离肌肉移植的供肌，有关两肌的显微解剖简述如下。

（1）胸大肌：胸大肌阔而厚，似三角形。起点可分为三部分：上份为锁骨部，起于锁骨内侧半的前面，与三角肌相邻处形成三角胸大肌间沟；中份为胸肋部，起于胸骨前面以及 1~6 肋软骨的前面；下份为腹部，起于腹直肌鞘前层和腹外斜肌腱膜。上份纤维斜向下外，中份纤维平行，下份纤维斜向上外。由于纤维方向不同，所形成的扁腱成双层。锁骨部和胸肋部上份的纤维组成肌腱的扁腱前层，止于大结节嵴的前方，胸肋部下份和腹部起始的肌纤维组成扁腱后层，止于大结节嵴后方。胸大肌的血液供应有许多来源，主要是胸肩峰动脉的胸肌支（胸前动脉）。该支穿出锁胸筋膜，在胸大肌的上缘附近进入该肌。另外，有胸外侧动脉、肋间动脉的前穿支和外侧支，也有分支至胸大肌。支配胸大肌的神经发自臂丛外侧束的胸前外侧神经，分布于胸大肌的上半部，发自胸前内侧神经分布于胸大肌的下半部。胸大肌锁骨部和胸肋部之间往往由于肌肉起始部位不同而有一裂隙，一直可延伸到肌肉的止点处，而两部各有单独分开的血管神经分布。由于以上特点，临床可选择部分胸大肌作为供肌，而不至于造成血液供应、神经支配和功能方面的影响。胸大肌的锁骨部长 10 cm，胸肋部长 18 cm，腹部长 28 cm，整个肌宽约 22 cm，厚 1.5 cm。左侧有两组血管神经束分布，一组是来自胸肩峰动脉的胸前动脉和胸前外侧神经，动脉位于胸小肌上缘，自外上行向内下。入肌点的投影：自肩峰斜向下内 10 cm、12 cm，距锁骨下 2 cm 处。动脉的外径为 2.5 mm，伴行的胸前外侧神经有 3 条，外径分别为 0.7 mm、0.8 mm 和 1 mm。另一组胸外侧动脉从胸小肌外侧缘穿出，向内下走行，距肩峰约 9 cm 入肌。动脉外径为 0.8 mm，静脉外径 1 mm。伴行的神经外径 0.8 mm。右侧仅有一组血管神经，自上而下走行。其投影点距肩峰 9 cm 斜向下内，距胸锁关节 7 cm，动脉外径 2 mm，静脉外径 2 mm，神经的外径 1.1 mm。

（2）背阔肌：背阔肌是背部浅层肌，大部分的肌性部分位于胸廓的外侧壁，该肌应腱膜起于下 6 个胸椎棘突、全部腰椎及骶骨的正中嵴、棘上韧带、髂嵴外唇后 1/3 和下 4 肋的外面。上份纤维平行，中份纤维斜向上，下份纤维直向上，经过肩胛下角时，有纤维从该角发起，继而绕大圆肌下缘，扭转成短方腱，止于肱骨小结节嵴，背阔肌的血液供应来自肩胛下动脉和颈横动脉，在肩胛骨的内缘至肩胛骨下角，再分支至背阔肌。该肌的神经来自臂丛的胸背神经。根据国人的调查材料，背阔肌长 38 cm，宽 20 cm，厚 0.8 cm，肩胛下动脉和胸背神经自上内走向下外，距肩峰约 13 cm 处进入该肌，动脉外径 1.5 mm，静脉外径 1 mm，神经外径 1.5 mm。

3. 肋间隙

肋间隙是胸壁的固有结构，12 对肋构成 11 对肋间隙，其间充以软组织，保护胸部内脏器官。当胸廓前、后受压时可出现骨折端向外的肋骨骨折。如受直接暴力时，可出现骨折端向内的骨折。骨折端向内有刺破胸膜和肺的危险，造成血胸或张力性气胸等。肋间隙的长度以第 4 至第 6 肋间隙最长，上部近于水平，下部斜向下内。其宽度有所不同，上部较下部宽，前部较后部宽，由于姿势的改变也可有差异，肋间隙有肋间肌、肋间血管和肋间神经。

1）肋间肌

（1）肋间外肌：该肌从后方的肌结节向前达肋与肋软骨交界处，再向前移行为腱膜，此腱膜称肋间外膜，直达胸骨侧缘。该肌起于上位肋的下缘，止于下位肋的上缘，纤维方向斜向前下方、肋间外肌的作用是提肋助吸气。肋骨切除剥离骨膜时，应熟悉肋间外肌的纤维方向，剥离肋骨上缘骨膜时，骨膜剥离器应循肌纤维方向由后向前剥离，剥离肋下缘骨膜时必须沿肋骨向前向后，否则会感到困难，且易损伤肌纤维和肋间血管、肋间神经。

（2）肋间内肌：肋间内肌位于肋间外肌深面，较薄，自胸骨侧缘向后达肋角。自肋角向后则成一层膜状韧带称肋间内韧带。该肌起于下位肋的上缘，止于上位肋的下缘。肌纤维方向斜向后上方，与肋间外肌的纤维方向相交叉。在肋的中始处肋间内肌又分出一层，它越过上一肋的肋沟，止于肋骨的内面。此层菲薄或不成层，纤维方向与肋间内肌同，此层又称肋间最内肌。此两部分肌纤维收缩均可降肋助呼气。肋间神经、肋间血管通行于肋间内肌两层之间。肋间内肌内层因不是完整的一层，所以胸膜炎时可波及肋间神经，往往会出现肋间神经痛的症状。

（3）胸横肌：胸横肌与腹横肌、肋间最内肌属同一层次，位于胸骨体、剑突和肋软骨的后面，肌纤维呈扇形散开，止于第 3 至第 6 肋软骨的内面和下缘，上部肌束斜向上外方，下部肌束横行。由肋间神经支配。肌收缩可降肋助呼气。

2）肋间神经

胸神经的前支走行于肋间隙内，又称肋间神经，穿出椎间孔后行于胸膜和后肋间隙之间，至肋角处进入肋沟，行于肋间内肌和肋间最内肌之间，达腋中线处分出外侧皮支，本支继续前行，末支在距胸骨缘约 1 cm 处穿过肋间内肌和肋间外韧带，成为前皮支，分布于正中线附近的皮肤，下 5 对肋间神经除分布于胸部外，其末支还分布于腹前壁的肌肉和皮肤，第 12 对胸神经的前支走行于第 12 肋的下方，故又称肋下神经。

3）肋间血管

除第 1、第 2 肋间动脉发自最上肋间动脉外（锁骨下动脉肋颈干的分支），其余 9 对肋间动脉和 1 对肋下动脉均发自胸主动脉，右侧者较长，横过胸椎的前方；食管、胸导管、奇静脉、右肺及胸膜等的后方。左侧较短，经左肺及胸膜的后方。该动脉在肋角处入肋间内肌和肋间最内肌两层之间，紧贴肋沟前行。其排列关系自上而下为静脉、动脉和神经。在肋角以前为肋沟所保护。肋骨骨折时易伤及肋间血管。而肋间神经一直沿肋骨下缘前行，故行肋间神经封闭时，应在肋骨下缘注射。如在肋角与胸椎之间做胸腔穿刺或做肋间切口时，容易损伤血管神经。因为肋角内侧肋沟消失，肋间血管和神经位于肋间隙的中间。肋间动脉在近肋角处常分出一副支，沿下位肋的上缘向前行。主干沿肋沟向前，至肋间隙前部与胸廓内动脉的肋间支吻合，在每个肋间隙内均形成一个动脉环。

根据血管神经束的位置，在胸腔穿刺时，如在肋角的后方，应选择在下位肋的上缘进行，以免损伤肋间血管神经；在肋间隙前部穿刺，应在上、下肋之间刺入，临床上常在肩胛线第 8~9 肋间隙进行。由于第 2、第 3 肋间隙较宽，胸廓内动脉出血时，多在此间隙进行结扎，另外食管癌结肠代食管手术，可考虑胸廓内动脉与肠血管吻合。肋间静脉与动脉伴行，向前注入胸廓内静脉，向后注入奇静脉和半奇静脉。内筋膜位于胸廓内面，是胸壁构造的最内层，它与胸膜壁层（肋胸膜）间有一疏松的结缔组织，因此以上两层很易分离，胸内筋膜在不同部位厚薄不一，紧贴胸骨，肋软骨后面和肋骨内面的部分比较发达。脊椎两侧比较薄弱，胸内筋膜向下覆盖膈穹隆的上面，与颈部的筋膜一起参加胸膜顶的固定。

二、应用解剖

（一）膈

膈呈穹隆状，界于胸、腹腔之间。膈的周围为肌性纤维，分为三个部分，胸骨部起于胸骨剑突的后面；肋部起于下 6 对肋和肋软骨内面；腰部以膈肌左、右脚起于上 2~3 个腰椎两侧及腰大肌上端的内侧弓状韧带和腰方肌上端的外侧弓状韧带。三部的肌纤维向中央集中止于中心腱。膈穹隆又分为左、右拱顶，二者之间有凹陷。心脏及心包位于凹陷之上。在膈的腰部和肋部之间，有腰肋三角，三角底在 12 肋上缘，尖向上。三角区内仅有膈筋膜和膈胸膜，与肾的后面相邻。膈的胸骨部与肋部之间有胸肋三角，三角内有腹壁上血管通过。在胸骨的后方还可有由于膈的胸骨部发育不全而形成的正中三角。所有三角裂隙在不同的情况下，均可发生膈疝。

膈有 3 个裂孔：

1. 主动脉裂孔

主动脉裂孔位于第12胸椎体的左前方，由膈肌左、右脚的内侧腱性缘互相汇合形成正中弓状韧带，而为孔的上缘，孔内有主动脉及其右后方的胸导管通过。

2. 腔静脉裂孔

腔静脉裂孔位于膈肌腱的右份，平第8胸椎，有下腔静脉及右膈神经通过。

3. 食管裂孔

食管裂孔平第10胸椎，有食管和迷走神经前、后干及胃左动、静脉的食管通过。

（二）食管裂孔区

膈的食管裂孔区非常重要，食管裂孔缘的肌肉及筋膜层常有变异，与食管裂孔疝有着密切的关系。任何手术操作及病理改变，若破坏了裂孔壁的完整性，则食物及液体自食管进入胃脏的功能，就会遭到破坏与干扰，所以了解此裂孔的解剖变异，对外科手术是非常重要的，仔细检查标本可以见到，膈肌右脚的肌纤维分为浅（前）、深（后）两分，浅分形成裂孔的右缘，深伤形成裂孔的左缘。有时左脚纤维分开，而分至左、右两缘。另外，也可见到左脚的肌束绕至裂孔的右缘。

（三）膈的胸面及腹面

膈的上、下面与胸、腹内脏器有一定的毗邻关系，胸面为胸腔的底，接触膈胸膜及心包，与前、后纵隔的组织及左、右肺胸膜有一定解剖关系，膈与胸壁之间有很重要的肋膈窦。吸气时，窦内充以肺的薄缘，而呼气时胸膜并不深达窦的最深部位，所以有时胸下分的穿入伤可以穿入腹腔而不伤肺及胸膜。膈下脓肿、肝脓肿，可致窦的胸膜面彼此粘连，所以这种脓肿，从解剖方面加以考虑，可以经胸下分做引流而不进入腹腔。膈的腹面，除直接附着于肝的后上面，以及在胰、十二指肠及肾平面外，皆被腹膜所覆盖，自右至左，与肝的上突面、胃底、脾的外侧面及结肠左曲相邻。

（四）膈的血管

左、右侧各有一支膈下动脉，起于主动脉或腹腔动脉，膈下动脉在膈脚前面上升，发支至肾上腺、肾及肾囊以及本侧膈脚；有时亦发出一支至食管，近膈拱顶时常分为两支——后支较小，行向外侧至膈的肋及腰肋起始处，而与下肋间动脉吻合；前支较大，行向前上至中心腱的边缘与心包膈动脉吻合，静脉常伴动脉走行。在右侧，膈静脉于腔静脉孔的后外缘与腔静脉吻合；在左侧有相当大的一条静脉，不与动脉伴行，横过膈的中线至下腔静脉，此条静脉很细小，有静脉与动脉伴行，至膈肌左脚处则进入左肾上腺静脉。

（五）淋巴及神经

胸膜的淋巴穿过膈而与腹膜的淋巴相吻合，这可能说明胸膜腔及腹膜腔的相互交叉感染。淋巴液究竟向哪个方向流动，至今尚难肯定。从临床观察看，像是向头端流动。胸膜腔脓肿患者很多，但扩散至膈下者却很少；但膈下脓肿常并发胸膜下气肿。膈的运动及感觉神经来自颈丛。左、右膈神经（源自颈 3～5），经胸下降，在心包及纵隔胸膜的表面及肺门之前下降达膈肌而分布在膈的上面，分为末支进入膈肌。

（六）胸膜

胸膜是一层薄的浆膜，有互相移行的内外两层，内层包绕在肺的表面称脏胸膜；外层贴于胸壁的内面、膈的上面和纵隔的两侧，称壁胸膜。壁胸膜由于衬贴部位的不同可分为肋胸膜、膈胸膜和纵隔胸膜。壁胸膜在第 1 肋以上及锁骨内侧上方的部分称胸膜顶。胸膜顶的后部比较固定，有自第 6、第 7 颈椎横突下降至胸膜顶的横突胸膜韧带；自第 1 肋后端至胸膜顶的肋胸膜韧带及自第 1 胸椎体前面至胸膜顶上内方的椎骨胸膜韧带。以上三种韧带在胸膜顶汇聚增厚并覆盖胸膜顶，称胸膜上膜。

1. 肋膈窦

肋膈窦为肋胸膜和膈胸膜相互返折而成的间隙，吸气时肺的下缘所不能到达的部分。由剑突起沿肋弓的方向向两侧延伸，并逐渐加深，绕至脊椎两侧，最深处相当于两个肋骨间的宽度，肋膈窦的位置后方最低，胸膜腔内积液常蓄聚于此，胸膜所发生的粘连也多在此处。

2. 肋纵隔窦

肋纵隔窦为肋胸膜从前面向后反折成纵隔胸膜所形成的窦，右侧肋纵隔窦可被所在肺充满，间隙很小；左侧较显著，位于胸骨左侧第 4、5 肋间隙的后方，以及心包的前面。胸膜反折的体表投影：肋胸膜在胸骨后方折向后移行为纵隔胸膜，在近肋弓处反折为膈胸膜，在脊椎前方折向前，移行为纵隔胸膜，以上各部间的转折处称胸膜的反折线，其体表投影以两个界线划定。

（1）前界：两侧均起于锁骨内侧始的上方 2～3 cm 处，向下经胸锁关节后方，斜面至第 2 胸肋关节的水平向中线靠拢，并垂直下降，右侧达第 6 胸肋关节，移行于下界；左侧至第 4 胸肋关节转向外下方，距胸骨侧缘 2.5 cm 处下行，达左侧第 6 肋软骨中点移行于下界，左、右两侧胸膜的前界上、下端之间各留有间隙，上方的间隙位于胸骨柄后方胸膜间区；下方的间隙位于胸骨左缘和第 4、第 5 肋间隙前端的后方，称下胸膜间区（又叫心包区），此处心包直接与胸前壁相贴。临床可在此进行心包穿刺。

（2）下界：右侧起自第 6 胸肋关节的后方，左侧起自第 6 肋软骨中点的后方，两侧均转向外下方，在锁骨线与第 8 肋相交，在腋中线与第 10 肋相交，由此向后几乎水平向内，达第 12 胸椎棘突。

（七）纵隔

纵隔前至胸骨，后达脊柱，上为胸廓上口，下为膈肌。以气管及气管分杈的前面为界，可将纵隔分为前后两部，前纵隔又以胸骨角水平为界，分为上、下两部，上部包括胸腺以及出入心脏的大血管，下部则为心包及心脏。后纵隔内纵行排列的有气管、支气管、食管、主动脉、胸导管、奇静脉、迷走神经、交感干等，淋巴结分别位于前、后纵隔内。纵隔的间隙中，充满疏松的结缔组织，向上与颈部筋膜间隙相通。

1. 左侧面观

纵隔左侧中部有左肺根，肺根前下方为心包形成之隆凸，跨越肺根上方的有主动脉弓，并向左、向后下延为胸主动脉。心包下半部与胸主动脉间可见食管。膈神经及心包膈动、静脉于主动脉弓侧面经肺根之前，沿心包侧面下行至膈，左迷走神经在主动脉弓的侧向下行经肺根的后方。

2. 右侧面观

纵隔右侧面中部有右肺根；肺根之前下有心包形成较左侧为小的隆凸；沿心包隆凸向上，可见上腔静脉的纵行隆起；自膈向上至心包隆凸之后下，可见下腔静脉胸段的短的隆起。向上腔静脉、心包及下腔静脉的右侧，肺根的前方，可见右膈神经及伴行的心包膈动、静脉。肺根的后方有自下而上围绕肺根并注入上腔静脉的奇静脉。心包及肺根后方有食管。气管位于食管与上腔静脉之间。

3. 前纵隔上部

位于前纵隔上部的器官、血管，由前向后排列有胸腺和出入心脏的大血管，如无名静脉和上腔静脉、主动脉弓及其分支，左、右膈神经及左迷走神经位于前纵隔两侧。胸腺由左右两叶组成，各叶大小变化很大，青春期以后逐渐退化萎缩。胸腺肿大时可压迫深面的无名静脉、气管及其他邻近器官。左无名静脉在胸骨柄上半的后方，横过主动脉弓上缘，斜向右下，在右侧第 1 肋软骨下缘与右无名静脉吻合，形成上腔静脉，上腔静脉位于主动脉弓右侧，垂直下行，在平胸骨角处进入心包，在上腔静脉进入心包处，有奇静脉弓跨过右肺根的上方，以后则汇入上腔静脉。主动脉弓的上缘正对胸骨柄中心或其上方。自主动脉弓发出头臂干、左颈总及左锁骨下动脉。主动脉弓下缘与肺动脉分叉处之间，有动脉韧带。右膈神经在上腔静脉的右侧下行，左膈神经经过左无名静脉的后方，向下再经过主动脉弓及肺动脉的前方下行。左迷走神经沿左颈总动脉根部左侧向下，经主动脉弓前方，在过主动脉弓下缘时，发出左喉返神经，绕主动脉弓下方，再从其后方上升，右迷走神经（为后纵隔器官）位置较深，位于上腔静脉深面，沿气管右侧下行。

4. 前纵隔下部

位于前纵隔下部的器官，主要是心脏及心包，心脏位于前纵隔下部，相当于胸骨下部及左侧第 3~6 肋软骨的后方，心脏前面只有相当于下胸膜间区的一小部分，直接与胸壁相贴，其余部分则被胸膜及肺的前缘遮盖。心脏后面贴近食管及胸主动脉。下面贴近膈，心尖的位置相当于左侧第 5 肋间，锁骨中线内 1~2 cm。升主动脉长约 5 cm，在胸骨右缘第 3 胸肋关节处起自左心室基底部，在胸骨柄的后方延续为主动脉弓。肺动脉长约 5 cm，和升主动脉共同包于心包腔内，在主动脉弓下方分为左右肺动脉。下腔静脉平第 8~9 胸椎椎间盘处，穿过膈腔静脉孔及心包，长约 2 cm，开口于右心房的后下部。心包为一包裹心脏及其大血管近端的闭合性纤维浆膜囊，外为纤维层，上附于大血管的根部，下附于膈的中心腱。内层为浆膜层，为一完整的浆膜囊，紧贴于心包纤维层，内面的叫壁层，贴于心表面的叫脏层，脏层即心外膜。心包脏层与壁层之间有潜在的心包腔，在心脏后方，心包包绕上、下腔静脉及肺静脉，在心脏上方包绕主动脉及肺动脉，在这两者之间形成横窦，在左房后方，两侧肺静脉根部之间，形成开口向下的腔隙，称为斜窦。

5. 后纵隔

在后纵隔内，纵行排列的器官有胸主动脉、食管、奇静脉、胸导管。食管的左后有胸主动脉，迷走神经在纵隔下分与食管伴行，位于最后方紧贴脊柱前面和两侧的有胸导管、奇静脉、半奇静脉和交感干。食管位于气管的后方，在第 4 与第 5 胸椎之间与左支气管交叉，经左支气管后方稍偏向右，在胸主动脉的右侧下降。穿膈前又行于中线左侧、胸主动脉的左前方。食管下段的右后方有胸导管，并与右侧纵隔胸膜紧密相贴。胸主动脉从第 4 胸椎左下方沿脊椎下行，起始时稍偏向脊椎左侧，位于食管的左后方，下段渐斜向中线，在第 8～9 胸椎处，经过食管的后方并与之交叉，胸主动脉的左前方有纵隔胸膜遮盖，右侧有胸导管及奇静脉。右迷走神经进入胸腔后，在上腔静脉的后方，下行经过右肺根的后方到食管，形成食管丛，至食管下段时又形成后干，左迷走神经下行经主动脉弓左前方发出喉返神经。主干经主动脉弓和肺动脉左支之间，再经肺根的后方到达食管，并形成前干。胸导管经主动脉裂孔上行入胸腔位于脊椎右前方，居奇静脉与胸主动脉之间，约于第 4 胸椎平面，在主动脉后方越过脊椎左前方继续上行，沿左锁骨下动脉内侧到颈部。奇静脉及半奇静脉分别位于脊椎的右前方及左前方，合成一体后，绕过食管后方及右肺根背侧注入上腔静脉。交感干分别位于胸椎两侧和奇静脉、半奇静脉的外侧。交感干的背外侧为肋骨小头及肋间血管。

（张燕）

第二节　检查方法

肺、胸、纵隔病变受到骨骼、肺气体的干扰，有时检出困难；超声检查需要高度重视扫查方法，有助于病变清晰显示，提高诊断率。

一、常规超声检查

（一）检查前的准备

患者一般不需要做特殊准备，探查前可参考患者 X 线胸片显示的病变大致所在位置，以便确定重点探查部位。

（二）仪器条件

胸膜腔和纵隔前有胸肋骨遮盖，两侧有含气肺组织，透声窗小，超声诊断仪以凸阵弧形和扇形探头为宜，频率常用 2.5～3.5 MHz，观察胸壁、胸膜表浅病变可用 5～7.5 MHz高频探头，对后纵隔病变也可选用食管内探头。

（三）扫查方法

（1）根据 CT 或 X 线胸片的提示，选择重点扫查范围。

（2）根据病变的位置选择适宜的探头。胸壁、胸膜及肺外周小病变用 5～7.5 MHz 的线阵式探头；肺周及实变肺内病变、纵隔病变宜选用 3.5 MHz 的凸阵探头；超声窗窄小或中心型病变选用 3～4 MHz 小凸阵探头。

（3）通过各个肋间扫查以及从锁骨上、胸骨上、剑突下、双肋缘肝脾声窗显示病变。

（4）肋间扫查需重视手法，沿肋间滑行及侧动探头改变方向扫查，宜充分利用呼气、吸气状态观察，有助于小病灶的显示。

二、特殊超声检查技术

胸腔少量积液和较表浅的肿瘤可应用超声穿刺探头引导下进行探查、穿刺和活检。

（张燕）

第三节　正常超声表现

胸壁正常超声显示为皮肤呈强回声光带，厚约 2 mm。皮下组织为低回声，胸壁肌肉为中等实质回声，内可见线、点状略强回声。肋骨横断面呈弧形强回声带，后有影。

正常胸膜腔仅有少量液体，超声无法显示，壁层与脏层胸膜相贴很近，超声显示在胸壁与肺组织间的界面为强回声，呈光整的粗线状。

肺组织因含气体，超声束在其表面呈全反射而呈现一系列等距离逐渐减弱的多条平行强回声光带，可随呼吸移动。紧贴肺表面的脏层胸膜呈光整的粗线状回声带，也同步移动，肺组织内结构不能显示。

纵隔内呈现心脏大血管等典型声像图。

幼儿在胸骨后前上纵隔处可见左右两叶的胸腺组织呈扁平锥形实质性均匀低回声改变。有包膜回声，边界清楚完整。

（张燕）

第四节　胸壁肿瘤

一、病因、病理

胸壁肿瘤包括胸骨、肋骨、肋软骨及软组织所发生的肿瘤。80%以上为骨性胸壁肿瘤。原发性软组织肿瘤较少见，大部分为良性，常见的有脂肪瘤、血管瘤、纤维瘤、神经鞘瘤和淋巴管瘤等，其中最多见的为脂肪瘤。软组织恶性肿瘤多为肉瘤。原发性胸壁骨肿瘤多为恶性，以软骨肉瘤最多见，其次为骨肉瘤、尤因肉瘤及骨髓瘤等。转移性肿瘤比原发性肿瘤多见。良性骨肿瘤和瘤样病变有软骨瘤、骨瘤、纤维异样增殖症等。

二、超声检查

（一）声像图特征

（1）胸壁表浅处出现肿瘤回声区。
（2）肿瘤内部呈实质性均质或非均质性低回声，其内无气体强回声。
（3）形态多规则，较大时可突向后方的胸腔，与胸壁夹角呈钝角。
（4）肿瘤本身不随呼吸运动，其后方可见被压的胸膜粗光带回声和肺组织强回声（可随呼吸运动）。

（二）鉴别诊断

1. 肺肿瘤浸润胸壁
胸膜带状回声在肿瘤处增厚、不平整及中断，常伴少量胸腔积液。大多数肿瘤与胸壁呈锐角，而胸壁肿瘤内突与胸壁的夹角为钝角。

2. 胸壁结核
见本章第五节。
高分辨力超声显像能清楚显示胸壁肿瘤的大小、数目及其与胸膜、肋骨等的关系，对胸壁肿瘤的诊断与鉴别诊断有很大帮助。

（张燕）

第五节　胸壁结核

胸壁结核为青壮年常见的胸壁疾病，以形成寒性脓肿所致的胸壁肿块、外破成瘘孔、侵及肋骨及胸骨使骨质破坏为主要病理特征。

一、病因、病理

胸壁结核多数来源于肺、胸膜结核及淋巴结核，侵入胸壁的主要途径有：

（一）淋巴途径

淋巴途径最常见。肺结核患者常并有胸骨旁或肋间淋巴结结核。结核分枝杆菌（简称结核菌）从肺或胸膜的原发病灶经淋巴管侵入胸骨旁或肋间淋巴结，然后结核菌再穿破淋巴结侵入胸壁组织。

（二）直接扩展

结核病灶可以从肺或胸膜直接扩展侵入胸壁各种组织。此外，肺结核和胸膜结核施行外科手术治疗时，如结核病灶破裂，胸壁组织受到污染，亦可并发胸壁结核。

（三）血行扩散

血行扩散较少见。结核菌经血液循环进入肋骨或胸骨骨髓腔，先引起结核性骨髓炎，然后骨骼的皮质受到破坏而穿破，于是结核菌就侵入胸壁的各种软组织。

二、临床表现

胸壁结核全身症状多不明显。若原发结核病灶尚有活动，则可有疲倦、盗汗、低热、虚弱等症状。多数患者除有局部不红、不热、无痛的脓肿外，几乎没有症状，故称为寒性脓肿。若脓肿穿破皮肤，常排出水样混浊脓液，无臭，伴有干酪样物质，经久不愈，形成溃疡或窦道，且其边缘往往有悬空现象。若寒性脓肿继发化脓性感染，可出现急性炎症症状。

三、超声检查

（一）声像图特征

（1）病灶位于胸壁内，胸壁正常结构破坏，病理变化不同，声像图表现不一。

（2）病灶多呈弱回声，形态不同，局限性结核呈结节状，回声较均匀；较大病灶呈不规则形，回声不均。

（3）固边回声增强、增厚。

（4）合并干酪样坏死可见病灶内有液化区，常可见钙化强回声及声影；形成较大的脓肿可见不规则脓腔，内膜面粗糙，不平整。

（6）胸骨旁常可见肿大淋巴结。

（7）可合并脓胸或肺部病灶。

（二）彩色多普勒血流成像

CDFI 显示局部血供丰富，以动脉血流为主，多呈高流速。

（三）鉴别诊断

1. 肋骨（胸骨）肿瘤

肋骨（胸骨）肿瘤先发生骨质破坏，多呈实质性低回声肿块，多无软组织改变。

2. 胸壁软组织肿瘤

胸壁软组织肿瘤多为实性肿块回声，无骨质破坏，多突向肺内。恶性肿瘤可累及骨质，但多发生在晚期，结合临床不难区分。

超声显像结合临床多可提示诊断胸壁结核，并可判断结核病变有无累及周围组织，如肋骨、胸腔及肺等。

（张燕）

第六节　胸腔积液

胸膜腔是位于肺和胸壁之间的一个潜在的腔隙。在正常情况下脏层胸膜和壁层胸膜表面上有一层很薄的液体，在呼吸运动时起润滑作用。胸膜腔和其中的液体并非处于静止状态，在每一次呼吸周期中胸膜腔的形状和压力均有很大变化，使胸膜腔内液体持续滤出和吸收并处于动态平衡。任何因素使胸膜腔内液体形成过快或吸收过缓，即可产生胸腔积液。

一、病因

（1）感染：以结核性胸膜炎、化脓性感染多见。

（2）胸膜肿瘤引起血性胸腔积液。

（3）创伤可引起血胸或血气胸。

（4）右心衰竭、肾脏疾病、低蛋白血症等引起的胸腔漏出液。

（5）膈下脓肿、肝脓肿等引起的反应性胸腔积液。

二、临床表现

年龄、病史、症状及体征对诊断均有参考价值。结核性胸膜炎多见于青年人，常有发热；中年以上患者应警惕由肺癌所致的胸膜转移。炎性积液多为渗出性，常伴有胸痛及发热。由心力衰竭（简称心衰）所致的胸腔积液为漏出液。肝脓肿所伴右侧胸腔积液可为反应性胸膜炎，亦可为脓胸。积液量少于 0.3 L 时症状多不明显；若超过 0.5 L，患者渐感胸闷。局部叩诊浊音，呼吸音减低。积液量增多后，两层胸膜隔开，不再随呼吸摩擦，胸痛亦渐缓解，但呼吸困难亦渐加剧；大量积液时纵隔脏器受压，心悸及呼吸困难更加明显。

三、超声检查

（一）声像图特征

1. 游离性胸腔积液

肋间扫查时，在肝脏、膈肌与肺脏强回声之间见条、带状无回声，将脏、壁胸膜表面分隔开，积液量较大时纵切呈上窄下宽的三角形，横切则呈片状无回声区，随探头向下移动而液量渐多，呼吸时其范围和形态可略有改变；大量胸腔积液时，整个胸腔均呈大片无回声区，膈肌回声可向下移位，心脏回声亦可向健侧移位，于剑突下及肋下探查时，都可显示胸腔内大量无回声区，肋下探查积液处于膈肌上方的肋膈角处，应注意与腹腔积液鉴别。

2. 叶间积液

胸腔积液位于叶间裂，为小范围的局限性积液，声窗较好时可显示口窄、腔宽的片状积液；超声对孤立性少量积液较易漏诊。

3. 包裹性积液

多发生于胸腔侧壁或后壁，肋间切面可见较规则形或椭圆形无回声暗区，局部胸膜显示增厚，液体无流动性表现，局限性小包裹易被误诊为胸壁肿瘤。

4. 脓胸或血性胸腔积液

脓胸常可见透声较差的液性暗区内有细点状回声或斑点状回声；脓液稠厚时，呈密集的强回声斑点或斑块，回声因沉积于深部，改变体位移动不明显，或缓慢浮动，易被误诊为实性的病变。胸腔积液内纤维蛋白结构显示为多条细回声带与胸膜相连，并相互粘连呈分隔状或不规则蜂窝状，在液体中浮动；血性胸腔积液内常可见多数点状回声。慢性脓胸壁层胸膜、膈胸膜、肋膈角明显增厚，肺不张。结合病史、临床症状有助于诊断。

（二）介入性超声

超声定位或超声引导下经皮穿刺，对脓胸、包裹性积液等进行引流，达到诊断和治疗目的。

超声诊断胸腔积液具有简便、准确可靠的优点。少量胸腔积液，少有体征，X 线不易查出，超声显像能检出小的无回声区而明确诊断，尤其对肺下积液的检出尤为重要。

（张燕）

第七节　胸膜间皮瘤

胸膜间皮瘤为胸膜原发性肿瘤，可分为局限型与弥散型两类，前者为良性或恶性，后者为恶性。

一、病因和病理

流行病学调查资料证实其发病与石棉接触有关，2/3 的患者有石棉接触史，有的尸检报告显示石棉工人中恶性胸膜间皮瘤的发生率比普通人群高 300 倍，是否有其他诱发因素目前尚不清楚，有待进一步研究。

胸膜局限性间皮瘤一般为结节状肿物，从脏层胸膜长出，质坚实，大多为良性，少数可为恶性。胸膜弥散性间皮瘤起源于胸膜的间皮细胞，主要特征是呈弥散性的局部扩展，从而使胸膜广泛增厚。少数患者可包裹全肺，亦可累及壁层胸膜。胸膜腔常有渗液，初为浆液性，以后变为血性液体。间皮瘤常转移至局部淋巴结，但很少侵入肺实质中。镜下所见一部分细胞大而呈乳头样或腺泡状排列，另一部分则为梭形细胞。一般两者常混合存在。胸膜间皮瘤恶性者常可侵入胸壁，并转移至纵隔淋巴结以及腹腔器官。

二、临床表现

胸膜间皮瘤起病隐匿，因早期症状没有特异性常常被忽视。有的在常规查体时被发现。有石棉接触史者，平均潜伏期长达 35 年，最短潜伏期为 10 年。

恶性胸膜间皮瘤多发于 50 ~ 70 岁（平均诊断年龄约 60 岁），男性多于女性。临床症状主要为持续性胸痛和呼吸困难。在国内综合报道的 310 例胸膜间皮瘤中，男性 200 例，女性 110 例，中位年龄 44.2 岁（5 ~ 83 岁），较国外报道低。其中，只有 9 例有明确的石棉接触史，说明石棉接触在我国的胸膜间皮瘤患者中只是其中一个发病诱因。

胸膜间皮瘤的胸痛症状通常为非胸膜炎样疼痛，但有时也可为胸膜炎样疼痛。与结核性胸膜炎不同，随着胸腔积液量的增加胸痛不缓解，而是逐渐加重。胸痛多为单侧，常放射到上腹部、肩部和双上肢。胸痛表现为钝性和弥散性，有时也呈神经性。有的胸膜间皮瘤患者以胸痛为首发症状，胸部 X 线片正常，但在以后几个月的随访中出现胸腔积液。也有少数患者最初出现急性胸膜炎样疼痛和少量胸腔积液，在胸腔抽液后很长时间没有积液出现而被认为是良性胸膜炎，直到再次出现积液而被确诊。

呼吸困难也是胸膜间皮瘤的一个常见症状，在早期与胸腔积液有关，在后期主要与胸壁活动受到限制有关。

其他常见症状有发热、盗汗、咳嗽、乏力和消瘦等。有的患者出汗量相当多，咯血则很少见。有的患者可发现胸壁肿块。与其他石棉相关性胸膜疾病相比，胸膜间皮瘤的杵状指发生率高。偶有副癌综合征出现，如间断性低血糖和肥大性骨关节病等。此外，可发生第二肿瘤，在一组 1 517 例胸膜间皮瘤的分析中，32 例有第二肿瘤，包括肺癌、肾细胞癌、直肠癌、胰腺癌和咽部癌。

三、超声检查

（一）声像图特征

1. 胸膜局限性间皮瘤

胸膜局限性间皮瘤的肿瘤与胸壁连接呈圆形或扁平形，有完整包膜回声，内部为较均匀实质性弱回声，有时可见小的囊性变所产生的无回声区和钙化强回声。肿瘤由脏层胸膜向外突起者，肿瘤边缘与胸壁夹角多呈钝角，瘤周的胸膜增厚。当伴有胸腔积液时，肿瘤显示尤为清楚。

2. 胸膜弥散性间皮瘤

胸膜弥散性间皮瘤的胸膜常呈弥散性增厚或不规则结节样增厚，向胸膜腔内突出，其内部为不均匀的低或等回声，严重者甚至可侵犯心包及纵隔处胸膜并穿透膈肌向腹腔内播散；此病大多合并有胸腔积液，积液可为透声欠佳的血性或脓性。

（二）鉴别诊断

胸膜上肿瘤多考虑胸膜间皮瘤，其次是胸膜转移性肿瘤，有时鉴别困难，可在超声引导下穿刺活检，以明确诊断。

超声显像可明确胸膜间质瘤的具体部位、大小、数目及与胸腔积液的关系，并可在超声引导下取活检，有助于及时明确诊断。

（张燕）

第八节　肺脓肿

肺脓肿是由多种病原菌引起的肺部化脓性、坏死性感染性疾病。本病早期为肺组织的感染性炎症，继而坏死、液化、外周有肉芽组织包围，形成脓肿。临床特征为高热、胸痛、咳嗽、咳出大量脓臭痰，X 线显示含气液平的空腔，男性青壮年多见。肺脓肿可分为吸入性、血源性和继发性 3 种类型。自从抗生素广泛应用以来，本病的发病率已有明显降低。

一、病因和发病机制

（一）病因

本病的发生是病原体进入肺内，以及全身和呼吸道局部防御功能降低等综合因素作用的结果。

正常人的鼻腔、口咽部有大量细菌寄殖，唾液中含有大量厌氧菌，齿缝中有很多的厌氧菌存在。肺脓肿的致病菌与口咽部的寄殖菌关系密切，且常为多种细菌混合感染，其中厌氧菌感染为90%以上，占重要地位。常见的厌氧菌为产黑色素类杆菌、核粒梭形杆菌、口腔类杆菌、消化肠球菌、消化链球菌、韦荣球菌、微需氧链球菌等。需氧菌、兼性厌氧菌主要为金黄色葡萄球菌、化脓链球菌、肺炎杆菌、绿脓杆菌等，由于它们毒力强、繁殖快，肺组织容易坏死形成脓肿。此外，β型溶血性流感杆菌、嗜血杆菌、军团杆菌、奴卡菌、支原体、真菌、卡氏肺囊虫等也可引起肺脓肿，但较少见。

（二）发病机制

根据感染途径，肺脓肿可分为吸入性、血源性及继发性肺脓肿三种类型。

1. 吸入性肺脓肿

病原体经口、鼻咽腔吸入为肺脓肿发病的最主要原因。如扁桃体炎、鼻旁窦炎、齿槽溢脓或龋齿等的脓性分泌物，口腔、鼻、咽部手术后的血块，齿垢或呕吐物等，在神志不清、全身麻醉等情况下，经气管被吸入肺内，造成细支气管阻塞，病原菌即可繁殖致病。此外，有一些患者未能发现明显诱因，可能由于受寒、极度疲劳等诱因影响，在深睡时吸入口腔的污染分泌物而发病。

2. 血源性肺脓肿

皮肤的伤口感染、疖、痈或全身某个脏器感染灶，其病原菌进入血流发生脓毒血症，菌栓经血液循环流到肺引起肺内小血管栓塞、发炎和坏死，形成血源性肺脓肿。病变常为多发性，无一定分布，发生于两肺的边缘部。

3. 继发性肺脓肿

继发性肺脓肿多在某些肺部疾病的基础上继发感染所致，常见于支气管肺癌、肺囊肿、支气管扩张、肺结核空洞、肺寄生虫病、肺真菌病、支气管或肺异物、食管癌穿孔。肺部邻近器官化脓性病变或外伤感染、膈下脓肿、肾周围脓肿、脊柱旁脓肿等，穿破至肺引起脓肿。因其各有其特殊的病理基础，与原发性肺脓肿不同，它们有不同的临床特点。大块肺梗死灶因局部有脓毒性栓子，或伴支气管继发感染，常有肺组织广泛破坏，进展迅速而形成脓肿，其病变多发，多位于下叶后段及外侧段，空洞壁较薄，内壁不光滑，常有胸膜渗出表现。

肺脓肿早期有细支气管阻塞，肺组织发炎，小血管栓塞，肺组织化脓、坏死，形成脓肿。脓液在脓腔内积聚引起张力增高，最后破溃到支气管内造成大量脓痰咳出；空气进入脓腔，而出现液平面。合理和充分的治疗，可促进炎症吸收，脓腔缩小而消失；治疗不充分或支气管引流不畅，坏死组织残留在脓腔内，炎症持续存在，则转为慢性肺脓肿。脓腔周围纤维组织增生，脓腔壁增厚，周围细支气管受累、变形或扩张。

二、临床表现

急性肺脓肿起病急骤，常表现为高热（弛张热，体温在 39～40℃），畏寒，甚则寒战、咳嗽，咳黏液痰或黏液脓性痰，可伴气促，胸痛及精神不振、全身乏力、食欲减退等全身毒性症状。感染不能控制，在 1～2 周可突然咳出大量腐臭脓痰（腐臭脓痰多系厌氧菌感染所致），每日可达 500 mL 或伴有不等量咯血，如脓腔引流通畅，全身中毒症状往往可逐渐缓解。如治疗不当则转为慢性肺脓肿，多见不规则发热，咳脓性痰及反复咯血、消瘦、贫血等慢性中毒症状。肺脓肿早期，病变小或位于肺脏深部可无异常体征，待脓肿形成，周围有渗出，叩诊可呈浊音或实音，语颤增强，呼吸音增强，有湿啰音。脓腔较大时，可有空瓮音。血源性肺脓肿体征大多阴性。慢性患者多呈消耗病容，面色苍白、消瘦或水肿。大多数患者有杵状指（趾），少数患者可发生肺性肥大性骨关节病。有的患者，由于炎症反复发作，病灶周围的胸膜产生粘连，在粘连中常有许多扩张的血管，这些血管和胸壁及肺血管沟通，形成侧支循环，即为左向右分流，检查时，体表部位有时可见到表浅的扩张血管，少数患者能听到收缩期或连续性血管杂音，有此种杂音的患者，术中出血量较大，应做充分准备。

三、超声检查

（一）声像图特征

（1）早期可见肺组织局部回声增强、不均，其周边呈较弱的低回声，与脓肿内部和正常肺组织回声强度不同。

（2）进一步发展，脓肿完全液化时，呈类圆形低回声区，周边较厚回声稍强。

（3）如脓肿内坏死物质部分咳出并有少量空气进入时，内部可显示液性暗区，平面上方可见气体强回声，或仅于脓肿内部见粗大的不均匀斑块状强回声。

（4）慢性肺脓肿的病灶呈不均匀实性。

（5）部分于病变部位可见胸膜增厚，肺组织可局限性增大并向表面膨隆。

（二）鉴别诊断

肺脓肿应与肺肿瘤和肺囊肿进行鉴别。

超声引导下经皮穿刺肺脓肿引流，可达到诊断和治疗的双重目的。

（张燕）

第九节 肺 癌

肺癌大多数起源于支气管黏膜上皮，因此也称支气管肺癌。肺癌的发病率和死亡率正在迅速上升，而且是世界性的趋势。据统计，在发达国家和我国大城市中，肺癌的发病率已居男性各种肿瘤的首位。肺癌患者，男女之比为（3~5）:1，但近年来女性肺癌的发病率也明显增加。肺癌发病年龄大多在 40 岁以上。

一、病因和发病机制

肺癌病因十分复杂，迄今尚未完全阐明，一般认为与下列因素有关。

（一）吸烟

纸烟的烟雾中含有一氧化氮、亚硝胺、尼古丁、苯并芘和少量放射性元素钋，动物实验结果已证明上述物质可以致癌。国内外临床研究资料已表明长期吸烟与肺癌的发生有密切关系：越早年开始吸烟、吸烟时间越长、吸烟量越大，肺癌的发病率和死亡率就越高，吸烟者肺癌的发病率较不吸烟者高 10 倍。吸烟者多患鳞癌和未分化大细胞癌，而被动吸烟者较多患腺癌和未分化小细胞癌。近年病理研究发现重度吸烟患者的支气管具有上皮细胞纤毛脱落、鳞状上皮重度不典型增生及细胞核异形变等现象，上述均为癌前病变的表现。戒烟 10 年的人群，其肺癌的发病率明显下降。

（二）大气污染

工业废气内含有许多致癌物质，如煤和石油的燃烧，内燃机的废气中均含有苯并芘，这是城市的主要污染源。大气中苯并芘浓度高的城市，肺癌发病率也高。据调查，城市居民肺癌发病率为农村居民的 2 倍。

（三）职业性致癌因素

如砷、铬、石棉、镍及放射性粉尘等均有致癌作用，长期接触这些物质，可诱发肺癌。

（四）电离辐射

大剂量电离辐射可引起肺癌。除氡和氡子体所产生的 α 射线提高了矿工患肺癌的危险性外，英国有人报道，接受放射线治疗的强直性骨髓炎患者和日本原子弹伤害幸存者中，肺癌的患病率明显提高。

（五）饮食与营养

近年来有关摄取食物中维生素 A 含量少或血清维生素 A 含量低的人患肺癌的危险性增高的问题有不少报道。动物实验证明，维生素 A 及其衍生物 β 胡萝卜素能够抑制化学致癌物诱发的肿瘤。美国纽约和芝加哥开展的前瞻性人群观察的结果也说明食物中天然维生素 A 类、β 胡萝卜素的摄入量与十几年后癌的发生呈负相关，其中最突出的是肺癌。虽然维生素 A 缺乏者应该加以纠正维生素 A 缺乏的状况来降低患肺癌的危险性，但对高危人群来说维生素 A 尚不足以改变已有前期病变的预后。

（六）其他

美国癌症学会将结核列为肺癌发病因素之一。有结核病史，尤其是结核瘢痕者，男性患肺癌的危险是正常人群的 5 倍，女性患肺癌的危险是正常人群的 10 倍。有结核病史肺癌的主要组织学类型是腺癌。

近年研究表明，肺癌的发生与某些癌基因的活化及抗癌基因的丢失密切相关。

此外，病毒的感染、真菌毒素（黄曲霉毒素）、机体免疫功能的低下、内分泌失调以及家族遗传等因素对肺癌的发生可能也起一定的综合作用。

二、病理和分类

（一）按解剖学部位分类

1. 中央型肺癌

中央型肺癌生长在叶、段以上的支气管，位于肺门附近，约占 3/4，以鳞状上皮细胞癌和小细胞未分化癌较为常见。

2. 周围型肺癌

周围型肺癌生长在叶、段以下的支气管，位于肺的边缘部位，约占 1/4，以腺癌较常见。

（二）按组织学分类

目前国内外对肺癌的组织分类颇不一致，但大多按细胞分化程度和形成特征区分为鳞状上皮细胞癌（简称鳞癌）、小细胞癌、腺癌、大细胞癌和细支气管—肺泡细胞癌 5 类。

1. 鳞癌

鳞癌包括梭形细胞癌，为最常见的肺癌类型，占原发性肺癌的 40%～50%。多见于老年男性，与吸烟关系非常密切。由于支气管黏膜柱状上皮细胞受慢性刺激和损伤，纤毛丧失，基底细胞鳞状化生、不典型增生和发育不全，最后突变成癌。以中央型肺癌多见，并有向管腔内生长的倾向，常早期引起支气管狭窄，导致肺不张或阻塞性肺炎。癌组织易变性、坏死，形成空洞或癌性肺脓肿。典型的鳞癌细胞呈鳞状上皮形排列，细胞大，多呈多边形，胞质丰富，有角化倾向，核畸形、染色深，细胞间桥易见。生长缓慢，转移晚。手术切除机会多，5 年生存率高；但放射治疗（简称放疗）和化学治疗（简称化疗）不如小细胞癌敏感。

2. 小细胞癌（未分化小细胞癌）

小细胞癌发病率比鳞癌低，发病年龄较小，多见于男性。一般起源于较大支气管，大多为中心型肺癌。细胞形态与小淋巴细胞相似，形如燕麦穗粒，因而又称为燕麦细胞癌。小细胞癌细胞质内含有神经内分泌颗粒。小细胞癌恶性程度高，生长快，较早出现淋巴和血行广泛转移。对放疗和化疗虽较敏感，但在各型肺癌中预后较差。

3. 腺癌

腺癌发病年龄较小，女性相对多见。多数起源于较小的支气管上皮，多为周围型肺癌，少数则起源于大支气管。早期一般没有明显临床症状，往往在胸部 X 线检查时发现，表现为圆形或椭圆形分叶状肿块。一般生长较慢，但有时在早期即发生血行转移，淋巴转移则较晚发生。

4. 大细胞癌

此型肺癌甚为少见，约半数起源于大支气管。细胞大，胞质丰富，胞核形态多样，排列不规则。大细胞癌分化程度低，常在发生脑转移后才被发现。预后很差。

5. 细支气管—肺泡细胞癌

细支气管—肺泡细胞癌起源于细支气管黏膜上皮或肺泡上皮。发病率低，女性较多见，常位于肺野周围部分。一般分化程度较高，生长较慢，癌细胞沿细支气管、肺泡管和肺泡壁生长，而不侵犯肺泡间隔。淋巴和血行转移发生较晚，但可侵犯胸膜或经支气管播散到其他肺叶。在 X 线上形态可分为结节型和弥散型两类。前者可以是单个结节或多个结节，后者形态类似支气管肺炎。

此外，少数肺癌患者同时存在不同类型的癌肿组织，如腺癌内有鳞癌组织，鳞癌内有腺癌组织或鳞癌与小细胞癌并存，这一类癌肿称为混合型肺癌。

三、临床表现

肺癌患者年龄多在 50 岁以上，在我国，男性患者多于女性，男女之比约 5:1。肺癌的临床表现取决于肿瘤生长的部位和体积大小及侵犯程度，较小的周围型肺癌在早期常无症状，约 95% 的患者在常规体检进行胸部 X 线摄片时发现，其余患者由于患其他疾病做胸部 X 线摄片后转来外科就诊。

（一）癌肿引起的表现

1. 咳嗽

咳嗽为常见的早期症状。以刺激性干咳或持续性高调的金属音为特征。由于肿瘤浸润对支气管黏膜的刺激或引起支气管狭窄、阻塞所致。肺泡癌常有大量黏液泡沫样痰，阻塞性肺炎时有黏液脓痰。

2. 咯血

咯血以中央型肺癌多见，呈持续或间断的痰中带血，常不易引起患者重视而延误诊断。大咯血少见。

3. 胸闷、气急

弥散性肺泡癌气急呈进行性加重。肿瘤阻塞支气管引起肺不张或阻塞性肺炎，合并胸腔积液、心包积液等时，都可出现胸闷、气急。

4. 发热

继发感染时常有发热。肿瘤组织坏死可引起癌性发热，抗生素治疗常无效。

5. 喘鸣

由于肿瘤引起支气管狭窄，约有2%的患者可出现固定性、局限性喘鸣，不因咳嗽而变化。

6. 消瘦与恶病质

消瘦为肺癌患者常见症状，晚期患者常有恶病质表现。

（二）肿瘤局部扩展引起的症状

1. 胸痛

肿瘤直接侵犯胸膜、肋骨、胸壁及肋间神经可引起不同程度的疼痛，约占肺癌的30%，早期胸痛轻微，并不引起患者的重视，若肿瘤位于胸膜附近，则产生不规则的钝痛或隐痛，深呼吸和咳嗽时胸痛加重，如出现胸腔积液，胸痛不随着胸腔积液的出现而变化，胸痛往往呈持续性、进行性加重。当肋骨、脊柱受侵犯时，胸痛固定，有压痛点，而与呼吸、咳嗽无关。癌肿压迫肋间神经，可产生放射性疼痛，胸痛可累及其分布区域。

2. 呼吸困难

肺癌引起的呼吸困难，可有如下几个原因。①管腔外的压迫：肿瘤本身或肿瘤转移造成肺门及纵隔淋巴结肿大等压迫大气管，常出现吸气性呼吸困难。②管腔内阻塞：主要由于肿瘤阻塞气道所引起，阻塞大气道，则可出现吸气性呼吸困难。③其他：如肿瘤转移到胸膜或心包膜，产生大量胸腔积液或心包积液，膈肌麻痹造成矛盾运动等均可引起呼吸困难。

3. 咽下困难

癌肿直接侵犯或压迫食管，或转移的肿大纵隔淋巴结压迫食管均可引起咽下困难，癌肿侵犯食管尚可引起食管—气管瘘，导致肺部继发感染。

4. 声音嘶哑

少数患者以声音嘶哑为首发症状而就诊，是由于癌肿直接压迫或转移至纵隔淋巴结压迫喉返神经（多见于左侧），造成左侧声带麻痹，而发生声音嘶哑。常见于左肺中央型癌肿。

5. 上腔静脉阻塞综合征

癌肿侵犯纵隔压迫上腔静脉时，引起上腔静脉回流受阻。表现为头面、颈部和上肢水肿，胸壁静脉曲张，颈静脉怒张。

6. 霍纳综合征

位于肺尖部的肺癌称肺上沟瘤，常压迫颈交感神经，引起同侧上睑下垂、瞳孔缩小、眼球内陷、额部与胸部无汗或少汗。

（三）癌肿远处转移引起的症状

1. 转移至脑、中枢神经系统

肺癌转移至脑、中枢神经系统因病变部位的不同，可出现相应的症状，可发生头痛、呕吐、眩晕、复视、共济失调、脑神经麻痹、一侧肢体无力甚至瘫痪等神经系统症状，严重时可出现颅内高压的症状。个别患者无呼吸道症状，而以神经系统症状就诊，要高度重视，以免漏诊和误诊。

2. 转移至骨骼

转移至骨骼则有局部疼痛和压痛，甚至出现病理性骨折，限制患者活动。

3. 肝脏是常见的转移部位

转移至肝时，可有厌食、肝区疼痛、肝大、黄疸和腹水等。

4. 转移至淋巴结

锁骨上淋巴结是肺癌转移的常见部位，多位于前斜角肌区，固定而坚硬，逐渐增大、增多，可以融合，多无痛感。淋巴结的转移可以在呼吸道症状出现之后，也可无任何呼吸道症状，患者发现肿大淋巴结而来就诊。有时通过仔细的体格检查可发现皮下结节，为临床获取病理资料，确定诊断提供可靠的依据。

（四）癌肿作用于其他系统引起的肺外表现

某些肺癌患者可出现一些不是由肺癌直接作用或转移所引起的少见症状和体征，可发生在肺癌发现之前或之后，包括内分泌、神经肌肉、结缔组织、血液系统和血管的异常改变，又称副癌综合征。有下列几种表现。

1. 肥大性肺性骨关节病

肥大性肺性骨关节病常见于肺癌，也见于胸膜局限性间皮瘤和肺转移瘤（胸腺、子宫、前列腺的转移）。多侵犯上下肢长骨远端，发生杵状指（趾）和肥大性骨关节病。前者具有发生快、指端疼痛、甲床周围环绕红晕的特点。两者常同时存在，多见于鳞癌。切除肺癌后，症状可减轻或消失，肿瘤复发又可出现。

2. 分泌促性激素

分泌促性激素引起男性乳房发育，常伴有肥大骨关节病。

3. 分泌促肾上腺皮质激素样物

分泌促肾上腺皮质激素样物可引起库欣（Cushing）综合征，表现为肌力减弱、水肿、高血压、尿糖增高等。

4. 分泌抗利尿素

分泌抗利尿素引起稀释性低钠血症，表现为食欲不佳、恶心、呕吐、乏力、嗜睡、定向障碍等水中毒症状，称抗利尿素分泌不当综合征。

5. 神经肌肉综合征

神经肌肉综合征包括小脑皮质变性、脊髓小脑变性、周围神经病变、重症肌无力和肌病等。发生原因不明确。这些症状与肿瘤的部位和有无转移无关。它可以发生于肿瘤出现前数年，也可作为一种症状与肿瘤同时发生；在手术切除后尚可发生，或原有的症状无改变。它可发生于各型肺癌，但多见于小细胞未分化癌。

6. 高钙血症

肺癌可因转移而致骨骼破坏，或由异生性甲状旁腺激素引起。高钙血症可与呕吐、恶心、嗜睡、烦渴、多尿和精神错乱等症状同时发生，多见于鳞癌。肺癌手术切除后，血钙可恢复正常，肿瘤复发又可引起血钙增高。

此外，在燕麦细胞癌和腺癌中还可见到 5 – 羟色胺（5 – HT）分泌过多所造成的类癌综合征，表现为哮鸣样支气管痉挛、阵发性心动过速、水样腹泻、皮肤潮红等。还可有黑色棘皮症及皮肤炎、掌跖皮肤过度角化症、硬皮症及栓塞性心内膜炎、血小板减少性紫癜、毛细血管病性渗血性贫血等肺外表现。

四、超声检查

（一）声像图特征

（1）胸壁软组织及胸膜回声光带的后方可探及肿块回声区，形态不规则，边界不规整，内侧缘常显示虫蚀样改变。

（2）肿块内部回声多呈实质性低回声，也可有非均质性改变，并可出现液化、坏死无回声区，大小不一、数目不等的薄壁空洞。

（3）肿块后方及周围有含气肺组织则呈强回声，并可随呼吸上下移动。

（4）肿瘤侵及胸膜，肿瘤与胸壁间有少量无回声区，局部胸膜增厚、不平整并向内凹陷，示模糊不清，肿瘤及胸膜、含气肺随呼吸而上下移动。

（5）肿瘤侵及胸壁，可累及邻近肋骨与胸膜。肋骨骨板回声模糊或中断，有低回声肿块侵入肋骨。肺肿瘤两侧胸膜增厚，不平整，近肿瘤处残缺中断，附近常有少量胸腔积液，呼吸时，肿瘤上下的胸膜及周围后方的含气肺活动受限或固定不动。

（6）常伴有胸腔积液及肺不张表现。

（二）彩色多普勒血流成像

CDFI 显示肿块内出现丰富的血流信号，多显示短条状和分支状，呈动脉搏动型频谱，血流速度呈低阻型。

（三）介入性超声

超声实时引导下经皮穿刺，行肺肿瘤组织学活检，明确病理性质。

（四）鉴别诊断

1. 肺不张

肺不张是整个肺叶或一侧肺不张，内回声与肝实质回声相同，为均匀中等回声，内有粗大的强光斑、光条及伴随的斑状、条状无回声区，为支气管和伴随的血管回声，而肺肿瘤无此征象。

2. 肺癌侵及胸壁

肺癌侵及胸壁时需与胸壁肿瘤鉴别。

3. 肺脓肿

肺脓肿内部以无回声区为主，伴厚度不一的脓肿壁，结合临床表现不难区分。

（张燕）

第十节　肺不张

肺不张是由多种病因引起肺的全叶或部分肺泡萎缩不张，体积缩小，使空气不能进入肺内，丧失气体交换功能的病变，临床上较为常见，以胸闷、气促、咳喘为主要临床表现。

一、病因、病理

按病因不同可将肺不张分为四类。

（一）气道阻塞

癌肿、良性肿瘤、肺部炎症、异物吸入、支气管结石等，都可以使支气管阻塞形成肺不张。

（二）压缩性肺不张

大量胸腔积液、气胸、胸膜肿瘤等均可使肺组织受外压而发生局部萎陷而引起肺不张。

（三）纤维性肺不张

由于肺纤维化造成局限性或普遍性体积缩小，前者多见于肺结核病灶纤维化，后者多见于弥散性肺间质纤维化。

（四）肺泡表面活性物质产生减少所致肺不张

如成人呼吸窘迫综合征、急性放射性肺炎，由于肺泡表面活性物质生成减少，相对的肺泡的表面张力相应增高，而致肺不张。

二、临床表现

如小面积肺不张或病情进展缓慢者症状较轻或无症状。急性肺不张或面积较大者可有咳喘、咯血、咳痰、胸痛、胸闷、发热、气短、发绀、心动过速等症状。偶然可引起急性呼吸衰竭或循环衰竭。

体征：小范围的肺不张可无体征。整叶或一侧肺不张可出现患侧肋间隙变窄、呼吸动度降低，气管及心脏向患侧移位，局部叩诊呈浊音，呼吸音减低或消失。

三、超声检查

（一）声像图特征

1. 一侧肺不张

一侧肺各个肺叶明显缩小，呈低或中等回声，类似肝脏回声；内可见分支管状的支气管强回声及伴行的肺动、静脉，回声相似，可通过彩超鉴别，萎陷肺多为楔形或三角形，底部断面呈锐角，可伴有多量胸腔积液；肺叶的大小形态与萎陷的程度、范围及病程的长短相应。

2. 部分肺不张

病变区肺叶萎陷，呈低至中等回声，局部脏层胸膜增厚、不光整或内陷，采取腋中线或腋后线冠状切面扫查易于显示，其中尤以下叶不张的显示相对清晰。

3. 肺膨胀不全

呈中等偏强回声，较肝脏略强，其内可见散在强回声光点漂浮闪动，肺叶体积随呼吸而有改变，如吸气时体积增大，气体强回声范围亦增大，说明支气管未全阻塞，尚有部分通畅，去除病因后易使肺重新充气张开，此时复查超声在声像图上可见肺体积增大，气体强回声较前增多。

（二）鉴别诊断

肺不张应与肺肿瘤鉴别。

（张燕）

第十一节 肺结核瘤

一、病因、病理

肺结核瘤是结核性干酪样病变被纤维膜包围，直径往往大于 2 cm，若贴近胸壁超声可显示。

二、超声检查

其声像图表现如下。

（1）病变常呈圆形或椭圆形回声区。

（2）内部回声呈实质性低回声，也可见液化坏死小、无回声区和钙化灶强回声光团及声影。

（3）边界清楚较规整，有光滑的包膜回声光带。

（张燕）

第十二节　肺炎性假瘤

一、病因、病理

肺炎性假瘤为某些非特异性炎症慢性增生导致的肿瘤样病变，是由多种细胞成分组成的炎性肉芽肿，周围有假性包膜，边缘较光滑。

二、临床表现

临床上常有间歇性干咳、胸痛、低热等症状，或可无任何症状，偶由 X 线胸透被发现。

三、超声检查

声像图上，邻近胸壁者可被超声探测到。一般为单发性圆形或椭圆形结节，边界回声清晰，内部回声多为弱回声，胸膜回声连续或轻度凹陷。连续观察生长缓慢。应与结核瘤、肺癌、错构瘤等鉴别。

（张燕）

第十三节　纵隔肿瘤

原发性纵隔肿瘤中，以胸腺瘤、神经源性肿瘤和畸胎瘤较为多见；其他如囊肿、胸内甲状腺等相对少见。这些肿瘤多数为良性，但有恶变可能。

纵隔是位于左、右胸膜腔之间，胸骨之后，胸段脊柱之前的一个间隙，下为膈肌，上与颈部相通。为了便于纵隔疾病诊断，常将纵隔分为若干区，在胸部侧位片上，于胸骨角和第 4、第 5 胸椎间隙连一虚线，此线之上为上纵隔，其下为下纵隔。下纵隔以心包为界，分为前、中、后 3 个纵隔区。纵隔是一个重要解剖部位，其内含有心包、心脏、大动脉、大静脉、气管、支气管、食管、胸导管等重要器官，还有丰富的淋巴组织、神经组织和结缔组织。由于上纵隔病变往往延伸到前纵隔或后纵隔，故将纵隔划分为前上纵隔、后纵隔和中纵隔较为实用。

由于纵隔内组织器官较多，其胎生结构来源复杂，故可以发生各种各样的肿瘤和囊肿。虽然纵隔内肿瘤和囊肿种类繁多，但常有各自好发部位。

一、临床表现

一般而言，纵隔肿瘤阳性体征不多。其症状与肿瘤大小、部位、生长方向和速度、质地、性质等有关。良性肿瘤由于生长缓慢，向胸腔方向生长，可生长到相当大的程度尚无症状或症状很轻微。相反，恶性肿瘤侵蚀程度高，进展迅速，故肿瘤较小时已经出现症状。

常见症状有胸痛、胸闷、刺激或压迫呼吸系统、神经系统、大血管、食管的症状。此外，还可出现一些与肿瘤性质相关的特异性症状。

压迫神经系统：如压迫交感神经干时，出现 Horner 综合征；压迫喉返神经出现声音嘶哑；压迫臂丛神经出现上臂麻木、肩胛区疼痛及向上肢放射性疼痛。哑铃状的神经源性肿瘤有时可压迫脊髓引起截瘫。

其他症状：如咳出皮脂样物或毛发时，提示畸胎类肿瘤腐蚀穿破肺组织或支气管。部分胸内甲状腺肿患者，在既往史中曾有颈部肿块自动消失的情况，少数此种患者尚有消瘦、多汗、突眼、手颤等甲状腺功能亢进（简称甲亢）症状。部分胸腺肿瘤常可伴发重症肌无力，临床上出现典型之表情淡漠脸型、眼睑下垂和面部肌肉松弛。高血压常并发于嗜铬细胞瘤。低血糖常伴发畸胎瘤和间质瘤。贺奇金病常引起间歇性发热。神经源性肿瘤可引起关节炎等。

二、超声检查

（一）操作方法及技术要点

（1）超声清晰显示肿瘤，穿刺途径以直接刺入肿块内为佳。前纵隔肿瘤常采用胸骨左侧缘肋间穿刺；后纵隔肿瘤常采用右肩胛部穿刺；上纵隔肿瘤多采用胸骨上窝穿刺；下纵隔肿瘤较大时，可通过肝左叶及横膈穿刺。

（2）彩超扫查，以选择避开肋间及肿块内血管丰富高流速区域。尤其是胸骨上窝穿刺时应注意避开大血管。

（3）较小的肿瘤采用21G手动组织切割针，较大的肿瘤采用自动活检枪，更易取到足量的病理组织。

（4）穿刺中发现不是实性肿块时，应拔出针芯，换上注射器抽吸液体，防止液体外漏。

（二）声像图特征

1. 肿瘤的位置不定

肿瘤的位置不定，可位于纵隔各部位。

2. 肿瘤的形态不定

肿瘤的形态不定，一般呈圆形或椭圆形，或呈分叶状、结节状、哑铃形或不规则形。一般边界清晰，有包膜回声。

3. 肿瘤的回声不定

肿瘤的回声不定，因其病变性质而异。有呈无回声、均匀分布的低回声或不均匀的分隔及强回声。

4. 出现压迫症状

如肿瘤较大，可压迫周围结构，使之变形，产生心脏、大血管、食管、肺组织等压迫征象。

5. 胸内甲状腺肿瘤

胸内甲状腺肿瘤位于前上纵隔，是颈部甲状腺病变延伸到胸骨后部分，或胚胎时期遗留于纵隔内甲状腺组织的病变，其声像图表现与颈部甲状腺肿瘤相一致。

6. 胸腺瘤

胸腺瘤可探及位于胸骨后前上纵隔肿块回声区。肿瘤边界清晰规则，常呈圆形、椭圆形，呈分叶状，有包膜回声。内部回声呈实质性低回声，内有少许低回声光点，分布均匀，也可出现缺血性坏死液化所致的小的无回声。恶性则回声不均匀、边界不规则，包膜回声断续或消失。

7. 畸胎性肿瘤

畸胎性肿瘤位于前纵隔。皮样囊肿为边界清楚、整齐的无回声区、低弱回声或较强回声光团，多有后方回声增强。

良性混合性畸胎瘤肿瘤外壁光滑，肿瘤内部不均匀，兼有实质回声，回声较高，与肝实质相似和液性囊腔无回声区并存，两者界线较清楚，有时实质区内可见强回声伴有声影。实质性畸胎瘤肿瘤内大部分为实质性较均匀的弱回声与不规则团块状、斑片状较高回声并存，但肿瘤边界回声清楚，后部回声一般不减弱。含有骨或牙齿时，可出现局限性强回声，伴有明显声影。如肿瘤呈分叶状，内部呈不均匀弱回声，边缘不规则，增大较快合并胸腔及心包积液等时，常为恶性或恶变的表现。

8. 淋巴瘤

淋巴瘤引起淋巴结明显肿大或融合成团块时，声像图可显示为单发或多发性圆形、椭圆形，或互相融合成分叶状不规则形病灶，轮廓清楚，内部为较均匀弱回声或似无回声，类似胸腺瘤声像图改变；有时内部不均匀，高回声和低回声并存。肿瘤的远侧回声不减弱。淋巴瘤并发心包或胸腔积液时，可在相应部位探测到积液的无回声区。肺门淋巴瘤压迫支气管，发生肺不张或阻塞性肺炎时，有相应的肺部回声变化。可见颈部、腹部、腋下、腹股沟淋巴结肿大，肝脾大及转移灶。

9. 神经鞘瘤

神经鞘瘤声像图上，肿瘤为实质性，呈圆形或椭圆形，轮廓清晰，边缘光整，有时呈哑铃形，有包膜回声。内部回声为均匀弱回声，容易发生脂肪和囊性变及出血，可出现大小不等的无回声区。

10. 神经节细胞瘤

神经节细胞瘤声像图上，肿瘤为实质性，有完整包膜回声，切面图像呈圆形或椭圆形，边界光整，内部为均匀弱回声，发生囊性变时，可见大小不等无回声区。此瘤多见于儿童，生长快，常有压迫症状。

（张燕）

第七章　心脏疾病总论

第一节　心脏解剖

心血管系统由心脏、动脉、毛细血管及静脉组成。心脏是血液循环的动力器官。动脉是指将心脏输出的血液运送到全身各器官的血管；静脉指将血液从全身器官带回心脏的血管；毛细血管是位于动脉和静脉之间的微小血管，是进行物质交换的场所。依据血液循环的途径可将循环系统分为体循环和肺循环两部分。

血液由左心室射出，经动脉流向全身器官组织，在毛细血管中，经过细胞间质同组织细胞进行物质交换，再经静脉流回右心房，这一循环途径称为体循环。

血液由右心室射出，经过肺动脉分布到肺，在肺毛细血管中，与肺泡中的气体进行气体交换，再由肺静脉流回左心房，这一循环途径称为肺循环。

体循环与肺循环相互联系，共同保证生理功能的正常运行。

心脏是位于胸腔偏左侧的一个中空脏器，是整个循环系统的动力器官，由左心房和心室4个腔及左、右房室瓣和半月瓣4个瓣膜组成。按组织结构可将心脏分为心包、心肌和心内膜三层组织。

一、心脏的位置和外形

心脏略似倒置的圆锥体，大小相当于本人的拳头。其尖钝圆，叫心尖，朝向左前下方；其底宽阔，叫心底，朝向右后上方，有大血管连接于此。因此，心脏的纵轴是斜向的。其前面稍为膨隆，对向胸前壁，叫胸肋面；后下面平坦，与膈相对，叫膈面。两面相交处形成两缘。右缘较锐，向右下方；左缘钝厚，向左上方。

心脏表面有三条浅沟，可作为心腔的表面分界。在心底附近有一环形沟（沟的前份被肺动脉起始部所中断），叫冠状沟，它把心脏分为前、后两部分，后部较小叫心房，前部较大叫心室。心室的前、后面各有一条纵沟，分别叫前室间沟和后室间沟，它们是左、右心室表面分界的标志。前、后室间沟的下端在心尖的右侧会合，形成心切迹。

左、右心房各有一呈三角形的心耳向前方突出。左、右心耳之间有主动脉和肺动脉分别由左、右心室起始上行，肺动脉的根部在主动脉的前方。上腔静脉在主动脉右侧，开口于右心房的上部，下腔静脉穿膈肌腔静脉裂孔，开口于右心房的下部。此外，肺静脉左、右各两条，开口于左心房的后部。

心脏位于前纵隔的下部，膈肌中心腱的上方，两侧纵隔胸膜之间。其前面大部分被肺及胸膜遮盖，只有小部分与胸骨和肋软骨邻接，后面与食管、主动脉邻接；整个心脏约2/3在正中线左侧，1/3在正中线右侧。心脏在自然位置时，其右半偏向前，左半偏向后。故由前面观察心脏时，能看到右心房和右心室的大部分，左心房和左心室只能看到一小部分。

二、心包

心包为纤维浆膜囊，包裹整个心脏和大血管根部，分为脏、壁两层。脏层为浆膜层，覆盖在心肌表面，又称心外膜。壁层由坚韧的纤维结缔组织构成，在大血管根部脏层心包移行于大血管表面而后折移成壁层心包，此移行区称心包反折。心包反折形成心包斜窦、横窦和隐窝。壁、脏层之间为心包腔。在正常状态下，此腔内有 20 mL 左右淡黄色浆液。

三、心腔、瓣膜和血管

心脏是一个中空的肌性器官，共分四个心腔。心腔被纵行的房、室间隔分隔为左、右两半。房间隔分隔左、右心房；室间隔分隔左、右心室。在正常心脏中，左右两半互不相通，从而保证了体循环与肺循环的正常运行。

（一）右心房

右心房内面，后壁光滑，前壁、外侧壁靠近心耳处，有许多并行的肌肉隆起，叫梳状肌。心耳内面梳状肌交错成网。右心房上壁有上腔静脉口，下壁有下腔静脉口。下腔静脉口的左前方有右房室口，下腔静脉和右房室口之间有冠状窦口。房间隔有一卵圆形的凹陷，叫卵圆窝，是胚胎时期卵圆孔闭锁的遗迹。如出生一年以后卵圆孔仍然开放，则为先天性卵圆孔未闭。

（二）右心室

右心室壁的内面有许多互相交错的肌性小梁，叫肉柱。其中特别粗大呈圆锥形突起的，叫乳头肌，其数目一般和右房室瓣瓣膜数一致，通常有 3 个。在右房室口的周缘附有 3 片（前、后、内侧）三角形的瓣膜，叫三尖瓣（右房室瓣）。瓣膜借腱索连于乳头肌。腱索为数条细纤维束，它牵制瓣膜，在心室收缩时防止瓣膜翻向心房。因此，当心室收缩时，房室瓣关闭房室口，使血液不能反流入右心房。右心室的左上方有肺动脉口通肺动脉。有三片（前、左、右）半月形的瓣膜，附着于肺动脉口周边，叫肺动脉瓣。瓣的游离缘朝向肺动脉，当心室舒张时，从肺动脉回流的血液将肺动脉瓣和肺动脉壁之间的空隙充满，使三个瓣膜互相靠紧，关闭肺动脉口，防止血液反流回右心室。右心室内腔通向肺动脉的部分，向上逐渐变窄，呈倒置的漏斗形，叫漏斗部，此部在外表上稍膨隆，名动脉圆锥。

（三）左心房

左心房内面除心耳有梳状肌外，其余部分光滑。其后壁两侧各有两个肺静脉口，在房室间有左房室口。

（四）左心室

左心室近似圆锥形，其内面也密布肉柱，且较粗壮，乳头肌通常为 2 个。在左房室口周缘附着有 2 片（前、后）瓣膜，叫二尖瓣（左房室瓣）。瓣膜借腱索连于乳头肌，其作用和三尖瓣相同。右心室的右前上方有主动脉口通主动脉，主动脉口周边也附有 3 片（左、右、后）半月形瓣膜，叫主动脉瓣，其结构和功能与肺动脉瓣相同。

在病理情况下，心脏扩大，心壁增厚，从而使心脏的位置和形状也相应发生改变。如二尖瓣狭窄时，左心房及右心室常有增大。主动脉瓣关闭不全时，可引起左心室显著增大，左心缘延长并变圆，心尖移左下方，心腰变深。此外，在病程较长的二尖瓣狭窄，尤其是合并心房颤动的患者，由于心房内血流缓慢，心房内膜比较粗糙等原因，易致附壁血栓形成，为造成栓塞症或心律失常的重要因素之一。

（五）心脏瓣膜

心脏瓣膜共四组，右房室口为三尖瓣，左房室口为二尖瓣，分别开向右心室和左心室。主动脉、肺动脉根部均有三个半月形瓣膜，主动脉瓣居中偏后，肺动脉瓣位于主动脉瓣左前方。二尖瓣环、瓣叶、腱索和乳头肌，共同组成二尖瓣装置。共同维持二尖瓣的功能。

主动脉瓣为三个半月形的瓣膜，一瓣在前，两瓣在后，分别为右冠状动脉瓣（右前瓣）、左冠状动脉瓣（左后瓣）和无冠状动脉瓣（右后瓣），瓣膜相对的动脉壁向外侧膨出的内腔为主动脉窦。

（六）心脏的血供

心脏的血管包括动脉和静脉。

1. 冠状动脉主干及其分支

冠状动脉包括左、右冠状动脉，两者均为升主动脉的分支。

1）左冠状动脉：从左主动脉窦发出后，经左心耳和肺动脉起始部之间向左前方走行，开始为一短的总干，随后立即分为两支。一支为左旋支，沿冠状沟向左向后走行；另一支为前降支，沿前室间沟下降直达心尖，但多数可经过心尖终末于膈面的下 1/3 或中 1/3。左旋支及其分支主要分布并供血于左室前壁、侧壁、后壁及左心房。如果左旋支接近或超过房室交点并分出后降支时，亦可有分支供血到后室间隔和右心室后壁。前降支分支主要分布并供血于左室前壁、右室前壁和室间隔前面部分。

2）右冠状动脉

右冠状动脉自右冠状动脉窦的后 1/3 发出，行走于肺动脉与右心耳之间，到右侧房室沟下行，达心脏右缘，以后转向膈面，继续行走于房室沟内。在房室沟后端处，沿后纵沟下降，此称后降支。右冠状动脉主要分支有：

（1）右室前支：右室前支可有 2～7 支。第一支分布于肺动脉圆锥部，称右圆锥动脉，与左圆锥动脉吻合。在右心缘发出的一支叫右缘支。其他仍统称为右室前支，与来自左冠状动脉前降支的右室支相吻合。

（2）右室后支：右冠状动脉绕过右缘后，在膈面的房室沟中行走，发出分支到右心室的膈面，称右室后支。

（3）右房前支：在右冠状动脉起始部 1 cm 以内，发出右房前支到右心房。

（4）窦房结动脉：窦房结动脉是供应窦房结营养的血管，它的病变或供血不足往往导致心律失常，具有重要的临床意义。窦房结动脉40%起源于左旋支的左房前支，60%由右房前支发出。

（5）后降支：后降支为右冠状动脉较大的分支，走行于后室间沟，达中部或中部以下，有的可达心尖部或越过心尖，与前降支吻合，供应近室间隔部分及左右心室的后壁，并发出2~15支室间隔后动脉，供应室间隔的后1/3。

（6）左室后支：右冠状动脉可越交叉点（指后室间沟与冠状沟的相接部）发出左室后支，供应左心室膈面。如果左旋支较短，左室膈面的血液供应则主要依靠右冠状动脉的左室后支。

（7）房室结动脉：右冠状动脉在膈面横过交叉点时，垂直发出一支房室结动脉，供应房室结及束支的大部分，也是对心律有重要影响的血管。房室结动脉93%发自右冠状动脉，7%发自冠状动脉左旋支的分支。

2. 冠脉循环的静脉

人类心脏的静脉变异较多，分支不恒定，根据回流心腔的途径不同，共分三类。

（1）心最小静脉：心最小静脉是起源于心肌内毛细血管丛的无数小静脉，各自直接流入心腔。右心较左心多。心最小静脉没有瓣膜，当冠状动脉受阻时，可成为侧支循环的路径之一。

（2）心前静脉：心前静脉位于右室前壁，数目不恒定，可有1~3支，主要把右冠状动脉的血汇集起来，流入右心房。心前静脉常与心大静脉吻合。

（3）冠状窦及其分支：冠状窦长15~50 mm，平均31.1 mm，位于心膈面左房室沟内，恰居于左心房和左心室之间，向右开口于右心房。开口处称冠状窦口，位于下腔静脉口和右房室口之间。多数有一个瓣膜，称冠状窦瓣，以防血液逆流，主要汇集左心壁的静脉血。其分支主要有心大静脉、心小静脉、左房后静脉和左室后静脉。

3. 毛细血管

小动脉进入肌束后，呈树枝状分支，分为许多沿心肌纤维纵向排列的毛细血管。它们多数互相吻合，最后汇成组织间隙的小静脉。

（七）大血管

1. 主动脉

主动脉长约5 cm，右为上腔静脉，左为肺动脉主干。升主动脉根部有左、右冠状动脉分出，主动脉弓在胸骨右缘第2肋软骨处向后，低于第4胸椎左侧。

2. 肺动脉

肺动脉位于主动脉左前方，根部左侧为左心耳，在主动脉弓下方分为左、右肺动脉。右肺动脉较长，几乎成直角自主肺动脉分出。左肺动脉较短，与主肺动脉成角较大。

3. 上腔静脉

上腔静脉位于心脏右前上方，远段在心包外。左侧为升主动脉。奇静脉在无名静脉汇入上腔静脉后面，上腔静脉开口于右心房，入口处无瓣膜。

4. 下腔静脉

下腔静脉开口于右心房下部，前方为膈肌，后方为奇静脉，外侧有胸膜和膈神经，开口处有一瓣膜。

四、心脏支架

心脏支架指以主动脉瓣环为中心连接 4 个瓣膜及瓣环的纤维三角。4 个瓣环大致在一个平面上，与心脏长轴相垂直。

五、心壁的结构

心壁由心内膜、心肌层和心外膜（脏层）构成，内膜为覆盖心房室壁内表面的一层光滑的薄膜，与血管内膜相连续，心脏各瓣膜由心内膜折叠成的双层内皮中间夹有致密的结缔组织。心肌纤维聚集成束，心房和心室的肌束是不连续的（传导系统除外），分别附着于心脏的结缔组织支架上。心外膜为覆盖心肌表面结缔组织即浆膜性心包的脏层。

六、心脏血流动力学

心脏泵血作用依赖于心脏不停地收缩与舒张以及房室瓣、半月瓣单向开放，从而保证血流在心血管内单向流动。

具体如下：肺静脉（含氧血液）→左心房→舒张期二尖瓣开放→左心室→收缩期主动脉瓣开放→主动脉→在毛细血管进行氧气和养料交换→静脉系统→上、下腔静脉→右心房→舒张期三尖瓣开放→右心室→收缩期肺动脉瓣开放→肺动脉→在肺毛细血管进行氧气交换→肺静脉。

（牛文）

第二节　检查方法

一、检查体位

（一）仰卧位

仰卧位适用于中等体型患者及小儿。

（二）左侧卧位

左侧卧位适用于瘦长及较肥胖者。

（三）右侧卧位

右侧卧位是右位心检查体位。

（四）半卧位或坐位

半卧位或坐位常用于心衰、大量心包积液、肺气肿患者。

二、仪器调节及检查时注意事项

探头频率成人 2.5~3.5 MHz，儿童可选用 5 MHz。

进行 M 型超声心动图检查，特别是在 M 型曲线上测量腔室大小时，须注意 M 型取样线的偏离可造成测量误差。

进行二维超声心动图检查时，须多切面、多部位探查，以发现异常病变。

进行多普勒超声心动图检查时，须注意以下几点。

1. 探头发射频率

探头发射频率越低，可探测的血流速度范围越高；探头的发射频率越高，可探测的血流速度范围越低。故探测高速血流时应使用低发射频率的探头。

2. 彩色多普勒血流成像彩色增益

CDFI 应选择刚好不出现彩色血流信号噪声时的增益。

3. 多普勒滤波

多普勒滤波应根据所测血流速度的增加而相应地增加。

4. 脉冲重复频率

观察高速血流信号时，应提高脉冲重复频率。

5. 帧频率

应注意彩色取样框大小、观察部位深度与帧频率的关系。

三、患者体位

通常取仰卧位，必要时向左侧倾斜 30°或 45°，甚至 90°。做胸骨上窝探查时，可取坐位或仰卧位，同时将肩部垫高，让颈部裸露。

四、扫查部位

1. 心前区

心前区上起左锁骨，下至心尖，内以胸骨左缘，外以心脏左缘所包括的区域。探头紧贴胸骨左缘 2~4 肋间。

2. 心尖区

心尖区探头置于心尖冲动处。

3. 剑下区

患者取平卧位探头置于剑突下与腹壁呈 15°~30°向上探查。

4. 胸骨上窝区

探头置于胸骨上窝向下探查。

五、M 型超声心动图

M 型超声心动图是 20 世纪 60 年代发展起来的超声诊断技术，主要用于心脏及血管内径的测量，观察各瓣膜及室壁的运动情况，对诊断二尖瓣狭窄、心包积液、心脏病、室壁节段性运动不良及心功能测定有一定临床价值。

（一）标准检查区波形（胸骨左缘区）

受检者取仰卧位，头部抬高 15°~30°，老年或有肺气肿者，有时需取左斜位，甚至左侧卧位进行探测。探测点通常在胸骨左缘第 2~4 肋间。

1. Ⅰ区

可观察到胸壁及后方的右室前壁、右室壁、室间隔、左室腔及左室后壁，并可显示乳头肌的回波。

2. Ⅱ区

根据轴线通过水平不同，又分为Ⅱa 区及Ⅱb 区。

（1）Ⅱa 区：为声束通过腱索水平轴线的曲线波形。

（2）Ⅱb 区：为声束通过二尖瓣前后尖端轴线时的曲线波形。二尖瓣前后叶于收缩期合拢，舒张期呈现的镜像移动成双菱形的双峰镜向波形，前叶波幅大于后叶。

Ⅱ区通常作为测定右室及左室内径和室间隔及左室后壁厚度的部位。

3. Ⅲ区

Ⅲ区为声束通过二尖瓣前叶但不通过后叶时轴线的曲线波形。二尖瓣前叶曲线呈双峰形，是波幅最高、最活跃的曲线，为观察二尖瓣病变最理想的探测区。

4. Ⅳ区

Ⅳ区为声束通过主动脉根部时轴线的曲线波形。主动脉瓣的右冠瓣及无冠瓣，在舒张期呈现一条自上而下的斜行线，而在收缩期呈六角盒形镜像移动。

5. Ⅴ区

Ⅴ区为声束在Ⅳ区轴线内下方倾斜 30°~45°时，出现类似二尖瓣前叶曲线的波形而上方又无室间隔回声时的方位，该曲线为三尖瓣前叶曲线。

6. Ⅵ区

Ⅵ区即肺动脉瓣区，于该区显示肺动脉瓣波形。临床用来观察肺动脉瓣病变及肺动脉高压。

（二）其他检查区波形

1. 剑突下区

当遇到肺气肿或胸骨畸形的患者致使心前区探查有困难时，探头置于剑夹下探查该区，可获得右室壁、室间隔、左室后壁及二、三尖瓣的信息或图形。

2. 胸骨上区

将探头置于胸骨上窝内，声束向下，自上而下可记录到主动脉弓、右肺动脉、左房。对肺气肿者，可于呼气后屏气探查。

（三）M 型波形测量方法

1. 深度测量

深度测量即测量各结构的厚度、活动幅度及各腔径大小，由 Y 轴测得，以毫米（mm）为单位计算。方法：以心动曲线上各自的上缘做垂直成直角的水平线，两个水平线之间的距离即为深度距离，代表心脏及大血管内径、心壁厚度、各曲线活动幅度。

2. 间期测量

间期测量即测量曲线上两点间的时间。由 X 轴测得，以秒为单位计算。

3. 斜率

斜率即速度测量，测量曲线两点间在单位时间内活动的距离，通常以毫米/秒（mm/s）为单位计算，以二尖瓣前叶曲线 E 峰后下降速度为例，测量时由 E 峰到 F 点做一连线，再在 E 峰处做一水平线，由此点开始在水平线上 1 秒处做一垂线，测量垂线与 EF 延长线交叉处的实际距离（mm/s），即为 EF 斜率，亦称 EF 速度。EF 速度减慢，见于二尖瓣狭窄，肥厚型心肌病或冠状动脉粥样硬化性心脏病（简称冠心病）引起的舒张功能减退，EF 速度增快是由于舒张早期左室充盈量增多引起，因此多见于二尖瓣反流、室间隔缺损及动脉导管未闭等。

六、切面超声心动图

切面超声心动图与 M 型超声心动图相似，亦用灰度调制法显示回波信号，即将介质中由不同声阻所形成的界面反射，以光点形式排列在时基扫描线上，接收到的回波信号带有幅度与深度的信息。亮点的灰度（即灰阶）与回声波幅之间存在一定的函数关系。反射强，光点亮；反射弱，光点淡；如无反射，则扫描线上相应处为暗区。代表不同回波幅度的灰阶点，按其回波的空间位置，显示在与超声扫描线位置相对应的显示器扫描线上。切面超声的时基深度扫描线一般加在显示器的垂直方向上，并且声束必须进行重复扫查，与在显示器水平方向上的位移扫描相对应，当图像达到或超过每秒 16 帧图像时，则形成一幅实时的切面（即二维）超声图像。

（一）切面超声心动图各腔正常测值

切面超声心动图各腔正常测值见表 7-1 至表 7-3。

表 7-1　切面超声心动图各腔正常测值　　　　　　　　　　　　单位：mm

超声切面		测量项目	舒张末径 $\bar{x} \pm s$	收缩末径 $\bar{x} \pm s$	男		女	
					舒张末径	收缩末径	舒张末径	收缩末径
左室	左室长轴切面	前后径	57.0 ±3.9	34.0 ±3.5				
	心尖四腔切面	横径	43.0 ±6.0	31.0 ±4.0				
		长径	76.0 ±4.0	56.0 ±5.0	47.0 ±3.6	36.5 ±5.7	41.0 ±6.3	32.4 ±5.0
	左室短轴切面（二尖瓣平面）	前后径			52.1 ±2.0	34.7 ±3.9	49.6 ±1.6	32.7 ±4.1
	心尖二腔切面	长径	81.2 ±7.5	56.1 ±9.3				
右室	左室长轴切面	前后径			21.2 ±3.8	21.0 ±3.9	18.8 ±2.2	19.1 ±4.0
	心尖四腔切面	横径			27.9 ±5.4	22.0 ±5.6	21.6 ±6.1	16.9 ±5.1
		长径			66.2 ±10.4	50.2 ±9.1	62.9 ±3.3	46.1 ±7.5
左房	左室长轴切面	前后径				28.9 ±4.3		28.1 ±3.9
	心尖四腔切面	横径			25.8 ±6.4	31.7 ±3.6	23.1 ±5.0	30.5 ±5.1
		长径			34.7 ±5.9	46.4 ±4.8	30.6 ±4.4	43.0 ±6.3
右房	心腔四腔切面	横径			33.9 ±5.8	35.8 ±5.7	29.9 ±4.6	31.9 ±6.9
		长径			34.7 ±5.9	46.4 ±4.8	30.6 ±4.4	43.5 ±4.7
主根动脉部	左室长轴切面	前后径	24.0 ±2.5					
肺动脉	心底短轴切面	瓣上横径	20.2 ±2.9					

注：室间隔厚度（腱索水平）为（9.4 ±0.9）mm；左室后壁厚度为（9.4 ±0.8）mm。

表 7-2　正常学龄前儿童不同体表面积超声心动图测值（$\bar{x} \pm s$）　　　　单位：mm

体表面积/m²	主肺动脉	左室流出道	右室流出道	室间隔厚度	室间隔幅度	左室后壁厚度	左室后壁幅度
0.7 ~	12.3 ±0.8	19.2 ±1.9	18.0 ±1.3	4.3 ±0.5	5.5 ±1.2	4.3 ±0.5	8.3 ±1.1
0.8 ~	12.0 ±0.9	19.6 ±1.9	18.8 ±1.5	4.7 ±0.6	5.7 ±1.1	4.9 ±0.6	8.3 ±1.4
0.9 ~	13.0 ±1.0	21.1 ±1.7	19.8 ±1.7	5.3 ±0.6	6.1 ±1.2	5.2 ±0.6	8.4 ±1.1
1.0 ~	13.7 ±1.2	22.3 ±1.1	20.1 ±2.1	5.3 ±0.5	7.0 ±1.0	5.2 ±0.6	9.5 ±1.2
1.1 ~	14.1 ±1.1	24.1 ±1.5	21.9 ±1.5	5.4 ±0.6	6.3 ±1.1	5.1 ±0.7	9.6 ±1.7
1.2 ~	14.8 ±1.3	24.1 ±1.3	22.4 ±1.4	5.4 ±0.5	7.1 ±1.3	5.9 ±0.6	10.4 ±1.3
1.3 ~	15.0 ±0.7	25.4 ±1.8	21.0 ±1.6	6.0 ±0	6.8 ±1.1	5.8 ±0.4	10.6 ±1.3

注：引自段云友等的《120 例正常学龄期儿童超声心动图初步分析》。

表7-3 切面超声心动图各腔正常测值 ($\bar{x} \pm s$)　　　　　单位：mm

体表面积	左 心 室		
	前后径	横 径	长 径
0.7 ~	21.7 ± 1.0/34.0 ± 2.1	15.7 ± 1.0/25.8 ± 1.7	32.6 ± 3.2/41.5 ± 2.7
0.8 ~	22.5 ± 1.5/36.1 ± 1.5	16.3 ± 1.5/25.6 ± 1.9	35.3 ± 2.1/43.6 ± 2.1
0.9 ~	23.9 ± 1.7/37.7 ± 1.3	17.2 ± 1.7/27.1 ± 2.1	38.1 ± 1.9/47.4 ± 2.7
1.0 ~	24.1 ± 2.2/40.0 ± 2.2	18.2 ± 1.8/29.3 ± 2.2	40.0 ± 2.5/49.1 ± 2.8
1.1 ~	25.9 ± 2.4/41.8 ± 2.1	19.3 ± 2.1/31.3 ± 3.3	40.6 ± 2.9/50.9 ± 3.3
1.2 ~	26.2 ± 2.5/43.0 ± 2.2	20.6 ± 2.6/31.4 ± 1.9	41.7 ± 2.2/51.2 ± 2.9
1.3 ~	28.0 ± 1.4/46.0 ± 2.3	20.4 ± 2.8/34.6 ± 2.9	46.6 ± 2.3/56.2 ± 2.9
0.7 ~	18.8 ± 1.2	17.0 ± 2.4	22.8 ± 1.7
0.8 ~	20.1 ± 1.4	17.7 ± 2.5	20.0 ± 3.0
0.9 ~	21.1 ± 1.0	19.6 ± 1.9	29.5 ± 1.8
1.0 ~	25.5 ± 1.4	20.4 ± 1.0	30.4 ± 1.5
1.1 ~	23.2 ± 2.6	21.0 ± 2.8	31.6 ± 3.2
1.2 ~	24.2 ± 1.0	22.0 ± 3.1	32.9 ± 3.2
1.3 ~	22.2 ± 2.8	22.2 ± 1.2	35.6 ± 3.0
0.7 ~	17.0 ± 3.2	23.5 ± 3.1	8.8 ± 1.3
0.8 ~	18.1 ± 2.7	27.9 ± 3.2	9.7 ± 1.0
0.9 ~	20.4 ± 2.5	30.3 ± 2.8	10.0 ± 1.0
1.0 ~	19.4 ± 2.4	30.1 ± 2.8	10.8 ± 1.0
1.1 ~	20.6 ± 3.3	31.9 ± 3.2	11.9 ± 1.0
1.2 ~	22.2 ± 3.1	35.9 ± 3.0	12.3 ± 0.9
1.3 ~	25.4 ± 2.2	35.6 ± 2.5	12.6 ± 1.1
0.7 ~	20.5 ± 2.1	31.5 ± 2.4	13.8 ± 0.8
0.8 ~	20.1 ± 2.0	34.6 ± 2.3	12.3 ± 0.9
0.9 ~	22.7 ± 2.6	36.2 ± 2.6	13.0 ± 1.0
1.0 ~	22.0 ± 2.3	38.5 ± 3.0	13.7 ± 1.2
1.1 ~	23.1 ± 2.9	38.9 ± 2.6	14.1 ± 1.0
1.2 ~	23.7 ± 2.2	40.0 ± 3.3	14.8 ± 1.3
1.3 ~	24.4 ± 1.3	43.8 ± 2.6	15.0 ± 0.7

（二）切面心脏声像图常用切面

1. 左心长轴切面及观察内容

探头置于胸骨左缘第3、第4肋间，距离胸骨左缘2~3 cm，使声束与受检者右肩至左腰连线平行，即与心脏长轴平行。该切面图像显示有右心室、室间隔、左心室、左心房、主动脉根部及主动脉瓣和二尖瓣。此切面可观察以下内容。

（1）右心室前游离壁厚度、增厚率、活动幅度和室腔内径。

（2）主动脉根部（主动脉瓣环、主动脉瓣、升主动脉起始部）各水平形态、内径、血流。主动脉瓣形态，运动、开合特点。

（3）左心房内径及腔内占位性病变。

（4）二尖瓣形态、活动、开合特点。

（5）左心室前后径，左心室形态及占位性病变。

（6）室间隔前基部与左室后壁运动方向、幅度、舒缩期厚度变化。

（7）心包腔内有无积液及占位性病变。

（8）冠状动脉窦大小及扩大的原因。

2. 心底短轴切面及观察内容

探头置于胸骨左缘第2、第3肋间，心底大血管的正前方，探测平面与乳头和右肋弓连线基本平行。应显示出主动脉根部及其瓣叶、左心房、房间隔、右心房、右室流出道、三尖瓣、肺动脉近端、左冠状动脉主干等。如切面稍向上倾斜，则见肺动脉主干及左右分支。此切面可观察以下内容。

（1）主动脉瓣，包括瓣孔、瓣叶数目，活动度，有无新生物附着。

（2）主动脉根部、主动脉窦及窦瘤，夹层动脉瘤。

（3）左心房横径、左心房肿瘤、左心房血栓。

（4）房间隔。

（5）右心室及右室流出道。

（6）肺动脉及肺动脉瓣、左右肺动脉分支。

（7）动脉导管未闭，主、肺动脉窗。

3. 二尖瓣口水平短辅切面及观察内容

探头置于胸骨左缘第3、第4肋间，探测平面与左肩和右肋弓连线基本平行。可见左、右室腔，室间隔，左室前，后壁及侧壁，二尖瓣口等。如将探头稍向下倾斜，即可获得腱索水平之图像。可观察以下内容。

（1）二尖瓣前后叶形态与活动，测量二尖瓣口面积。

（2）评价左室壁运动和增厚率。

（3）估测双侧心室的压力和容量负荷。

4. 心尖四腔切面及观察内容

探头置于心尖冲动处，指向右侧胸锁关节，室间隔起于扇尖，向远端延伸与房间隔相连续。可观察以下内容。

（1）评价双心房和双心室的大小、方位和结构。

（2）评价室间隔、房间隔的连续性以及房室管畸形和心内膜垫缺损。

（3）通过室间隔和房间隔的弯曲比较两侧心腔的容量与压力负荷水平。

（4）了解二、三尖瓣的附着位置及其结构的完整性。

（5）记录瓣口及流出道血流。

（6）了解肺静脉、腔静脉血流情况。

5. 剑突下（肋下）四腔切面及观察内容

探头置于剑突下腹中线略偏左，声束指向左肩，接近于冠状切面，在声像图上近区扇尖处可见实质回声，其次为右心室、右心房、左心室、左心房等。该切面的声束与房间隔直，所显示的房间隔是完整的，一般没有假性回声中断，判定房间隔缺损时，该切面必不可少。还可显示右心室隔面的情况，故对右室隔面心肌梗死可提供某些诊断依据。本切面亦可用于显示肺静脉与左心房的连线关系。

（1）房间隔连续性。

（2）心房内径、心脏压塞、心脏畸形。

6. 胸骨上窝主动脉弓长轴与短轴切面及观察内容

探头置于胸骨上窝，声束与左肩和右乳头连线平行，指向心脏。探测平面通过主动脉弓长轴，可显示升主动脉、主动脉弓、降主动脉、主动脉弓上的大血管分支、右肺动脉横断面、左心房等。探头从主动脉长轴方位顺钟向旋转90°，使中心声束指向下稍朝后可获得主动脉的短轴切面。

（1）主动脉弓部、头臂支、升主动脉远端降主动脉近端，有肺动脉的短轴。

（2）主动脉弓短轴显示：主动脉横断面和肺动脉干分支处、右肺动脉长轴。

（3）长短轴切面观察主动脉弓的走向，宽度分支情况及动脉导管情况。

7. 心尖两腔心切面及观察内容

探头置于心尖冲动处，指向右侧胸锁关节，呈现心尖四腔图像后，转动90°，沿左心长轴取纵切面，声束与室间隔平行，不经过室间隔，着重显示左心室与左心房。可测量左心室长轴长度，左室排血量及观察以下内容。

（1）左房左室。

（2）二尖瓣前后叶。

（3）左室前壁及左室下壁。

七、多普勒超声心动图

多普勒超声心动图简称 D 型超声诊断法。多普勒超声技术近几年有了很大发展，已形成了多普勒超声心动图学。多普勒超声血流仪基本类型有三种，即连续波多普勒血流仪、脉冲多普勒血流仪和多普勒彩色血流显像仪。目前在临床应用最普遍的是脉冲多普勒血流仪。

（一）多普勒超声检查的输出

1. 可闻信号

由于多普勒超声检查的发射频率，经心内正常或异常，血流所致频移范围在 400 ~ 5 000 Hz，属于可闻声的范围，故可用可闻声信息输出，是多普勒超声检查的敏感指标，借以来判断声束是否探及射流，以及所测得的频移是否为真正的最大频移。

2. 图像显示

其横轴表示时间，纵轴表示频移或流速，矢状轴表示强度以灰阶显示，是目前完善的显示方法。多普勒频谱由一系列光点组成，中间线为基线，在此线以上的频移为正，表示血流朝向探头流动；在此线以下的频移为负，表示血流背离探头流动。从频谱上可估测取样容积内血流的三种流体力学特征。

（1）血流方向：是朝向探头还是远离探头，以确定分流或反流的方向。

（2）时相：由心电图和 M 型超声心动图来确定取样容积内血流运动的时相关系。

（3）血流性质：由频谱图像决定血流性质，属于层流还是湍流。

除此之外，还可以求得血流的瞬时速度，以及动脉血流射血时间长短，血流速度上升的快慢。

（二）多普勒频谱分析内容

一般频谱分析内容主要有四项，即时相（收缩期或舒张期）、频谱形态（光点分布、空窗、频谱包络）、血流方向（在基线上或下，即血流朝向探头或远离探头）及频移幅值。其中时相特征对诊断疾病最重要。

八、三维超声心动图

三维超声心动图包括三维重建超声心动图和实时三维超声心动图两类。前者是先获取一系列的二维超声心动图切面并输入计算机系统，然后应用计算机软件进行三维重建，以获取三维超声心动图。该方法操作复杂，检查费时。实时三维超声心动图是近年来发展起来的一项新技术，为实时显示心脏三维的形态结构提供了一种新方法，已逐步应用于临床。三维超声心动图的临床用途为观察心脏形态结构、确定瓣膜病变性质、探查间隔缺损、观察室壁活动、确诊心腔肿物及夹层动脉瘤等。

九、心脏声学造影

心脏声学造影又称心脏超声造影或造影超声心动图，是一种经心导管或外周静脉注入声学造影剂，超声心动图显示造影剂显影部位、时间、顺序、流动方向、时相，判断心腔内有无分流与反流的检查技术。近年来这一技术的进一步引申产生了心肌声学造影技术。将声学造影剂注入冠状动脉进入心肌，通过分析心肌显示密度差及显影缺损，判断冠状动脉狭窄或阻塞部位、程度等，协助冠心病定量诊断。同时也进一步发展了腹部脏器声学造影及血管声学造影检查。

（一）右心系统声学造影

1. 检查方法

经周围静脉注射声学造影剂，可清晰观察由右向左的分流，进行解剖结构定位。由于操作简便，结果准确，且属于非创伤性检查，故应用十分广泛。

2. 临床应用

1）右向左分流

（1）房间隔及室间隔缺损：肺动脉高压致右心压力达左心压力1/3时，开始出现舒张期右心室→左心室分流，表现为少量造影剂由缺损部进入左心室。咳嗽加压时有时也可见右心房→左心房分流。随肺动脉压增高分流时相和量逐渐增加。

（2）法洛四联症：收缩期造影剂由右心室流出道进入主动脉。

（3）法洛三联症：部分造影剂由右心房进入左心房。

（4）三尖瓣闭锁：造影剂由右房全部进入左心房、左心室，再部分进入右心室。

2）观察异位引流：由左上腔静脉引流入冠状静脉窦时，于左肘静脉注射造影剂，扩张的冠状静脉窦首先显影，继而右心房、右心室显影。肺静脉异位引流入冠状静脉窦时，则扩张的冠状静脉窦内不显影。

3）三尖瓣病变的诊断：先天性三尖瓣闭锁造影剂出现顺序为右心房、左心房、左心室、右心室。三尖瓣口舒张期无造影剂出现。三尖瓣关闭不全时则造影剂在三尖瓣口往返流动。

4）对于心内左向右分流的先天性心脏病患者，右心系统声学造影通过观察负性造影区有助于左向右分流的判断。

（二）左心系统造影

常规声学造影剂不能通过肺循环到达左心系统。故需行主动脉逆行插管至左心房或心导管肺小动脉嵌顿注射造影剂行左心造影。

1. 左向右分流

心内间隔缺损时，通常左心压力高，可见造影剂越过缺损口进入右心房或右心室。

2. 瓣膜反流

（1）逆行插管至主动脉根部注射造影剂，如有主动脉反流则见舒张期造影剂反流入左心室。

（2）逆行插管至左心室，如有二尖瓣反流，可见收缩期造影剂由左心室进入左心房。

（三）心肌灌注声学造影

心肌灌注声学造影检查时将直径只有 $3 \sim 5\ \mu m$ 的微气泡声学造影剂经周围静脉注入后，通过肺毛细血管到达左心，当其进入冠状动脉微循环时，产生可以检测的心肌声学造影显像。这是近年来在心脏声学造影基础上发展起来的研究心肌血流灌注和功能的一种新技术。相信随着这项技术深入的开发研究，以及二次谐频成像的应用，心肌灌注声学造影有望成为诊断冠心病的一种无创性检查新方法。

十、经食管超声心动图

经食管超声心动图检查的探头位于食管或胃底，从心脏后方向前扫查心脏，克服了经胸壁超声检查的局限性，不受肺气肿、肥胖、胸廓畸形等因素的影响，能获得满意的图像，为心脏超声诊断开辟了一个新窗口，使心脏疾患诊断的敏感性和特异性均有提高。多平面经食管超声心动图除有单平面和双平面经食管超声探测的优点外，还能观察到360°方位的所有切面，能更为准确地显示心血管病变的全貌。

（一）适应证

各种心血管疾病在经体表超声心动图检查图像不清晰、深部结构不易观察因而诊断不能明确者，均可考虑进行经食管超声心动图检查，其主要适应证如下。

（1）二尖瓣、三尖瓣与主动脉瓣疾病。

（2）人工瓣膜功能异常。

（3）感染性心内膜炎。

（4）主动脉瘤和主动脉夹层。

（5）冠状动脉疾病：如冠状动脉瘘。

（6）先天性心脏病：如室间隔缺损、房间隔缺损。

（7）心腔内肿物及血栓形成。

（8）心脏手术检测。

（二）禁忌证

经食管超声检查是一种非创伤性检查，能为某些心脏病的诊断提供重要依据。在检查过程中非常安全，除咽部不适或轻度恶心外一般无任何反应。但需说明，重症心脏病本身常有一些突发的意外情况，故经食管超声心动图检查过程中，极个别患者也有可能出现某些并发症。

（1）黏膜麻醉剂过敏反应。

（2）恶心、呕吐或呛咳。

（3）严重心律失常。

（4）食管穿孔、出血或局部血肿。

（5）其他意外：如心肌梗死、急性心衰、休克或大出血等。

有以下情况者列为禁忌证：

（1）严重心律失常。

（2）严重心衰。

（3）体质极度虚弱。

（4）持续高热不退。

（5）食管静脉曲张、食管狭窄或炎症。

（6）剧烈胸痛、胸闷或剧烈咳嗽。

（7）血压过高、过低。

（8）急性心肌梗死。

（牛文）

第八章　瓣膜病

第一节 二尖瓣疾病

二尖瓣狭窄

临床所见的二尖瓣狭窄几乎都是风湿病的后遗症。单纯性二尖瓣狭窄占慢性风湿性心脏病的 39.1%，男女比例为 1:4 或 1:3。

一、病因、病理

正常成人二尖瓣口面积为 $4.0 \sim 5.5 \text{ cm}^2$，当二尖瓣口的面积因某种原因变小时，称为二尖瓣狭窄。

风湿性二尖瓣狭窄是风湿性心内膜炎遗留的瓣膜交界处、腱索、乳头肌粘连、融合而造成的瓣口狭窄。轻者仅瓣膜交界处粘连，使瓣口缩小；重者瓣膜增厚，活动受限，瓣口呈鱼嘴形，称为隔膜型。在早期，瓣膜仍柔韧而有弹性，病程愈长，粘连愈重，瓣口愈窄。最后瓣膜钙化，腱索融合、缩短，将二尖瓣拉向左室腔，形成漏斗状，称为漏斗型。

二、临床表现

（一）症状

1. 呼吸困难

呼吸困难为最常见的早期症状。患者首次呼吸困难发作常以运动、精神紧张、性交、感染、妊娠或心房颤动为诱因，并多先有劳力性呼吸困难，随狭窄加重，出现静息时呼吸困难、端坐呼吸和阵发性夜间呼吸困难，甚至发生急性肺水肿。

2. 咯血

咯血有以下几种情况：

（1）突然咯大量鲜血，通常见于严重二尖瓣狭窄，可为首发症状。支气管静脉同时回流入体循环静脉和肺静脉，当肺静脉压突然升高时，黏膜下淤血、扩张而壁薄的支气管静脉破裂引起大咯血，咯血后肺静脉压减低，咯血可自止。多年后支气管静脉壁增厚，而且随病情进展肺血管阻力增加及右心功能不全使咯血减少。

（2）阵发性夜间呼吸困难或咳嗽时的血性痰或带血丝痰。

（3）急性肺水肿时咳大量粉红色泡沫状痰。

（4）肺梗死伴咯血，为本症晚期并发慢性心衰时少见的情况。

3. 咳嗽

咳嗽多在劳累后或夜间加重，由肺淤血所致，常为干咳。合并支气管炎或肺部感染时，可咳出黏液样或脓性痰。巨大右心房压迫支气管也可引起咳嗽和声音嘶哑。

4. 心悸

二尖瓣狭窄早期左房压升高，引起房性或窦性心动过速，出现心房颤动时也会出现心悸，左心功能不全、儿茶酚胺分泌增加、缺氧等也可引发心悸。

5. 其他

左心房增大、肺动脉扩张压迫喉返神经可引起声音嘶哑；严重肺动脉高压致三尖瓣关闭不全，胃肠、肝淤血，可出现上腹饱胀、食欲减退、双下肢水肿等。

（二）体征

1. 心尖部舒张期杂音

心尖部舒张期杂音是二尖瓣狭窄最重要的体征。听诊，在心尖部可闻及舒张中晚期低调隆隆样杂音，响度与二尖瓣狭窄严重程度有关，但不成正比。

2. 第一心音亢进和开瓣音

二尖瓣狭窄的第一心音（S_1）常增强，有时能听到开瓣音，均表明瓣叶质量尚可，弹性较好。

3. 肺动脉瓣第二心音亢进

在肺动脉高压时，肺动脉瓣第二心音（P_2）常强于主动脉瓣第二心音。

4. 其他

口唇轻度发绀，面颊发红呈"二尖瓣面容"。肺淤血时有肺底湿啰音等。右侧心衰时有体循环淤血体征。

三、超声检查

二维超声显像能够直接反映二尖瓣及其瓣下结构的解剖形态及其动态变化规律，包括二尖瓣叶、瓣环、腱索、乳头肌等，是诊断二尖瓣狭窄最可靠的方法。胸骨旁左室长轴切面，心尖四腔心切面，心尖左室长轴切面，左室短轴切面则能显示二尖瓣口的形态以及瓣口面积，还能显示腱索的融合情况，这些信息对于判断二尖瓣病变的性质、程度和手术决策均有重要的意义。应用脉冲和彩色血流显像进行定量诊断应选用心尖左室长轴切面和心尖四腔心切面，以保证声束方向和血流方向尽可能一致。彩色血流显像可进一步评价二尖瓣狭窄血流柱的方向，有利于选择合适的透声窗行连续多普勒检查。

（一）二维超声心动图

（1）二尖瓣前后叶轻者不均匀性增厚，重者一致性增厚，回声增强。瓣尖部增厚呈鼓槌状。二尖瓣后叶牵拉向前。

（2）二尖瓣前叶瓣体舒张期呈圆隆状向前隆起。

（3）瓣口面积 < 2.5 cm²，形态不规则。轻度狭窄瓣口面积为 1.5 ~ 2.5 cm²；中度狭窄瓣口面积为 1.0 ~ 1.4 cm²；重度狭窄瓣口面积为 0.5 ~ 0.9 cm²。

（4）腱索乳头肌回声增粗、增强、粘连。

（5）左心房大、右心室大、肺动脉增宽。

（6）并左房血栓时，左房内见雾状团块，一般不活动，亦见有活动者。

（7）CDFI：显示舒张期二尖瓣血液流束变细，呈花色射流，最大流度 2～4 m/s。

（二）M 型超声心动图

M 型超声心动图可见二尖瓣前叶活动曲线舒张期正常双峰消失，EF 斜率下降缓慢〔正常速度为（110±25）mm/s〕，重度呈平台样改变。前后叶活动曲线呈同向运动。

（三）彩色多普勒血流成像

因二尖瓣口狭窄，显示为红色变窄的五彩镶嵌的射流束。二尖瓣口左心房侧因血流加速出现半圆形的血流会聚区。

（四）频谱多普勒

在瓣口左室侧可探及舒张期湍流宽带频谱。舒张早期血流速度增快，E 峰 >150 cm/s，压力减半时间延长。

（五）经食管超声心动图

（1）个别患者透声条件较差，经食管超声心动图（TEE）可清晰显示二尖瓣及其腱索细微结构。

（2）二维超声显像检出左心房血栓的敏感性为 50%～60%。对体积较小、位于左心耳处的血栓经胸二维超声显像较容易漏诊。经食管超声在检测左心房内自发性的血液淤滞和评价左房耳郭和体部血栓方面远较经胸超声优越。

二尖瓣关闭不全

根据二尖瓣疾患的统计，以二尖瓣关闭不全为主要缺损者约占总数的 34%，其中约半数为单纯性关闭不全，另一半则伴有二尖瓣狭窄。

一、病因

绝大多数的器质性二尖瓣关闭不全系风湿热的遗患，其他可造成二尖瓣关闭不全的因素为感染性心内膜炎、心肌梗死（乳头肌功能不全或腱索断裂）、二尖瓣环钙化等。

二、病理

二尖瓣关闭不全的病理改变是瓣膜由于炎症、纤维化而缩小变硬；乳头肌和腱索变粗、融合和缩短，使瓣膜不能完全关闭。

三、临床表现

（一）症状

轻度二尖瓣关闭不全可无自觉症状，且无症状期较长，但一旦出现症状，病情多较严重。心排血量减少时可有疲乏、心悸，肺淤血时可有呼吸困难，但咯血、急性肺水肿及动脉栓塞远较二尖瓣狭窄少。后期也可出现右心衰的症状。

（二）体征

心尖冲动向左下移位，心浊音界向左下扩大，心尖可扪及有力的、局限性的抬举样冲动，偶可触及收缩期震颤。心尖区可闻及响亮、粗糙、音调较高、时限较长的全收缩期吹风样杂音，常向左腋下传导，吸气时减弱，呼气时稍增强，杂音常掩盖第一心音，第一心音减弱。肺动脉瓣听诊区第二心音正常、亢进或分裂，吸气时更明显。因舒张期大量血液流入左心室，常有第三心音出现，卧位时更明显。

四、超声检查

（一）二维与 M 型心动图

M 型心动图诊断二尖瓣关闭不全缺乏特异性。

1）二尖瓣关闭不全的表现

（1）左室长轴或四腔切面显示收缩期二尖瓣不能闭合或对合错位间隙 >2 mm。单纯二尖瓣关闭不全时，瓣膜增厚、钙化及腱索增粗、粘连、缩短不明显。合并狭窄时改变较明显。

（2）左室二尖瓣口短轴切面显示前后瓣叶及交界处不能完全闭合。轻度关闭不全时前外或后内交界小范围闭合不良。重度关闭不全时瓣叶部分或全部不能闭合。

（3）先天性二尖瓣裂时左室二尖瓣口短轴或长轴切面显示收缩期二尖瓣前叶闭合不良呈左、右或上、下两部分。

2）左心房和左心室不同程度扩大。

3）室间隔及左室后壁活动幅度增大。

（二）多普勒超声

1. 彩色多普勒血流成像

收缩期由二尖瓣口射入左心房的蓝色为主五彩镶嵌的反流束，其方向分为中心型和偏心型。二尖瓣单一瓣叶脱垂引起的反流为沿壁偏心射流。

2. 心尖四腔切面

脉冲多普勒取样容积置于二尖瓣上，记录到收缩负向为主的双向高速血流频谱。

3. 连续波多普勒

取样线通过二尖瓣口可记录到收缩期负向高速血流频谱，反流速度为 4~5 m/s。

（三）经食管超声心动图

（1）对于胸壁条件不好，经胸图像欠佳的患者，经食管超声心动图可以清晰显示二尖瓣叶及其关闭细节，并可详细观察有无小腱索断裂等。

（2）对于较小的赘生物的显示具有更高的敏感性。

（王雪纯）

第二节　主动脉瓣疾病

主动脉瓣关闭不全

在风湿性心脏病中，主动脉瓣关闭不全较为常见。

一、病因、病理

主动脉瓣关闭不全最常见的病因是风湿热。主动脉瓣关闭不全占风湿性瓣膜病的30% ~40%，绝大部分合并二尖瓣病变。

主要病理改变为主动脉瓣炎症和肉芽组织形成，瓣膜增厚硬化、缩短和畸形，产生关闭不全，常伴主动脉瓣狭窄。左心室有不同程度的扩张和肥厚。

二、临床表现

主动脉瓣关闭不全早期常无症状，或仅有心悸和头部搏动感，心前区不适。晚期可出现劳力性呼吸困难，少数可有心绞痛或昏厥，最后可出现右心衰竭表现。

体征：胸骨左缘第三肋间舒张早期递减型哈气样杂音，音调高，杂音时限愈长表明回流程度愈重，杂音可传至心尖及主动脉瓣区，在坐位身体前倾及呼气期末较清楚。回流重者主动脉第二音减弱或消失。相对二尖瓣关闭不全可出现舒张期杂音（Austin - Flint杂音）。舒张压明显降低时，患者面色苍白，脉压增大，出现周围血管征：水冲脉、枪击音、毛细血管搏动以及动脉双重杂音（Duroziez征）。

三、超声检查

（一）二维超声心动图

（1）主动脉瓣回声增加，舒张期正常的"Y"字形结构消失，不能完全合拢，活动受限，若瓣膜断裂，舒张期可脱向左室流出道，呈连枷样运动。

（2）左心室增大，左室流出道增宽，呈左室容量负荷过重。

（3）二尖瓣曲线可见高速扑动。

（二）M型超声心动图

（1）主动脉瓣开放速度增快，开放幅度增大，一般可在 20 mm 以上。

（2）主动脉瓣关闭时不能合拢，可见主动脉瓣关闭线呈双线，关闭线裂隙大于 1 mm 时，对主动脉关闭不全有诊断意义。

（3）二尖瓣前叶可因受主动脉反流血液的冲击，造成二尖瓣前叶发生频率高、振幅小的振动，每秒可为 30～40 次，振幅 2～3 mm。起始于二尖瓣前叶最大开放时，心室收缩期消失。二尖瓣叶舒张期振动的诊断意义大于瓣叶的不能合拢。急性主动脉瓣关闭不全时，左心室衰竭，可见二尖瓣提前关闭，此时 C 点在心室收缩前出现，A 峰消失。

（4）主动脉增宽，主波增高，重搏波低平或消失，主动脉壁下降速度明显增快或消失，左心室扩张，左心室收缩增强。

（三）多普勒超声心动图

1. 彩色多普勒血流成像

CDFI 可直接显示舒张期起源于主动脉瓣环的红色为主的反流束，并延伸入左室流出道。CDFI 不仅可对主动脉瓣关闭不全做出定性诊断（敏感性、特异性可达100%），还可进一步确定关闭不全的程度。根据反流束在左室流出道内的最大宽度和左室流出道宽度的比值，可将关闭不全分为Ⅲ度，轻度关闭不全者两者间比值小于 25%，中度为 25%～65%，重度大于 65%。

2. 脉冲多普勒检查

将取样容积置于主动脉瓣环下，测及起源于主动脉瓣的高速异常血流，并向左室流出道延伸。反流速度出现混叠效应。

3. 连续多普勒检查

连续多普勒检查在左室流出道可记录到舒张期反流频谱，持续全舒张期，频谱曲线呈正向梯形状。最大反流速度一般大于 4 m/s。

主动脉瓣狭窄

风湿性主动脉瓣狭窄多数合并关闭不全。

一、病因、病理

最常见的原因是先天性二叶主动脉瓣，而风湿热所致主动脉瓣狭窄以男性为多，大都同时合并主动脉瓣关闭不全及二尖瓣病变，单纯性主动脉瓣狭窄罕见。

病理特点是瓣叶呈纤维性肥厚，交界部粘连融合，可伴有不同程度的关闭不全。

二、临床表现

（一）症状

轻度狭窄多无症状。病变加重时，出现疲乏、劳力性呼吸困难、眩晕或晕厥、心绞痛和左心衰竭，甚至猝死。

（二）体征

主动脉瓣区可听到响亮、粗糙的喷射性收缩期杂音，向颈部及锁骨下传导，常伴有收缩期震颤。主动脉瓣区第二心音减弱。严重时收缩压降低，脉压变小，脉细弱。

三、超声检查

（一）二维超声心动图

（1）主动脉瓣叶增厚、增强。

（2）瓣口变小、变形，呈不对称的梅花样变。瓣口轻度狭窄面积为 $1.0 \sim 1.5$ cm^2；$0.7 \sim 1.0$ cm^2 为中度，0.7 cm^2 以下为重度。

（3）主动脉内径增宽，壁稍增厚，左心室增大，室壁增厚。

（4）部分伴主动脉瓣及二尖瓣关闭不全。

（二）M型超声心动图

主动脉瓣狭窄时，主动脉血流灌注减少，因此心底波群的主动脉根部活动曲线 V 波减低、V′波显示不清。主动脉瓣曲线增粗，反射增强，主动脉瓣开放幅度减少（小于16 mm），心室波群显示室间隔与左室后壁增厚，厚度多在 13 mm 以上。

（三）多普勒超声心动图

1. 彩色多普勒血流成像
CDFI 示主动脉瓣上收缩期五彩镶嵌湍流束，其过瓣宽度变窄。
2. 脉冲多普勒
脉冲多普勒于瓣上记录到频带增宽或内部充填的湍流频谱。
3. 连续波多普勒
连续波多普勒测瓣上流速多在 1.5 m/s 以上。

（牛文）

第三节 三尖瓣疾病

三尖瓣狭窄

三尖瓣狭窄十分少见，多为风湿性病变的结果，常见于女性，病理改变与二尖瓣狭窄类似。少见病因有先天性三尖瓣闭锁、右房肿瘤及类癌综合征。

一、病理生理

右心房流向右心室的血流受阻引起右心室排血量减少、右心房和体静脉系统则压力增高，长期静脉压增高和肝淤血最后产生腹水。

二、临床表现

（一）症状

三尖瓣口面积 $<1.5\ cm^2$ 时可出现症状，主要表现为低心排血量引起的疲乏和体静脉淤血引起的右心衰竭征象。若合并有二尖瓣狭窄，则通常二尖瓣狭窄发生于三尖瓣狭窄之前，许多患者初期有肺淤血的症状，如果二尖瓣狭窄严重而肺淤血改善，则提示发生三尖瓣狭窄的可能性。

（二）体征

1. 视诊
视诊发现颈静脉充盈或怒张，并可有收缩期前搏动。
2. 触诊
胸骨左缘第 3～5 肋间可触及舒张期震颤。可有肝大、腹水征和两下肢凹陷性水肿。
3. 叩诊
叩诊发现心浊音界向右扩大。
4. 听诊
胸骨下端左侧可闻及舒张期隆隆样杂音，收缩期前增强和直立位深吸气时增强。

三、超声检查

（一）二维超声心动图

三尖瓣叶增厚、回声增强，常以瓣尖受累明显，舒张期三尖瓣口开放减小，瓣体呈圆隆状膨出，右心房增大明显，下腔静脉增宽。

（二）M 型超声心动图

三尖瓣狭窄的 M 型超声心动图与二尖瓣狭窄表现相似，即三尖瓣叶曲线增粗，回声增强，三尖瓣前叶 EF 斜率减慢，典型者呈"城墙样"改变。

（三）多普勒超声心动图

1. CDFI

三尖瓣狭窄时，在右心室内显示来自三尖瓣口的以红色为主的多色镶嵌的血流信号，吸气时该血流的彩色亮度增加。

2. 脉冲多普勒

取样容积置于瓣下记录到流速增快、频带增宽或大部分充填的湍流频谱，E 峰减速度降低。

三尖瓣关闭不全

三尖瓣关闭不全发病较三尖瓣狭窄多见。器质性三尖瓣关闭不全多见于先天性心脏病、三尖瓣脱垂、感染性心内膜炎、冠心病、类癌综合征及风湿性心脏联合瓣膜病等。后者病理解剖与风湿性二尖瓣病变相同。肺动脉高压及三尖瓣环扩张可导致功能性三尖瓣关闭不全，如风湿性二尖瓣疾病、先天性心血管病（肺动脉狭窄、艾森门格综合征）和肺心病等。

一、病理生理

功能性三尖瓣关闭不全，先是由于肺动脉高压引起右心室压力负荷过重，最终导致右心衰竭。器质性三尖瓣关闭不全时，其肺动脉压和右心室收缩压正常，右心室舒张压和右心房压升高。右心室衰竭时，可出现体循环静脉淤血的一系列症状。

二、临床表现

（一）症状

体循环静脉系统淤血表现，如肝大、下肢水肿，晚期可出现腹水、发绀、黄疸及恶病质。

（二）体征

1. 视诊

心前区可由于右心室急速充盈所致的舒张期冲动，颈部静脉显示收缩期搏动，有腹水者显示腹部膨隆。

2. 触诊

肝脏大，可有收缩晚期肝脏扩张性搏动。

三、超声检查

（一）二维超声心动图

右心房、右心室均明显扩大，下腔静脉增宽，三尖瓣叶活动幅度增大，收缩期瓣口不能完全闭合。如是风心病引起的三尖瓣关闭不全，可见瓣尖增厚，呈"鼓槌状"。其他病变引起者，在二维超声上也显示相应的原发病变的改变。

（二）M 型超声心动图

功能性三尖瓣关闭不全，三尖瓣叶的 M 型曲线仅表现为 E 峰幅度增高，瓣叶开放与关闭速度增快；如是器质性病变引起的三尖瓣关闭不全，三尖瓣 M 型曲线则有原发病变的表现。心室波群表现右心室增大，室间隔与左心室后壁呈同向活动，即出现右心室容量负荷过重的表现。

（三）彩色多普勒血流成像

CDFI 示收缩期由三尖瓣口射向右心房内的、以蓝色为主的五彩镶嵌反流束。

（四）声学造影

声学造影可见造影剂排出延迟，在三尖瓣口来回穿梭运动，严重时造影剂逆流入下腔静脉及肝静脉内。

（牛文）

第九章　心包疾病

第一节 心包积液

心包积液是常见的心脏疾病，其病因常见的有结核、风湿、细菌或病毒感染、肿瘤及某些全身性疾病等。

一、病理

心包分纤维性心包和浆膜性心包两部分。前者在心包的最外层、较厚，为致密而坚韧的结缔组织构成，伸缩性较小；后者较薄而光滑，分为壁层和脏层，壁层衬于纤维心包的内面，脏层紧贴心外膜。两层之间有一间隙为心包腔，正常含 20~30 mL 浆液，起润滑作用。当心包液体增多时，临床上诊断为心包积液。心包腔在心尖部、心前区及膈面区间隙范围较大，心包积液时脏、壁两层心包膜分开，因重力作用，心底及隐窝积液较多，也可位于斜窦及横窦。心包腔潴留液体增加时，腔内压力升高，当达一定程度时，心脏扩张受限，以致心室血液充盈减少，心排出量随之下降，静脉压升高，造成肝淤血，下肢水肿。当心包腔内积液量过多或积聚速度过快时，则出现心包填塞征。

心包积液吸收良好，则无任何后遗症，如果积液内含有较多的细胞成分及纤维素，则吸收较为困难，心包可粘连增厚，影响心功能。

三、临床表现

急性心包炎有心前区疼痛、呼吸困难，液量多者心界大，心音低。液量少者，心界可正常，心音不遥远，可听到心包摩擦音。X 线检查见心影增大如烧瓶状或球形，心尖搏动减弱或消失。心电图检查示 ST 段抬高、弓背向下，T 波低平或倒置，QRS 波群低电压，可见电压交替现象。

三、超声检查

（一）二维超声心动图

1. 少量心包积液（积液量 < 200 mL）

（1）胸骨旁左室长轴切面示左室后壁脏、壁层心包分离，内部为液性暗区 < 10 mm，一般 5 mm 左右。

（2）右室前壁与心包壁层之间无液性暗区。

2. 中等量心包积液（积液量 200~500 mL）

（1）胸骨旁左心室长轴切面，左室后壁与壁层心包之间液性暗区为 10~20 mm。

（2）右心室前壁与壁层心包之间见小于 10 mm 的液性暗区。

（3）心脏的外侧、前方及后方均分布带状液性暗区，左心室短轴切面见左心室外周液性暗区呈弧形。有时左房后也可见少量液性暗区。

3. 大量心包积液（积液量 > 500 mL）

（1）于左室长轴切面见包绕心脏的半环形液性暗区已超越房室环区，这是心包有积液的表现。此时若做乳头肌水平横切面，则可见整个左心室被"浸泡"在液体内。

（2）大量心包积液而无包裹时，可见"悬吊"于大血管下的心脏在液体中自由摆动，收缩期向前，舒张期向后，称为"摇摆心"。

（3）大量心包积液时，心脏收缩期前移、摆动和旋转，液体挤压右心室流出道，可使右心室流出道变窄。

二维超声还可提示不同的病理改变：若以渗出为主，心包腔呈无回声暗区；若以纤维素渗出为主，则于液性暗区内可见随心动周期有规律出现的摆动的条带状回声，形如水草或飘带，故有人将其称为"水草征"或"飘带征"；若为脓性，则积液可局限或呈多房网格状，内可见点状强回声。

（二）M 型超声心动图

中等量到大量心包积液时，于右室前壁曲线前方及左室后壁活动曲线后方可见心包脏、壁层分离出现液性暗区。大量心包积液时，心脏呈摆动征，室间隔与左室后壁、右室前壁出现同步、同向运动。由心室向心尖部扫查时，心室收缩期，心尖抬举，心包腔液性暗区内有一束光点反射；心室舒张时，心尖下垂离开声束，心包腔内无反射出现，形成一间歇出现的光点回声，即"荡击波"征。

（牛文）

第二节　缩窄性心包炎

缩窄性心包炎为急性心包炎的后遗症。它可发生于急性心包炎后的 2 ~ 8 个月。

一、病因和病理生理

在能肯定的病因中，结核占首位；其次为化脓、创伤、肿瘤，近年认为非特异性、尿毒症性、系统性红斑狼疮性心包炎也可引起缩窄性心包炎，而风湿性心包炎很少引起缩窄性心包炎。

缩窄性心包炎时，心包已由坚硬的纤维组织所代替，失去其原有的弹性，形成一个大小固定的心脏外壳，妨碍心脏的扩张。在心室舒张早期（快速充盈期），血液尚能迅速流入心室，然而，在心室舒张的中、晚期，心室的扩张突然受到心包限制，血液充盈受阻，心室内压力迅速上升，此时在颈静脉波上可见明显的"y"形倾斜的突然回升；同时，由于流入心室而突然受到限制的血液冲击心室壁和形成漩涡而产生振动，因此在听诊时可闻及舒张早期额外音——心包叩击音。由于心室舒张期容量固定，心排血量降低并保持固定，只有通过代偿性心率加速，才能维持偏低的心排血量；当增加体力活动时，由于心率不能进一步加速，心排血量不能适应机体的需要，临床上就出现呼吸困难和血压下降。在心包缩窄的后期，由于心肌的萎缩影响心脏的收缩功能，心排血量减少更为显著。

缩窄性心包炎的奇脉发生机制基本上与心脏压塞相同，但因心脏附近的大血管的粘连和心包腔的闭塞，使呼吸对心排血量的影响减少，奇脉的发生较心脏压塞少见。

二、临床表现

起病隐匿，常于急性心包炎后数月至数年发生缩窄性心包炎。患者临床表现有不同程度呼吸困难，腹部膨胀，乏力、肝区疼痛。体检时可见肝大、颈静脉怒张、腹水及下肢水肿，有 Kussmaul 征，即吸气时颈静脉更为扩张。心脏体征有心尖冲动不易触及，心浊音界正常，心音减低，可以听到心包叩击音。

三、超声检查

（一）B 型超声表现

（1）心包增厚，各切面均可显示心包脏层和壁层增厚，回声增强。心包钙化时可见心包明显增强的光带。

（2）心脏外形改变：缩窄的心包可使心脏外形变形，如缩窄部位位于房室环处则于四腔切面显示心脏形态酷似"葫芦状"。

（3）房室大小改变：左、右心房增大，心室内径正常或稍小。左室长轴切面上因左房增大，测量左房与左室后壁连接处心包表面形成的夹角 <150°。

（4）室壁活动受限：左室壁舒张中晚期运动受限，呈平直状，或向后运动消失。室间隔运动异常，舒张期出现异常后向运动。

（5）下腔静脉、肝静脉扩张，剑突下长轴切面显示下腔静脉内径增宽，肝静脉内径亦增宽。

（二）M 型超声表现

（1）由于心包的纤维化、增厚及钙化，坚厚的心包限制了心脏的舒张，表现为心室波群左室后壁于舒张中晚期运动平坦。

（2）当左心房收缩期时，由于左心室后壁向后运动受阻，舒张晚期室间隔向前运动显著。

（3）右心室及右心房受压、右心房压增高，下腔静脉回流受阻，管腔扩大且不随呼吸而发生改变。

（4）右心室舒张压极度增高，超过了肺动脉压，致使肺动脉瓣提前于舒张期开放。

（5）在心室波群，可显示心包增厚，回声增强。

（三）彩色多普勒血流成像表现

（1）用 CDFI 可测得右心房、右心室、肺动脉和左心室的内压，由于心脏舒张受限，因而上述部位的舒张压均明显增高。

（2）二尖瓣口血流频谱出现明显的舒张充盈受阻征象，即舒张早期流速增快，E 峰较高；而晚期充盈速度显著减慢，A 峰降低，因而 E/A 明显增大。

（牛文）

第十章　心脏肿瘤

心脏肿瘤在临床非常少见，可分为原发性和继发性两大类。按其发生的部位又将其分为心内膜肿瘤和心肌肿瘤。心内膜肿瘤主要向心腔内生长，又称为心腔内肿瘤，占原发性心脏肿瘤的90%左右，其中约97%为黏液瘤，其他类型的肿瘤很少见。

一、临床表现

左房黏液瘤在舒张期常随血流向左心室移动，阻塞二尖瓣口；收缩期黏液瘤又退回左心房，临床表现似二尖瓣狭窄，约1/3患者舒张期或双期杂音随体位变化而出现、消失或改变强度。瘤体碎片脱落，可引起体动脉或肺动脉栓塞，产生相应的表现并可致死。此外，患者临床上还可表现有反复发热，体重减轻，关节痛、贫血、血沉增快，血清球蛋白增多等全身性表现和心脏血流受阻表现。

二、超声检查

（一）二维超声心动图

1. 二维超声图像
二维超声图像显示心腔内圆或椭圆形包块，包块轮廓清晰。
2. 内部回声
内部回声分布均匀，呈点状回声，回声强度中等。黏液瘤中央有液化时可见小的散在的液性暗区。
3. 活动时形态可变
活动时形态可变，可成长圆形根部与心腔壁附着，瘤体大部分游离于心腔中，具有较大的活动性，在心动周期中做有规律的运动。
4. 左房黏液瘤
左房黏液瘤收缩期在左心房内，舒张期二尖瓣开放时，瘤体可脱入到二尖瓣口，甚至进入左心室内。瘤体伸长呈长圆形或舌状。
5. 右房黏液瘤
右房黏液瘤与左房黏液瘤类似，在收缩期位于右心房内，舒张期可脱入到三尖瓣口或右心室内。
6. 左室黏液瘤
左室黏液瘤一般在流出道附近多见，其根部在左心室壁上。活动性较心房黏液瘤小，但也可见在收缩期向流出道运动，舒张期向左室腔内运动。

（二）彩色多普勒血流成像表现

CDFI显示肿瘤周边的高速血流，提示瘤体堵塞瓣口，导致有效瓣口面积减小，瓣口两端压差增大的血流动力学改变。
近年来，MRI、超高速CT技术等可安全用于黏液瘤的诊断，但因其价格昂贵不便重复，实时评价瘤体整体状况的能力不如二维超声心动图，应用范围受到极大限制。

（牛文）

第十一章　先天性心脏病

第一节 动脉导管未闭

动脉导管未闭是小儿先天性心脏病常见类型之一，占先天性心脏病发病总数的15% ~20%。动脉导管是胎儿期血液循环的主要生理性血流通道。正常出生后即功能性关闭，3 ~6 个月时解剖关闭，若持续开放，产生病理生理改变，即称为动脉导管未闭。

一、病因

动脉导管是位于主动脉峡部和左肺动脉根部之间的主动脉—肺动脉通道，它是胎儿期间生理状态所必须有的通道，但绝大多数动脉导管在出生后两个月内逐渐闭合成为动脉韧带。如果出生后持续开放就会构成主动脉和肺动脉之间的异常通道，在肺动脉水平产生左向右分流而发生一系列病理生理变化。

二、分型

（一）管型

管型为管样，长度一般为 10 mm，也有长达 30 mm 者，直径 5 ~10 mm 不等。

（二）窗型

主、肺动脉紧贴呈窗样，直径略大。

（三）漏斗型

主动脉端粗大，肺动脉端细小。

三、临床表现

自幼易患伤风、感冒及呼吸道感染，易发热，发育一般较差。

轻者可全无症状，重者可出现心悸、气喘、咳嗽、咯血、乏力及胸闷等，部分患者可并发感染性心内膜炎，晚期患者，可有心衰。有肺动脉显著高压者，因有右至左的分流而出现发绀。

体征：体格瘦小。心脏体征为心前区隆起，心尖搏动强烈，杂音最响处可触及震颤，以收缩期明显。典型体征为胸骨左缘第 2 肋间闻及Ⅲ ~Ⅴ级连续性机器滚动样杂音，向左上方传导。此杂音在婴儿或合并心衰或肺动脉压力较高时，常不典型，因为肺动脉压力较高，主、肺动脉压力差在舒张期不明显，所以仅听到收缩期杂音。肺动脉瓣区第二心音增强，有时有分裂，但都被杂音掩盖，不易听到。分流量大者，因相对二尖瓣狭窄而在心尖部出现舒张中期杂音。脉压增大大于 40 mmHg① 时，周围血管征阳性，可见毛细血管搏动、水冲脉。脉压显著增大时，可闻及股动脉枪击音。

根据杂音的性质和位置，周围血管征，结合下列辅助检查，一般不难诊断，但应与主动脉—肺动脉间隔缺损、主动脉窦动脉瘤破裂、冠状动—静脉瘘和室间隔缺损伴主动脉瓣关闭不全等心脏病相鉴别。临床症状、体征不典型的患者，右心导管检查或逆行主动脉造影可确诊。

四、超声检查

（一）二维及 M 型超声表现

（1）心底短轴切面及胸骨上窝主动脉弓长轴切面可见肺动脉分支处异常通道与降主动脉相贯通，肺动脉干增宽。

（2）左心房、左心室扩大，左心室壁活动幅度增加（左心容量负荷过重的表现）。

（二）彩色多普勒血流成像

CDFI 可见起自降主动脉经过异常通道至肺动脉以红色为主伴有五彩镶嵌的连续性分流信号，多数患者分流束沿肺动脉前外侧壁上行。

（三）频谱多普勒

频谱多普勒通过异常通道开口可探及连续性湍流频谱。当出现肺动脉高压时可表现为舒张期为主的湍流血流信号，甚至出现收缩期负向频谱。

（贺丽丽）

第二节　室间隔缺损

室间隔缺损是小儿最常见的先天性心脏病，据国内统计，其发病率几乎占小儿先天性心脏病的一半。大多单独存在，亦可伴发其他心脏畸形。

一、临床表现

（一）症状

与缺损的大小及分流方向密切相关。小于 0.5 cm 的室间隔缺损可无任何症状；缺损较大又为左向右分流时，可见发育迟缓、瘦小、乏力、气急、咳嗽、多汗，肺部易于

---

① 　1 mmHg≈0.133 kPa。

感染；由于肺动脉和左心房扩大压迫喉返神经，可引起声音嘶哑；当缺损较大，又有肺动脉高压，呈现双向分流或右向左分流时，可见青紫和心功能不全。

（二）体征

（1）胸骨左缘3、4肋间粗糙的全收缩期杂音并扪及收缩期震颤为本病特点。

（2）肺动脉瓣区、P_2 亢进、分裂。

（3）分流量大时由于相对性二尖瓣狭窄，可闻及心尖区舒张期杂音。

（4）叩诊左心室增大，或左、右心室均大。

二、超声检查

（一）二维超声心动图

1. 室间隔回声失落

在不同切面上显示不同位置的回声失落。

2. 膜部室间隔瘤

瘤呈漏斗状，壁薄，基底较宽，顶端小，突向右室。位于三尖瓣隔瓣根部下方左侧。收缩期瘤大，舒张期缩小。膜部间隔瘤的形成，已被证明是室间隔缺损自然闭合的过程。

3. 左心容量负荷过度的表现

小的缺损，分流量小，左右心室无明显扩大。中等以上缺损左向右分流量较大，出现左房、左室径扩大，在心尖四腔切面显示房、室间隔向右侧膨出，左室壁搏动幅度增大，二尖瓣活动幅度大。

4. 右心容量负荷增加的表现

左向右分流致右心室血容量增加，超声显示右心室、右心室流出道及肺动脉径扩大及搏动增强。

5. 肺动脉高压

二维心动图显示肺动脉显著扩大，肺动脉瓣开放时间短及收缩期振动。

（二）M型超声心动图

肺动脉高压时，肺动脉瓣曲线显示a波消失，EF段平坦，伴收缩期提前关闭呈W形或V形。

（三）多普勒超声心动图

1. 彩色多普勒血流超声

收缩期见红色血流束经缺口流向右心室。合并肺动脉高压时，缺口呈双向红蓝色血流。

2. 脉冲多普勒

于缺口右室面录得双向充填的分流频谱。

（四）心脏声学造影

于外周静脉注射造影剂，右心房、右心室显影，右心室压升高者，二维超声心动图显示于舒张早期，少量造影剂经过室间隔的缺口进入左室流出道，M 型于二尖瓣 E 峰之前出现造影剂回声，表示右室压增高超过主动脉压的 50%。造影剂于心室舒张早、中期均进入左室流出道，M 型超声 E 峰及 EF 段之前有造影剂，表示右心室压达主动脉压的 75%。收缩期、舒张期均有右向左分流表示右心室压与主动脉压相当。

（贺丽丽）

第三节　房间隔缺损

房间隔缺损是成人中最常见的先天性心脏病，较多见于女性，男女比例为 1 :（2 ~ 4）。

一、临床表现

单纯的房间隔缺损一般在儿童期并无任何临床症状，较大的房间隔缺损到青年期以后，即 20 ~ 40 岁才开始出现症状，而较小的房间隔缺损到 50 ~ 60 岁才出现症状。多数房间隔缺损在健康体检或患其他疾患，如感冒，医生查体时才发现。因此在胸骨左缘第 2 ~ 3 肋间闻及 I ~ II 级柔和的吹风样杂音或胸部 X 线检查发现右心室及右心室扩大时应高度怀疑房间隔缺损。让患者做二维超声心动图即可确立诊断。

二、超声检查

（一）二维超声心动图

（1）房间隔中部或上部回声失落。继发孔缺损在房间隔中部，静脉窦型在左房间隔上部，原发孔心房间隔缺损在房间隔下部。

（2）右房右室扩大。

（3）肺动脉增宽。

（4）室间隔与左室后壁同向运动。

（二）M 型超声心动图

（1）房间隔回声连续中断，探头置于第 3、4 肋间显示二尖瓣波群后，转动探头使声束逐渐向右下方扫查，显示三尖瓣波群，在三尖瓣回声后方为房间隔曲线，大于 1 cm 的房间隔缺损可能显示回声中断。

（2）室间隔运动异常：左室长轴或短轴观显示室间隔曲线呈两种类型。①运动平坦，幅度小；②反向运动即左室后壁同向运动。

（3）伴肺动脉高压患者的肺动脉瓣曲线 EF 段平坦，a 波消失，伴收缩期瓣叶提前关闭呈 V 或 W 形。

（三）多普勒超声心动图

1. 彩色多普勒血流成像

CDFI 可见起自左心房流经中断处而进入右心房，并迅速流向三尖瓣口的过隔血流信号，其经过缺损部位后血流有加速现象。

2. 频谱多普勒

房间隔中断处频谱多普勒显示血流速度较快，以双峰波或三峰波为主的连续性单向分流频谱；但当发生肺动脉高压时，分流速度减低，甚至出现双向分流信号。

（四）右心声学造影

右心声学造影可见右心房侧负性造影区，肺动脉高压或嘱患者咳嗽时可见造影微气泡经过缺损进入左心房。

（贺丽丽）

第四节　心内膜垫缺损

一、病理解剖

心内膜垫缺损系一组累及房间隔、房室瓣和室间隔的先天性复合畸形，又称房室共道畸形。常分为 3 型。①部分型：原发孔房间隔缺损加二尖瓣前叶裂。②中间型：原发孔房间隔缺损加二尖瓣前叶裂加三尖瓣隔瓣裂。③完全型：十字交叉部完全未发育。

二、超声检查

（一）二维超声心动图

1. 部分型心内膜垫缺损

（1）房间隔十字交叉处回声中断。

（2）二尖瓣口短轴可见前叶断裂呈三角形，左室长轴及四腔心可见前叶连续性中断。

（3）右心室、右心房增大，右心容量负荷过重表现。

2. 完全型心内膜垫缺损

除上述表现外还有以下表现。

（1）共同房室瓣（二、三尖瓣附着同一水平的高度）。

（2）室间隔膜部回声中断。

（3）A、B、C型腱索连接异常。

（二）M型超声心动图

1. 部分型心内膜垫缺损

M型心动图连续扫查可显示：①二尖瓣前叶靠近室间隔；②舒张期E峰贴于室间隔左室面呈平顶形，尖端消失；③三尖瓣隔叶E峰小，似与二尖瓣曲线相连续。

2. 完全型心内膜垫缺损

M型沿横轴扫查可显示二尖瓣曲线逐渐前移，越过室间隔缺损进入右心室。

（三）心脏声学造影

于外周静脉注入造影剂，右心房显影后有造影剂越过房间隔下部进入左心房下部及左心室。完全型心内膜垫缺损则右心房显影后，舒张期四个心腔均有造影剂。

（四）多普勒超声心动图

1. 频谱多普勒

脉冲多普勒于房间隔缺损口及室间隔缺损口的右侧取样，分别显示舒张期及收缩期湍流频谱，二、三尖瓣有裂隙时于心房侧取样可显示收缩期湍流频谱。连续波多普勒测室缺口处血流速度可估计左、右心室压力差。

2. 彩色多普勒血流成像

显示血流从左心房通过房间隔下部缺损至右心房沿三尖瓣口进入右心室。伴二尖瓣裂隙者，心尖四腔切面收缩期有蓝色（背离探头）血流束经二尖瓣裂隙进入左心房。

（贺丽丽）

第五节　主动脉缩窄

主动脉缩窄是指头臂干动脉到第一肋间动脉之间的主动脉管腔缩窄，约占成人先天性心脏病的10%，男性多见，男女比例为（4~5）∶1。儿童期本病不易被发现，大部分到成年才被诊断，近年来，因开展对高血压的大面积流行病学调查研究，主动脉缩窄的患者才更多地被发现。

一、临床表现

先天性主动脉缩窄的临床表现依缩窄的类型、程度和侧支循环形成情况而有所不同。几乎所有主动脉缩窄患者均有上肢高血压、脉搏强而下肢低血压、脉搏微弱的临床特征，对已有广泛侧支循环形成的患者，颈动脉比桡动脉脉搏搏动强。对同时合并有二叶式主动脉瓣或有明显扩张的升主动脉的患者，可在主动脉瓣区闻及收缩期喷射音及柔和的收缩期杂音，后者常在缩窄部位处听到并放射到左上背部，对于老年患者，常以心衰的症状和体征出现而诊治。

二、超声检查

（一）二维超声心动图

二维超声心动图能显示升主动脉扩大，主动脉缩窄段的部位和范围，加上多普勒超声心动图测定缩窄段前后压力阶差以判断缩窄程度和严重性有重要的诊断意义。但值得注意的是，主动脉缩窄伴有较大的动脉导管未闭时，可能不易测到明显的缩窄前后压力阶差。

（二）多普勒超声心动图

CDFI 可显示狭窄处血流束变细及远侧多彩湍流。管腔闭塞则彩色血流中断。脉冲多普勒于狭窄远端取样，可显示负向的高速湍流频谱，连续波多普勒测血流速度，计算狭窄口两侧的压差，若为闭塞则远端无血流信号。

二维超声心动图对动脉缩窄区的检出率为 90% ～100%。结合多普勒超声心动图可确诊，并估测狭窄程度。成人胸骨上切迹检查有时显示不清，可做经食管超声检查。

（贺丽丽）

第六节　法洛四联症

法洛四联症占先天性心脏病的 13.6%，居第三位。其畸形最主要的是肺动脉狭窄（多为漏斗部）和大的室间隔缺损。其余有主动脉骑跨于室间隔之上和右心室肥厚。其临床表现差异很大，有的患者运动后才有轻度发绀，有的休息时即重度发绀。决定病情轻重的是肺动脉或漏斗部狭窄的程度。

一、临床表现

（一）发绀

发绀是本病的主要表现。于出生后半年至 1 年期间，因动脉导管关闭，发绀渐明显，常表现在唇、指（趾）甲、耳垂、结合膜、口腔黏膜等毛细血管丰富的部位。哭闹、吃奶及活动后出现气急，发绀加重。

（二）蹲踞现象

约80％的年长病儿，活动后出现蹲踞表现，即每行走或活动时，常主动蹲下片刻。由于蹲踞时下肢屈曲，增加体循环阻力，使右向左分流血量减少，缺氧暂时得以缓解。另外，下肢屈曲使静脉回心血量减少，减轻心脏负荷，使动脉血氧饱和度升高。

（三）晕厥

2岁以下小儿有时在吃奶、哭闹或用力时，出现阵发性呼吸困难，发绀加重，严重时引起突然晕厥、抽搐，可致死亡。其原因是肺动脉漏斗部肌肉突然发生痉挛，引起脑缺氧发作。

（四）其他缺氧表现

生长发育迟缓，年长儿常诉头痛、头晕，出现杵状指（趾）。红细胞代偿增多，血液黏稠，血流变慢，可引起脑血栓。本病虽使右心室遇到很大阻力，但室间隔缺损的存在，可起到调节双室压力的作用，所以很少发生心衰。

体征：患者一般发育均较差，有明显发绀与杵状指（趾）。心前区因右心室肥大而向前膨隆，心浊音界可略向左增大，胸骨左缘第2、3肋间隙可闻及吹风样收缩期杂音，响度多不及单纯性肺动脉瓣狭窄者。肺动脉瓣第二心音可减弱或正常。

二、超声检查

（一）二维超声心动图

（1）主动脉增宽，右室流出道窄。
（2）主动脉前壁与室间隔连续性中断，室间隔的残端于主动脉前后壁之间。
（3）肺动脉瓣狭窄，瓣叶呈圆隆状。
（4）右心室大，室壁增厚，右心房稍大。

（二）M型超声心动图

自心底波群向二尖瓣波群连续扫查时，因主动脉增宽、前移及室间隔缺损，可见主动脉前壁与室间隔连续性中断的表现，该连续性中断呈特异的主动脉骑跨在室间隔之上。

（三）多普勒超声心动图

1. 脉冲多普勒
取样容积置于室间隔缺损近室间隔断端处显示收缩早期低速左向右分流。收缩中晚期右向左分流频谱曲线。

2. 彩色多普勒血流成像
①心尖五腔观于收缩期显示来自左、右心室的蓝色血流射向主动脉根部。②左室长

轴观显示收缩期左向右红色血流及舒张期右向左蓝色血流，分流量均不大。③肺动脉狭窄经狭窄处的彩色血流束变细及其远侧多彩湍流。④若为肺动脉瓣和（或）肺动脉主干闭锁则其远侧无彩色血流信号。

（四）心脏声学造影

经外周静脉注入造影剂后可见右心室内含造影剂，血液经室间隔缺损处进入左心室。另外，可见左、右心室含造影剂的血液同时进入主动脉。

（贺丽丽）

第十二章　肝脏疾病

第一节　肝脏解剖

肝脏是人体内最大的实质性器官，活体呈棕红色，血供丰富，质软而脆。其大小因人而异，一般认为左右径为25.8 cm，前后径为15.2 cm，上下径为5.8 cm。成人肝重：男性为1 230～1 450 g，女性为1 100～1 300 g，占体重的1/50～1/40。胎儿和新生儿的肝脏相对较大，占体重的1/20～1/16。

一、肝脏的位置

肝脏大部分位于右侧季肋部，仅小部分超越前正中线而达左侧季肋部。一般情况下肝脏右叶下缘不超过右侧肋弓，左叶下缘可延伸至剑突下3 cm处。胎儿和新生儿的肝占据腹腔体积的一半，右下缘可低于右侧肋弓，但不超过2 cm。

二、表面形态

肝脏外观呈不规则楔形，右侧钝厚，左侧锐薄，分上下两面，前、后、左、右四缘。肝上面隆凸与膈肌相附贴称膈面，以肝正中裂将其分为左、右两叶。肝的下面朝向左下方，与腹腔许多重要脏器相毗邻，又称脏面。肝的脏面较凹陷，由左、右两条纵沟和介于两者之间的横沟组成"H"形结构。

（1）左纵沟窄深，前部容纳肝圆韧带，后部为静脉韧带。肝圆韧带是脐静脉和脐旁静脉在出生后形成的纤维束，自脐移行达脐切迹，走行于镰状韧带的两层腹膜之间，进入脐静脉窝，止于门静脉左干的囊部，与静脉韧带相连。静脉韧带是静脉导管的遗迹。

（2）右纵沟阔浅，前部为胆囊窝，后部为腔静脉沟。在腔静脉沟上端左、中、右肝静脉出肝与下腔静脉汇合处称第二肝门，在第一肝门的上方约5 cm。在腔静脉沟的下部，右半肝脏面的副肝右静脉及尾状叶的一些小静脉出肝处称第三肝门。

（3）横沟连接左右纵沟的中部，为肝固有动脉、门静脉左右支、左右肝管、淋巴管和神经出入的部位，又称为肝门。上述出入结构由结缔组织包绕构成肝蒂。

（4）肝门部胆管与血管的解剖关系是：在肝门外肝动脉居左，胆总管居右，门静脉位于后方，大部分在胆总管的左侧。当达肝门后其分叉点以肝动脉最低，门静脉次之，左右胆管汇合点最高。

三、韧带与膈下间隙

肝的膈面有横向的左右冠状韧带，分前上、后下两层，由脏腹膜、壁腹膜移行而成，向两侧延伸成左、右三角韧带，将肝连于膈。上前方有纵向的镰状韧带，前缘与腹前壁膈肌相连，其游离缘内有肝圆韧带。肝脏面与胃十二指肠间有肝胃韧带（小网膜前壁）和肝十二指肠韧带。

膈下间隙介于横结肠及其系膜与膈之间，被肝及其韧带分为 7 个间隙。

1. 肝上间隙（3 个）

肝上间隙位于肝与膈之间，并被纵向的镰状韧带分为左、右肝上间隙。右肝上间隙又被右三角韧带分为右肝上前、后间隙。

2. 肝下间隙（3 个）

肝下间隙介于肝的脏面与横结肠及其系膜之间，并被肝圆韧带分为左、右肝下间隙。右肝下间隙又名肝肾隐窝，是平卧时腹腔内最低点。左肝下间隙又被小网膜与胃分为左肝下前、后间隙，左肝下后间隙即小网膜囊。

3. 膈下腹膜外间隙（1 个）

膈下腹膜外间隙位于右肝的外后方，为右冠状韧带两层之间与膈的连接区。该处肝脏无腹膜覆盖，借结缔组织与膈相连称为肝裸区，体表标志在右腋前线第 9 肋间，此区为超声引导下肝内介入性检查和治疗的常用进针部位。

四、入肝血管

（一）肝动脉

肝动脉绝大多数起自腹腔动脉，少数起自肠系膜上动脉。以肝总动脉起始于腹腔动脉者沿胰腺上缘向右走行，在幽门上方、门静脉左前方分成胃十二指肠动脉和肝固有动脉。起自肠系膜上动脉者常行经门静脉后方，在门静脉与胆总管之间至两者前方再行分支。

肝固有动脉：为肝总动脉的直接延续，走行在肝十二指肠韧带内位于门静脉前方、胆总管左侧，在肝门附近分成肝左、右动脉。

肝左动脉：肝左动脉行经左肝管及门静脉左支横部的浅面，叶段分支大多在第一肝门外分出，于横沟左侧份进入肝门，分支包括尾状叶左动脉、左外叶动脉和左内叶动脉，达肝左内、外叶和尾状叶左段。

肝右动脉：肝右动脉大多经肝总管和门静脉之间行向右上方，少数通过右肝管前方入肝，入肝前发出胆囊动脉及尾叶右动脉，入肝后分为右前、后叶动脉。

（二）门静脉

门静脉多数在胰颈后方由肠系膜上静脉和脾静脉汇合而成，先经下腔静脉前方和十二指肠上部后方进入肝十二指肠韧带，在肝固有动脉后方上行，多进入第一肝门的右侧分左、右支入肝。门静脉干全长为 7～8 cm，外径平均为 1.2～1.7 cm。

门静脉右支：门静右支横行向右，经横沟、右切迹入肝。右支长为 1～3 cm，外径为 1 cm，与门静脉干夹角约 120°。由于右支粗，与主干夹角大，犹如门静脉主干的延续，供给右半肝较多的血量。右支大多数在入肝实质前分出右前叶支、右后叶支。此外，门静脉右支尚分出尾状叶右侧段静脉支。

门静脉左支：较门静脉右支细长，在横沟内行向左侧，达左纵沟时转向前下方，以盲端告终。全程分为横部、角部、矢状部和囊部。横部长为 2 ~ 4 cm，内径 0.938 cm，近侧缘发出 1 ~ 2 支尾状叶左侧段静脉支，达尾叶左侧段，横部前缘发出 1 ~ 3 支左内叶后静脉。角部是横部和矢部间的弧形转角，长约 1 cm，凸侧发出左外叶上段支，凹侧发出 3 ~ 4 小支至左内叶。矢状部长为 1 ~ 2 cm，内径 0.936 cm。其前下端即为囊部，左侧壁发出左外叶下段支，右侧壁发出 3 ~ 4 支至左肝内叶。

五、出肝血管

通过肝动脉及门静脉运至肝脏的血液，经肝血窦汇至中央静脉，再经小叶下静脉合成肝静脉，总称肝静脉系。汇入下腔静脉肝后段。汇入第二肝门者主要有肝左、中、右静脉；注入第三肝门者主要引流右半肝后面和脏面的静脉血。

（一）肝左静脉

肝左静脉引流左外叶静脉血。近（头）端位于肝左叶间裂中，远端和起源部分走行于左肝外上段和外下段之间的段间裂中。

（二）肝中静脉

肝中静脉引流左内叶及部分右前叶静脉血。行经肝中裂后半部，与肝左静脉汇合或独立开口于下腔静脉肝后段上份的左前壁，是右前叶和左内叶的分界标志。

（三）肝右静脉

肝右静脉引流右后叶和部分右前叶静脉血。多呈主干型，行于右段间裂及右叶间裂内，其头端 1/3 是右肝前、后叶的分界标志。

（四）肝短静脉

肝短静脉有 4 ~ 8 支，引流右后叶脏面和部分尾状叶静脉血，直接汇入下腔静脉。其汇入点相当于第三肝门，不能作为分叶标志。

六、肝内胆管、淋巴系统

（一）肝内胆管

肝细胞生成分泌的胆汁，经毛细胆管、小叶间胆管逐渐汇合成肝段、叶胆管。然后以左、右肝管在第一肝门内合为肝总管，后者再与胆囊管合成胆总管。

左肝管：由左内、外叶胆管在门静脉左支角部凹侧汇合而成，然后在门静脉左支横部前方上缘向右行与右肝管合成肝总管。左肝管平均长 1.6 cm，外径 3 ~ 4 mm，最大径为 5 mm。

右肝管：右肝管由右前叶、右后叶胆管汇合而成，右肝管较短，平均长 0.8 cm，外径 3 ~ 4.1 mm。

临床常将肝内胆管分为三级：一级胆管——左、右肝管；二级胆管——肝叶胆管，包括左肝内、外叶，右肝前、后叶胆管；三级胆管——肝段胆管。各级胆管与门静脉伴行。

（二）淋巴系统

肝脏的淋巴系统分深、浅两组。深组在肝内形成上行干和下行干，前者伴随膈后淋巴结，后者伴随门静脉出肝门汇入肝淋巴结。浅组在肝膈面和脏面浆膜下形成淋巴管网。膈面分为三组：左组汇入胃右淋巴结；右组汇入主动脉前淋巴结；后组汇入膈上淋巴结和纵隔后淋巴结。脏面大部分引流至肝门淋巴结。

七、肝脏的叶与段

（一）通过表面形态分叶

传统的分叶方法在膈面以镰状韧带为界分肝脏为左、右两叶，脏面"H"形沟将肝脏分为四叶：左纵沟左侧部为左叶，右纵沟右侧部为右叶，横沟前部为方叶，横沟的后方部分为尾状叶。这种划分与肝内管道分布不完全一致，不能适应肝外科的需要。

（二）通过肝裂及肝静脉分叶

国内主要以肝内管道的排列和分布规律与肝脏表面标志相结合进行分叶分段。

研究发现，肝内有些平面缺少管道分布，是肝内分叶的自然界限，称为肝裂。分为三个主裂——正中裂、左叶间裂、右叶间裂；两个段间裂——右段间裂、左段间裂；一个背裂。肝裂将肝脏分为左、右半肝和五叶六段。

肝裂的位置及其临床意义见表 12-1。

表 12-1　肝裂的位置及其临床意义

肝裂	位置	肝内标志	意义
正中裂	胆囊切迹中点到下腔静脉左缘连线；脏面以左纵沟为界	肝中静脉	分肝脏为左、右半肝；尾叶为左、右段
右叶间裂	胆囊切迹与肝外缘中外 1/3 交界处，斜向后上抵达下腔静脉右缘的连线	肝右静脉	分右半肝为右前叶与右后叶
左叶间裂	脐切迹向后至肝左静脉的下腔静脉入口处；脏面以左纵沟及静脉韧带为界	肝左静脉叶间支；门静脉左支矢状部内缘	分左半肝为左外叶与左内叶
右段间裂	肝门右切迹经过肝左缘中点，与右叶间裂相交	肝右静脉中点与门静脉右后上支和右后下支中间的连线	分右后叶为上、下二段
左段间裂	肝左静脉的下腔静脉入口处至肝左缘后中 1/3 交界处	肝左静脉段间支；肝左静脉和门静脉左支矢状部中点	分左外叶为上、下二段
背裂	肝脏后上缘中部，尾状叶前方，即第二肝门处	肝静脉的下腔静脉入口处肝门处	将尾叶与其他肝叶分开

（三）库氏分段法

目前国际较通用的是库氏（Couinaud）分段方法。Couinaud 肝段是以肝内门静脉鞘系的分布和肝静脉走行，按顺时针方向以罗马数字表示，将肝脏左、右两半分为 8 个区，以肝段（S）命名。

肝脏内的门静脉、肝动脉、胆管和肝静脉组成肝脏四套管状结构。其中前三者相互伴行，被包于同一结缔组织鞘内，构成格力森（Glisson）系统，似树枝状分布于肝内。肝静脉是肝内血流输出道，自成系统。

由于肝静脉与 Glisson 系统交叉走行，所以肝静脉分支穿行于门静脉之间，其通过之处恰好为缺乏门静脉分支分布的间隙。这种解剖特征决定肝静脉分支是肝脏的叶与段的分界标志。肝裂内均有较大静脉存在，超声容易观察，便于准确定位，也有利于外科医生术前估计病灶，如评估肿瘤等的可切除性及其危险性。

（武海舟）

第二节　检查方法

肝脏超声扫查是目前首选的肝脏影像检查法，是腹部常见的诊断技术之一，也适用于肝脏的毗邻器官、胆系、胰腺和右肾等。肝脏扫查时，要注意其与周围脏器的关系和图像改变。

为保证显示清晰，患者于检查当日应禁早餐。当日如同时行胃肠钡餐透视检查，则应先行超声检查。若腹内积便或积气较多，宜于前夜服用泻药以促使排出粪便和消化道内积气，仍需空腹候检并禁止吸烟。

一、体位

（一）平卧位

平卧位为最常用的体位，它适合于显示左、右各叶大部区域，但对右后叶、右后上段、右膈顶区等处显示不理想。

（二）左侧卧位

左侧卧位是一个必要的补充体位。用以详细观察右叶最外区、后区、右肝—肾区、右膈顶部、右肝静脉长支等重要部位。寻找门静脉主干、右支、右前支及其小分支，右后支及其小分支等。因体位变动后肝脏与肋骨间位置改变，可显出肋骨所盖的浅部。

（三）右侧卧位

右侧卧位在显示左外叶（尤其在胃充气时）特别适用。

（四）坐位或半卧位

坐位或半卧位在显示肝左、右膈顶部小病灶，以及移开被肋骨所遮盖的肝脏浅表部使之显示时可能有较大帮助。

二、扫查方法

（一）顺序平行扫查

顺序平行扫查用于肋下肝左叶矢状切或肝大时右叶矢状切及各种横、斜方向滑移平行扫查，搜索病灶。

（二）顺序偏角扫查

顺序偏角扫查在肝脏检查中使用较多。当肝脏下缘在肋缘以下（或深吸气时达肋缘以下）时适用，在右肋间扫查肝右叶时亦多用此法。

（三）分叶定位扫查

根据肝内有关管道分布、圆韧带、门静脉分支、肝静脉、门脉矢状段、静脉韧带、胆囊床及下腔静脉等结构做正确分叶。

（四）彩色多普勒血流成像扫查

1. 右侧第 6～8 肋间斜向扫查

右侧第 6～8 肋间斜向扫查可显示门静脉纵断、横断面，肝静脉横断面彩色血流。右侧第 7 肋间可显示门静脉右支，主干纵断面全貌，肝右动脉或肝固有动脉纵断面血流，进行血流参数的测定。

2. 肋缘下斜断扫查

右侧肋缘下，侧动探头显示右肝静脉及中肝静脉纵断面及分支血流及两支肝大静脉汇入下腔静脉的彩色血流。左侧肋缘下侧动探头扫查，显示左肝大静脉或中肝静脉血流、门静脉左支及肝左动脉血流。

（五）CDFI 能量图

探头在肝脏各断面扫查均可选择彩色多普勒能量图模式，以显示更低血流速度，更小管径的肝内血管。扫查感兴趣区域时，嘱患者深呼吸后屏气，探头减少侧动，提高CDFI 增益。

（武海舟）

第三节　正常声像图表现

一、正常肝脏声像图

正常肝脏呈楔状，右叶厚而大，向左渐小而薄。其大小、形态因体型、身长而异，肝右叶厚径与体表面积和胸厚径显著相关。矮胖体型者，肝左右径宽，下缘位置较高，左叶外缘常达左锁中线外，即多呈横径。瘦长体型者，肝左右径窄，前后径薄而上下径较长，下缘常及肋缘下。

正常肝脏实质即小叶结构的回声水平低于膈肌，稍低于或大致相等于胰腺实质，而高于肾脏皮质和脾脏。在固定条件下，肥胖者肝实质回声水平可相对提升，同时远区出现衰减现象。不同的肝脏断面其声像图各异。总的特点：①肝脏包膜整齐、光滑，呈细线样回声。右肝膈面呈弧形，回声较强。肝脏左叶边缘锐利，右肝外下缘较钝。②肝实质呈均匀的中等水平点状回声。③肝内血管（门静脉和肝静脉）呈自然的树状分布，其形态和走行符合解剖学断面特点；门静脉及其分支（汇管区）管壁回声清晰，故可以辨认。④正常肝段内一般不易看到胆管或仅隐约可见其与门静脉分支伴行。在肝门部的门静脉腹侧，可见左右肝管和其汇合处肝总管（<4 mm）。

二、正常肝脏超声测量及正常值

正常肝脏形态、大小个人差异较大，其质地比较柔软，呼吸和心脏搏动可使之变形，超声测量比较困难，重复性较差。因此，肝脏径线的超声测量正常值标准仅有参考意义。

（一）右肝斜径

将探头置于右胁缘下平行于肝下缘并尽可能接近于肝边缘，然后转动探头使超声断面朝向右膈顶部的第二肝门区（肝右静脉汇入下腔静脉处），取肝脏膈面离探头较远而图像显示最清晰的部位停帧。扫查时须嘱被检者屏气，或吸气后屏气。

（二）左肝长径和厚径

将探头置于腹正中线偏左相当于腹主动脉处，嘱被检者深吸气后屏气，在显示包括膈面在内的完整左肝纵断面上进行测量。

肝脏正常值目前尚无统一标准。1983 年中华医学会超声诊断专题学术会议通过的以下肝脏正常值标准草案可供参考。

左肝前后径：(5.8 ± 0.8) cm $(4.1 \sim 7.4$ cm$)$。

上下径：(6.2 ± 1.1) cm $(4 \sim 8.3$ cm$)$。

右肝斜径：（12.2±1.1）cm（10~14.3 cm）。

门静脉主干：（11.5±1.3）mm。

门静脉右支：（8.6±0.8）mm。

门静脉左支：（8.9±0.9）mm。

肝静脉左支：（8.7±0.5）mm。

肝静脉中支：（9.7±0.4）mm。

肝静脉右支：（9.6±0.5）mm。

（武海舟）

第四节　肝硬化

肝硬化是由一种或多种病因长期反复作用引起的肝脏慢性、进行性、弥散性病变。其主要病理特征为肝细胞广泛坏死、再生、纤维组织弥散性增生，有肝细胞再生结节及纤维间隔形成，导致正常肝小叶结构破坏，假小叶形成，肝变形、变硬。本病早期可无明显症状，晚期出现肝功能减退和门静脉高压的表现及多种严重并发症。

一、病因和发病机制

（一）病因

引起肝硬化的病因很多，在我国以病毒性肝炎为主，国外以酒精中毒多见。

（二）发病机制

肝硬化的演变发展过程包括以下4个方面。

1. 肝细胞变性坏死

广泛肝细胞变性坏死导致肝小叶纤维支架塌陷。

2. 再生结节形成

残存肝细胞不沿原支架排列再生，形成不规则结节状肝细胞团（再生结节）。

3. 假小叶形成

自汇管区和肝包膜有大量纤维结缔组织增生，形成纤维束，自汇管区—汇管区或自汇管区—肝小叶中央静脉延伸扩展，即所谓纤维间隔，包绕再生结节或将残留肝小叶重新分割，改建成为假小叶，这就是肝硬化已经形成的典型形态改变。

4. 门静脉高压

由于上述病理变化，造成肝内血液循环的紊乱，表现为血管床缩小、闭塞或扭曲，血管受到再生结节挤压；肝内门静脉、肝静脉和肝动脉三者之间分支失去正常关系，并相互出现交通吻合支等，这些严重的肝血液循环障碍，不仅是形成门静脉高压症的病理基础，而且加重肝细胞的营养障碍，促进肝硬化病变的进一步发展。

二、分类

（一）病因分类

（1）肝炎后肝硬化。
（2）血吸虫病性肝纤维化。
（3）酒精性肝硬化。
（4）化学性（药物性）肝硬化。
（5）胆汁性肝硬化。
（6）淤血性（心源性）肝硬化。
（7）代谢性肝硬化（多为遗传性或先天性）。
（8）营养不良性肝硬化。
（9）肠道感染性肝硬化。
（10）原因不明的肝硬化。

（二）病理形态分类

过去分为门静脉性、坏死后等肝硬化，目前确认的病理分类是经国际会议制定，按结节形态分为四型：

1. 小结节性肝硬化

结节大小相仿，直径一般为 3 ~ 5 mm，不超过 1 cm，纤维间隔较细匀。相当于门静脉性肝硬化。

2. 大结节性肝硬化

结节粗大不均，直径一般为 1 ~ 3 cm，最大可达 5 cm，纤维间隔宽窄不一，一般较宽，假小叶大小不等。此型相当于以往的坏死后肝硬化。

3. 大小结节混合性肝硬化

上述两型的混合型。

4. 不完全分隔性肝硬化

多数小叶被纤维隔包围形成结节，有的间隔向小叶内延伸，但并不完全分隔小叶，再生结节不明显。

（三）临床实用分类

（1）结节性肝硬化（小结节性和大结节性）。
（2）胆汁性肝硬化（原发性和继发性）。
（3）血吸虫病性肝纤维化。

三、临床表现

通常肝硬化的起病隐匿，病程发展缓慢，病情亦较轻微，可潜伏 3 ~ 5 年甚至 10 年以上，少数因短期大片肝坏死，3～6个月便发展成肝硬化。目前，临床上仍将肝硬化分为肝功能代偿期和失代偿期，但两期界限常不清楚。

（一）肝功能代偿期

肝功能代偿期症状较轻，缺乏特异性。乏力和食欲减退出现较早，且较突出，可伴有腹胀不适、恶心、上腹隐痛、轻微腹泻等。上述症状多呈间歇性，因劳累或伴发病而出现，经休息或治疗后可缓解。患者营养状态一般，肝轻度增大，质地结实或偏硬，无或有轻度压痛，脾轻或中度大。肝功能检查结果正常或轻度异常。

（二）肝功能失代偿期

肝功能失代偿期症状显著，主要为肝功能减退和门静脉高压症两大类临床表现，同时可有全身多系统症状。

1. 肝功能减退

（1）全身症状：一般情况有营养状况较差，消瘦乏力，精神不振，严重者衰弱而卧床不起。皮肤干枯，面色黝黯无光泽（肝病面容），可有不规则低热、夜盲及水肿等。

（2）消化道症状：食欲缺乏，甚至厌食，进食后常感上腹饱胀不适、恶心和呕吐，对脂肪和蛋白质耐受性差，稍进油腻肉食，则易引起腹泻，患者因腹腔积液和胃肠积气终日腹胀难受。上述症状的产生与肝硬化门静脉高压时胃肠道淤血水肿、消化吸收障碍和肠道菌群失调等有关。半数以上患者有轻度黄疸，少数有中、重度黄疸，提示肝细胞有进行性或广泛坏死。

（3）出血倾向和贫血：常有鼻出血、牙龈出血、皮肤紫癜和胃肠道出血等倾向，与肝合成凝血因子减少、脾功能亢进和毛细血管脆性增加有关。患者常有不同程度的贫血，是由营养不良、肠道吸收障碍、胃肠道失血和脾功能亢进等因素引起的。

（4）内分泌紊乱：主要有雌激素增多，雄激素减少，有时糖皮质激素亦减少。肝功能减退时对雌激素的灭能作用减弱，致使雌激素在体内蓄积，通过负反馈抑制腺垂体的分泌功能，从而影响垂体—性腺轴或垂体—肾上腺皮质轴的功能，致使雄激素减少，糖皮质激素亦减少。由于雄、雌激素平衡失调，男性患者常有性欲减退、睾丸萎缩、毛发脱落及乳房发育等；女性有月经失调、闭经、不孕等。患者面部、颈、上胸、肩背和上肢等上腔静脉引流区域出现蜘蛛痣和（或）毛细血管扩张；在手掌大鱼际、小鱼际和指端腹侧部位有红斑，称为肝掌。这些均被认为与雌激素增多有关。当肝功能损害严重时，蜘蛛痣数目增多、增大，肝功能好转后则减少或缩小。在肝功能减退时，肝对醛固酮和抗利尿激素灭能作用减弱，导致继发性醛固酮增多和抗利尿激素增多。前者作用于远端肾小管，使钠重吸收增加，后者作用于集合管，致水的吸收也增加。水钠潴留使尿量减少和水肿，对腹腔积液的形成和加重亦起重要的促进作用。由于肾上腺皮质功能减损，患者面部（尤其眼眶周围）和其他暴露部位，可见皮肤色素沉着。

2. 门静脉高压症

门静脉系统阻力增加和门静脉血流量增多，是门静脉高压的发生机制。脾大、侧支循环的建立和开放、腹腔积液是门静脉高压症的三大临床表现。尤其侧支循环开放，对门静脉高压症的诊断有特征性意义。

1）脾大：脾因长期淤血而增大，多为轻、中度大，部分可达脐下。上消化道大出血时，脾可暂时缩小，甚至不能触及。晚期脾大常伴有白细胞、血小板和红细胞计数减少，称为脾功能亢进。

2）侧支循环的建立和开放：门静脉压力增高，超过200 mmH$_2$O时，正常消化器官和脾的回心血液流经肝脏受阻，导致门静脉系统许多部位与腔静脉之间建立门体侧支循环。临床上有三支重要的侧支开放：

（1）食管和胃底静脉曲张：系门静脉系的胃冠状静脉和腔静脉系的食管静脉、肋间静脉、脐静脉等开放沟通。

（2）腹壁静脉曲张：门静脉高压时脐静脉重新开放，与副脐静脉、腹壁静脉等连接，在脐周和腹壁可见迂曲的静脉，以脐为中心向上及向下腹延伸，脐周静脉出现异常明显曲张者，外观呈水母头状。

（3）痔静脉扩张：系门静脉系的直肠上静脉与下腔静脉系的直肠中、下静脉沟通，有时扩张形成痔核。此外，肝与膈、脾与肾韧带、腹部器官与腹膜后组织间的静脉，也可相互连接。

3）腹腔积液：是肝硬化最突出的临床表现；失代偿期患者75%以上有腹腔积液。腹腔积液形成的机制为钠、水的过量潴留，与下列腹腔局部因素和全身因素有关。

（1）门静脉压力增高：超过300 mmH$_2$O时，腹腔内脏血管床静水压增高，组织液回吸收减少而漏入腹腔。

（2）低蛋白血症：白蛋白低于30g/L时，血浆胶体渗透压降低，致使血液成分外渗。

（3）淋巴液生成过多：肝静脉回流受阻时，血浆自肝窦壁渗透至窦旁间隙，使肝淋巴液生成增多（每日7～11 L，正常为1～3 L），超过了胸导管引流的能力，淋巴液自肝包膜和肝门淋巴管渗出至腹腔。

（4）继发性醛固酮增多致肾钠重吸收增加。

（5）抗利尿激素分泌增多致使水的重吸收增加。

（6）有效循环血容量不足：有效循环血容量不足使得肾交感神经活动增强，前列腺素、心钠素以及激肽释放酶—激肽活性降低，从而导致肾血流量、排钠和排尿量减少。上述多种因素，在腹腔积液形成和持续阶段所起的作用有所侧重，其中肝功能不全和门静脉高压贯穿整个过程。腹腔积液出现时常有腹胀、大量腹腔积液使腹部膨隆、腹壁绷紧发亮，状如蛙腹，患者行走困难，有时膈显著抬高，出现端坐呼吸和脐疝。部分患者伴有胸腔积液，多见于右侧，系腹腔积液通过膈淋巴管或经瓣性开口进入胸腔所致。

3. 肝触诊

肝大小与肝内脂肪浸润、再生结节和纤维化的程度有关。质地坚硬，边缘较薄，早期表面尚平滑，晚期可触及结节或颗粒状，通常无压痛，但在肝细胞进行性坏死或炎症时则可有轻压痛。

以上为各型肝硬化的共同临床表现。由于病因和病理类型不一,其起病方式与临床表现并不完全相同。如小结节性肝硬化起病多隐匿,进展较缓慢;大结节性肝硬化起病较急,进展较快;门静脉高压症相对较轻,但肝功能损害则较严重,早期即可出现中度以上黄疸;血吸虫病性肝纤维化的临床表现则以门静脉高压症为主,巨脾多见,黄疸、蜘蛛痣、肝掌少见,肝功能损害较轻,肝功能试验基本正常。各型肝硬化可因出现并发症、伴发病、大量饮酒、手术等因素,促进病情加重和发展。

四、超声检查

(一) 早期肝硬化

(1) 肝脏体积正常或轻至中度增大,被膜尚光滑,肝缘变钝。
(2) 肝实质密集中小光点,回声增高,透声差,血管分支显示欠清晰。
(3) 脾脏轻度肿大。
(4) 肝外门静脉和脾静脉内径增宽。

(二) 典型肝硬化

1. 肝脏形态
体积缩小,形状不规则。较常见的表现是右半肝缩小,左半肝增大;或整个肝脏缩小,只有尾状叶代偿性增大。

2. 肝脏表面回声
肝包膜增厚,不光滑,反射增高。小结节性硬化肝表面呈细锯齿状,结节直径大于 3 mm 时,肝表面明显凹凸不平。大结节性肝硬化患者肝表面可显示粗大结节,在肝前腹腔积液时显示更为清晰。

3. 肝实质回声
肝实质回声弥散性增高,分布不均匀。有时可见结节状低回声,直径 0.5 ~ 1.5 cm,可能为再生结节,其周围结缔组织包绕可构成"鹅卵石样"图像,应用 5.0 MHz 探头显示清楚 (图 12-1)。

4. 肝内血管变化
(1) 肝静脉系统因纤维化、肝血流量减少而致管腔细窄,甚至部分肝静脉分支闭塞,显示不清。但淤血性肝硬化因心衰腔静脉淤血而有肝静脉增宽。肝静脉多普勒频谱呈 HV_1 型或 HV_2 型,即假性门静脉型,频谱改变与肝功能分级显著相关。
(2) 门静脉系统扩张,1 ~ 2 级分支扩张明显,可有血管扭曲,走向失常。随着门静脉侧支循环的建立和肝实质硬化萎缩,肝内门静脉变细,显示模糊,左支矢状部常向右牵拉移位。门脉分支与肝动脉形成广泛短路吻合,出现门静脉"海绵样变"。CDFI 显示门静脉周围彩色斑点,多普勒频谱呈双向性湍流。
(3) 肝动脉代偿性扩张,并与门静脉吻合支沟通,血流量增加。表现为与门静脉主干,右支和左支伴行的肝动脉内径增宽,直径 0.4 ~ 1 cm,大于并行的胆管,呈搏动性厚壁管状结构。多普勒频谱为收缩期高速血流。

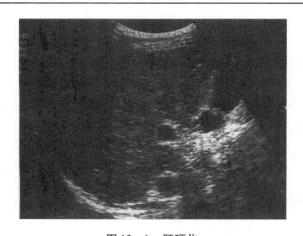

图 12 - 1　肝硬化

注：示肝实质结节状回声。

5. 门静脉高压征象

（1）脾脏中度或重度肿大，脾门部脾静脉扩张，内径大于 1 cm，实质内分支亦扩张。因脾索增宽、纤维化和脾窦扩张及淤血，可使脾实质回声增高增密。唯酒精性肝硬化的脾大发生率低，肿大程度亦较轻。

（2）腹腔积液：少量腹腔积液可于肝肾隐窝及盆腔陷窝内出现窄小无回声区。大量腹腔积液时，无回声区范围扩大，其上有肠管及大网膜漂浮（图 12 - 2）。

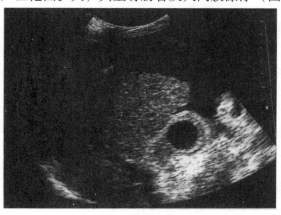

图 12 - 2　肝硬化，腹腔积液，胆囊壁增厚

（3）门静脉扩张及侧支循环形成。

6. 其他征象

由于低蛋白血症和门静脉高压的影响，胆囊静脉回流受阻，胆囊肿大，胆囊壁水肿增厚，可清晰显示双边三层结构声像，胆囊收缩功能低下，常合并胆结石。有的患者可显示静脉韧带肥厚（≥0.5 cm）。

（三）鉴别诊断

1. Budd‑Chiari 综合征

Budd‑Chiari 综合征为下腔静脉闭塞致静脉血液回流受阻而产生的一系列综合征。与肝硬化有以下差别：①虽然肝实质回声粗乱，但肝整体增大，而不是缩小。②门静脉扩张，但肝静脉也扩张，而且迂曲。③不但腹部内脏静脉淤血扩张，双下肢静脉也淤血扩张。④可见到下腔静脉到右心房之间的狭窄或闭塞部位，远端下腔静脉扩张。⑤CDFI 可见扩张的下腔静脉无血流或血流方向改变。

2. 弥散结节型肝癌

肝实质内特征与肝硬化很难区别，可以从以下方面鉴别：①肝硬化的肝体积缩小；弥散结节型肝癌时，肝体积增大。②肝硬化时，门静脉较少出现血栓，而且血块体积小，范围小；弥散结节型肝癌一般较早出现门静脉癌栓，能较大范围地完全阻塞门静脉分支或主干。扩张、实变的门静脉不易辨认，常被忽视。③弥散结节型肝癌时，CDFI可显示实质内点状动脉血流信号，呈高速高阻频谱。

3. 先天性肝纤维化

有家族倾向，多见于婴幼儿和青少年。单纯先天性肝纤维化与肝硬化的声像图难以鉴别。脂肪肝、慢性活动性肝炎与早期肝硬化的声像图表现类似。上述疾病的鉴别诊断主要靠肝穿刺活组织检查。

（武海舟）

第五节　脂肪肝

当肝内脂肪含量大量增加，肝细胞内出现大量脂肪颗粒时，称为脂肪肝。经适当治疗后，可以恢复正常，但长期持续，可发展成肝硬化。

一、病因、病理

（一）乙醇

75%～95% 的慢性嗜酒者有不同程度的肝脂肪浸润。

（二）营养因素

摄入脂肪过多，可引起脂肪肝。多数高脂食物所致的脂肪肝，除由于乳糜微粒过多，常伴蛋白质缺乏。摄糖过多，也是导致脂肪肝的原因之一。

蛋白质缺乏是脂肪肝的另一重要原因。如非洲儿童重症营养缺乏病，由于患者主要食物成分是淀粉，缺乏蛋白质和维生素类，可发生重度脂肪肝。如补充蛋白质和适当热量，脂肪肝即可好转。

摄入氨基酸不平衡的食物，缺乏合成载脂蛋白所需的氨基酸，无法将肝内的甘油三酯带出，可导致脂肪肝。

若食物中缺乏胆碱，而又无其他甲基供给者，可使卵磷脂合成不足，极低密度脂蛋白（VLDL）合成减少，故无法将甘油三酯运出肝外，亦可导致脂肪肝。

（三）糖尿病

糖尿病合并脂肪肝约占37%。糖尿病性脂肪肝可能是周围组织的脂肪移入肝内过多所致。

（四）妊娠性脂肪肝

该病是妊娠后期合并急性脂肪肝，类似急性重型肝炎，其病死率可达85%。妊娠急性脂肪肝的病因不十分清楚，多认为妊娠后由于体内性激素的影响，使肝细胞内含有酶系统的滑面内质网的功能发生改变，容易引起毒素或药物对机体的毒性反应。营养不良、肾盂肾炎可能是妊娠急性脂肪肝的辅助致病因素。有46%的急性脂肪肝患者有子痫前兆和子痫症状，再者，子痫和妊娠急性脂肪肝都发生在妊娠后期，故也有人认为，妊娠急性脂肪肝是子痫的特殊表现。

脂肪肝的发病机理可归纳为：①游离脂酸进入血中过多；②肝内甘油三酯合成增加；③肝内脂肪（脂蛋白）排出有障碍。上述因素可单独或联合作用而产生脂肪肝。目前认为酒精性脂肪肝的发病机理是：①游离脂酸进入血中增多；②肝内脂酸的新合成增加；③肝内脂酸的氧化减少；④甘油三酯合成过多；⑤肝细胞中脂蛋白释出障碍。目前认为乙醇对肝细胞的直接毒性作用是形成脂肪肝的主要原因。

二、发病机制

肝脏是机体代谢的枢纽，肝内脂肪主要来源于食物和外周脂肪组织，食物脂肪经水解酶消化后被小肠上皮吸收，再与蛋白质、胆固醇和磷脂形成乳糜微粒（CM），CM进入肝脏后先被肝窦Kupffer细胞分解为甘油和脂肪酸，脂肪酸进入肝细胞后，部分在线粒体内氧化分解释放能量或重新酯化合成甘油三酯、磷脂及胆固醇酯，大部分的甘油三酯与载脂蛋白等形成VLDL，以VLDL形式分泌入血。超微结构研究提示，VLDL的合成主要在肝内，载脂蛋白在粗面内质网的多核糖微粒合成，新生的载脂蛋白经过转位进入粗面内质网池，然后被转运至滑面内质网，甘油三酯、胆固醇、磷脂却在滑面内质网合成，与新生的脂类一起进入滑面内质网池。在滑面内质网与粗面内质网交界处，类脂和载脂蛋白集合，脂蛋白在高尔基体最后集合、浓集、糖化，然后被高尔基体分泌，经分泌泡囊及微管的运动，转运至肝细胞膜侧缘，再经过胞吐作用泌入窦周的Disse间隙，脂蛋白的分解则在高尔基体—内质网—溶酶体的复合体（GERL）内进行。依据此过程，人们假说了脂肪肝的发生机制：①脂肪酸从食物或脂肪组织动员出来。②肝内脂肪酸合成增加。③线粒体内酯酸氧化作用减低。④载脂蛋白（APO）合成不足或受抑。⑤新生儿VLDL从内质网转运至高尔基体过程受抑。⑥GERL功能障碍，新生儿VLDL

载脂蛋白的糖化或分泌囊生成过少。⑦因微管功能失调，分泌泡囊迁徙至肝细胞膜受阻。⑧新生儿 VLDL 的胞吐作用受阻。脂肪肝的形成可以是以上各步中某一环节或多个环节异常的结果。脂质代谢各个环节分别受到营养、激素、神经递质及药物等多种因素的影响。由于肝内 TG 合成的自由脂肪酸（FFA）的生成受营养状态（如饮食类型和质量）、激素（如胰岛素、垂体、肾上腺皮质激素）和外源因素（如乙醇等）的影响，肝细胞内自由脂肪酸的生成还要受到线粒体脂肪酸氧化、酮体生成、内源性脂肪酸合成和甘油合成前体物的获取等因素的影响。VLDL 的生成和分泌也精确地受以下几方面调节：①低密度脂蛋白的获取。②低密度脂蛋白与甘油三酯、磷脂、胆固醇的结合。③脂蛋白糖基形成和新生的 VLDL 颗粒依次通过几个亚细胞空间最后形成分泌泡囊，再经胞吐作用排入窦周的 Disse 间隙内。很明显，肝内甘油三酯合成的多个环节中任何一个或几个环节紊乱，营养或激素状态的改变以及影响肝细胞功能的毒物均可导致 VLDL 的生物合成、结合、胞内转运或分泌过程失衡。另外，脂肪酸在肝和脂肪组织之间的不断循环很容易被打破而导致脂肪酸在肝内的贮积。

三、临床表现

除可能有的基础疾病以及诱因的相关表现外，绝大多数脂肪肝患者无任何症状。在常规体检中偶然发现有肝大，或丙氨酸氨基转移酶（ALT）、天冬氨酸氨基转移酶（AST）、碱性磷酸酶（ALP）的轻度或中度增高。另一部分患者因其他疾病行 B 超或 CT 检查时，提示可能存在脂肪肝。乏力可能是最常见的症状，但与组织学损伤的严重程度无相关性。一部分患者自觉有右上腹轻度不适、隐痛或上腹胀痛等非特异症状。严重脂肪肝可出现瘙痒、食欲减退、恶心、呕吐等症状。进展至失代偿期的肝硬化患者可出现腹水，食管、胃底静脉破裂出血，水肿以及肝性脑病的发作。黄疸常发生于非酒精性脂肪性肝炎（NASH）晚期，并提示病变进展。

体检，30% ~ 100% 的患者存在肥胖，肝大为非酒精性脂肪性肝病（NAFLD）的常见体征，发生率高达 50%，肝脏呈轻至中度肿大，表面光滑，边缘圆钝，质地正常或稍硬，无明显压痛。一小部分患者有肝掌、蜘蛛痣等慢性肝病的体征。发展至肝硬化时，患者可出现黄疸、水肿、扑翼样震颤以及门静脉高压体征，甚至肌肉萎缩。

四、超声检查

（一）二维超声心动图

声像图特点：①肝脏普遍性增大，包膜光滑；②肝实质回声显著增强，呈弥漫性细点状，也称明亮肝。肝内回声强度随深度而递减，深部肝组织和横膈回声减弱甚至显示不清；③肝内血管壁包括门静脉分支回声减弱，或显示不清；④弥漫性脂肪肝病变有时不完全遍及整个肝脏，少部分肝脏组织可以保持正常，声像图呈局部孤立的"弱回声区"，圆形或不规则形，实际上此区属正常肝回声。

非均匀性脂肪肝和局限性脂肪肝：①病变分布多呈叶段型（肝叶、肝段或亚段）。肝实质呈现大片或小片回声增强区，典型者似金字塔形，常以肝静脉为界，或沿门静脉分支长轴分布，边界清楚；无占位效应，是本病最大特征。②少数病变呈团块，为强回声。外形呈圆形、椭圆形，也可不规则。数目一个或多个。有时酷似肿瘤，无占位效应为其重要特征。③正常回声区，多见于肝脏边缘部分和胆囊周围。弥漫性脂肪肝的回声增强区内出现孤立性弱回声结节或小片"弱回声区"，偶尔酷似肿瘤。

（二）彩色血流图

脂肪肝在超声血流成像（及多普勒频谱图）测定中，较二维声像图衰减更为显著。在轻度病变中，可显示门静脉主干及一级分支中血流，肝静脉间断显示；在中度病变中，仅模糊隐显门静脉主干内彩色血流，肝静脉中五彩色显示；在重度病变中，门静脉主干内亦不呈现彩色。

（武海舟）

第六节　肝囊肿

肝囊肿是发展缓慢的良性病变，可以单发或多发，以多发者较常见。临床多数无症状。

一、病因、病理

先天性肝囊肿病因不明，在 B 超和 CT 检查时常可发现，可分为孤立性、多发性和多囊性。可能系胚胎发育时迷走胆管因炎症、增生或阻塞后液体潴留所致。孤立性肝囊肿常位于肝右叶前下方表面，甚至为带蒂囊肿，囊壁通常光滑而薄，囊液澄清，也可染有胆汁。囊肿与胆管相通者占 25%，囊壁内衬以柱状或立方上皮细胞为主。多囊肝的病变部位因有无数大小不等的囊肿增大变形，病变常累及全肝，局限一叶者病变常在右肝。囊液澄清不含胆汁，囊壁内衬上皮细胞随囊肿大小和病程而异。巨大囊肿内衬上皮细胞有时可缺如。囊肿周围肝细胞可因受压发生变性和萎缩，发生肝纤维化，导致肝窦性门静脉高压症。

二、临床表现

先天性肝囊肿大多生长缓慢，小的囊肿可无任何症状，仅在 B 超检查或其他腹部手术中或尸检时偶然发现。当囊肿增大到一定程度时，可压迫邻近脏器而出现症状，常见有食后饱胀、恶心、呕吐、右上腹部不适和隐痛等。

三、超声检查

（一）二维超声心动图

（1）囊壁菲薄，边缘整齐光滑，与周围组织境界分明。

（2）无内部回声，或仅有少量低水平点状回声。部分囊肿出现分隔现象。

（3）后壁和深部组织回声增强，常伴有侧边折射声影。

（4）可压缩性：位置表浅、体积较大的肝囊肿，用实时超声探头易于显示（图12－3）。

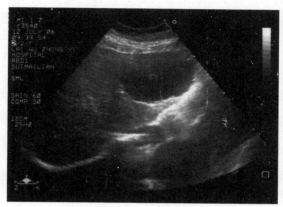

图 12－3 肝囊肿

以上（1）～（3）为基本声像图特征。不典型肝囊肿，见于囊肿合并出血或感染。此时囊内可出现弥漫性低水平回声，偶见沉渣、分层现象；囊壁也可增厚，模糊不清，边缘不整齐。

超声显像诊断肝囊肿具有高度敏感性。易于发现直径小于 1 cm 的囊肿，准确率可达98%。尽管如此，检查时仍应慎重并与以下情形进行鉴别：①正常结构如肝静脉、下腔静脉的横断面，胆囊的横断面。②先天性肝内胆管囊状扩张；肝内其他囊性疾病如包虫囊肿等。③某些恶性肿瘤如囊腺癌和卵巢囊腺癌的肝内转移，囊壁常不规则，伴有实性成分，且多伴有组织碎片和细胞沉渣引起的内部回声。

（二）彩色血流图

囊肿内不出现彩色血流分布，囊壁亦无明显彩色血流信号。

（武海舟）

第七节　门静脉高压症

正常门静脉未加阻断情况下所测到的门静脉自由压在 13 ~ 24 cmH_2O，平均为 18 cmH_2O。当门静脉的血流受阻或（和）血流量增加，发生血液淤滞，引起门静脉系统压力升高；临床表现有脾肿大和脾功能亢进，食管胃底静脉曲张和呕血、黑便，腹水等症状。门静脉高压时压力大都在 30 ~ 50 cmH_2O；门静脉压力一般低于 25 cmH_2O 时，很少发生食管胃底静脉破裂出血。

一、病因和分类

（1）窦前性门静脉高压包括门静脉血栓形成、脾静脉血栓形成、血吸虫病、动脉—门静脉瘘、肝再生性增生、原发性胆汁性肝硬化、肝脏门静脉硬化、门静脉纤维化、骨髓异常增生综合征、结节病、先天性肝纤维化以及某些毒素如氯乙烯、砷和铜等。

（2）肝窦性门静脉高压包括肝炎后肝硬化、酒精性肝硬化、严重的肝炎以及肝脏肿瘤等。

（3）窦后性门静脉高压包括 Budd – Chiari 综合征、缩窄性心包炎、充血性心衰、静脉阻塞性疾病以及急性酒精性肝炎等。

二、临床表现

门静脉高压症的主要临床表现为脾大、脾功能亢进、上消化道出血、腹水，部分患者还有黄疸等症状。

三、超声检查

（一）二维超声心动图

因病因不同而异，肝硬化引起的肝脏和肝内血管及其他表现见肝硬化部分。

（二）*彩色和频谱多普勒*

（1）门静脉高压患者根据门静脉高压严重程度可表现为出肝血流、双向血流或仍为入肝血流。可合并门静脉栓塞和海绵样变性。

（2）脉冲多普勒测定门静脉血流速度和血流量在肝硬化和正常人之间有显著差异。一般认为肝硬化门静脉血流速度降低，而血流量较正常人增加。肝硬化患者门静脉血流平均速度为（10.2 ± 2.74）cm/s，血流量为（939.91 ± 393.05）mL/min。肝硬化患者脾静脉增宽其血流量也明显增加。门静脉高压时脾静脉血流量占门静脉血流量的一半以上。

（3）侧支循环：CDFI 可显示迂曲扩张的脐旁静脉及胃冠状静脉。脾静脉增宽、迂曲，内径 >0.9 cm。

（4）肝静脉彩色血流呈粗细不一或弯曲不规则，血栓少见。

（5）肝动脉代偿性增宽，较正常易于显示，尤其在肝门部常可显示搏动性条状彩色血流，在肝内也可见到点状闪烁搏动血流。

（武海舟）

第八节　肝包虫病

肝包虫病又称肝棘球蚴病，是犬绦虫（棘球绦虫）的囊状幼虫（棘球蚴）寄生在肝所致的一种寄生虫病，我国西北及西南广大畜牧地区较多见。肝包虫病有两种，一种是由细粒棘球蚴引起的单房性包虫病（又称肝包虫囊肿），较常见；另一种少见，是由多房性或泡状棘球蚴感染所致的泡状棘球蚴病（又称滤泡型肝包虫病）。

一、病因、病理

犬绦虫最主要的终宿主为狗，中间宿主主要为羊、牛、马，人也可作为中间宿主。

犬绦虫寄生在狗的小肠内。虫卵随粪便排出，常黏附在狗、羊的毛上。当人吃了被虫卵污染的水或食物，即被感染。吞食的虫卵在人的十二指肠内，经消化液的作用棘球蚴即脱壳而出，穿过肠黏膜进入门静脉系统，大部分（约75%）棘球蚴被阻而留在肝内；少数（约15%）可通过肝随血流而到肺，甚至通过肺而散布到全身各处（如脑、眼眶、脾、肾、肌肉等）。棘球蚴在体内便发育为包虫囊。

进入肝内的棘球蚴，先发育为小的空囊，即初期的包虫囊肿，其中不含头节。随着囊体逐渐增大，形成包虫囊肿亦即内囊。内囊又可分为内、外两层，外层为多层的角皮层，有弹性，如粉皮样，呈白色半透明；内层为生发层，很薄，实际上是包虫的本体，能产生很多头节和生发囊。生发囊脱落后，形成与母囊结构相同的子囊；子囊又可产生孙囊。头节绝大部分附着于囊壁或沉积在囊底形成"包虫囊沙"。在包虫囊肿生长过程中，由于人体组织的防御反应，在其周围形成一层纤维性包膜，称为外囊，其厚度为3~5 mm，可发生钙化。

二、临床表现

本病流行于牧区，有与狗频繁接触史。但近年来人口流动大，其他地区亦可见到。

本病可自幼感染，潜伏期长达30年，病程缓慢，不少患者症状常不明显。包虫逐渐增大，压迫肝脏，可出现肝区隐痛，坠胀不适，上腹饱满，食欲缺乏。儿童患者可出现消瘦、贫血、发育不良。巨大肝包虫囊肿可致膈肌抬高，活动度受限，出现呼吸困

· 175 ·

难，局部体征包括肝脏肿大，右上腹扪及边界清楚的半球形包块，该包块表面光滑，随呼吸上下移动，在无并发症时，压痛不明显。叩之有震颤，即"包虫囊肿震颤征"。若囊腔钙化，则可触及质地坚硬的实质性肿块。

三、超声检查

（一）二维超声心动图

1）肝内液性暗区，边界清楚，轮廓多为圆形或椭圆形，发生于近表面时向外膨隆，在边缘角者可使边缘角变钝圆。

2）肝包虫囊肿超声图像类型

（1）单囊型：肝内液性暗区内部无子囊，囊壁薄或较厚，或可分辨为双层。部分可见囊砂呈细颗粒状小光点沉积于后壁。

（2）多囊型（母囊子囊型）：肝内较大液性暗区内有多数小囊，各有其囊壁，子囊大小可相似或大小不等、形状不一。此型图像较多见。

（3）混合型：肝内较大液性暗区内多数子囊呈车轮状排列或蜂房状分布，其间的脓性囊液和坏死组织又呈实性回声光点，组成混合型图像。

（4）实质型：较少见。为囊内有大量内囊碎屑或坏死物，呈现较强回声分布不均匀的实质包块图形。

（5）钙化型：囊壁钙化，显示强回声，常为半圆形或弧形强光带，其后方为声影。

（二）彩色血流图

无彩色血流进入囊内，此可用作充满囊砂的包囊与实质性肿瘤间鉴别根据之一。

（三）其他

1. 并发症

可出现囊胞破裂、感染和过敏反应。破入胆管可致黄疸及胆管炎，而超声显示阻塞部远端肝管扩张；破入腹腔可种植生发细胞而致继发性包虫囊胞。此外，可在肝内原囊胞发现囊胞的外层与生发层之间积液，以及囊内液体的减少与萎陷。如继发感染可见囊液混浊度明显增加及囊外肝组织的环状充血、回声增高，超声可检出该区内彩色血流明显增多。

2. 特别注意

肝包囊虫病在早期、单囊时，与单纯性肝囊肿极其类似。切忌贸然穿刺囊肿以致囊液外漏发生过敏性休克，虽有报道可用细针刺入囊内注射硬化剂等的介入性超声治疗，但需外科医生在旁支持，以便囊液外漏时立即开腹治疗。

（武海舟）

第九节 肝脓肿

肝受感染后，因未及时处理或正确处理而形成脓肿。常见的肝脓肿有细菌性和阿米巴性两种。在临床上都有发热、肝区疼痛和肝大的症状，但二者在病因、病程、临床表现及治疗上均各有特点。

一、病因、病理

肝脓肿是肝脏因细菌或原虫进入后，造成炎症及肝区域性坏死。有时，寄生虫钻入并阻塞肝内小胆管造成肝细胞坏死，形成脓肿。细菌可由化脓性胆管炎上升至肝，经门静脉入肝，经血络从肝动脉入肝，经外伤创口或肝穿刺入肝。原虫为溶组织阿米巴，经门静脉入肝。

在细菌性肝脓肿中，肝脏通常肿大，有时甚至重量倍增。脓肿位置较深时，表面肝组织外观可正常。多数可因脓肿膨胀而使浅表肝组织鼓起、变薄而呈淡黄色，也可因炎性反应而使肝脏与膈肌或其他周围组织产生粘连。

细菌性肝脓肿的致病菌多为大肠埃希菌、金黄色葡萄球菌、厌氧链球菌、类杆菌属等。单个性肝脓肿容积有时可以很大，而多个性肝脓肿直径可在数毫米至数厘米，数个脓肿也可融合成一个脓肿。据国内 337 例细菌性肝脓肿的分析，多发性肝胀肿占 65.7%，单发性为 34.3%；累及右叶者占 77.8%，左叶则为 11.5%，病灶弥漫侵及全肝者占 10.7%。

阿米巴性肝脓肿绝大多数是单发的，脓腔较大，多位于肝右叶。典型的阿米巴性肝脓肿脓液呈巧克力色，较黏稠，无臭味，脓液中很难找到阿米巴滋养体，但脓腔壁上常能找到，脓液一般是无菌性。阿米巴性肝脓肿可破溃形成膈下脓肿。穿破膈肌、肺组织甚至心包而形成脓胸、支气管瘘、心包积脓，向下破溃入腹腔形成腹膜炎。脓肿也可继发细菌感染而形成混合性脓肿，导致病情更加严重。

二、临床表现

（一）症状

发热、右上腹痛为主要症状。体温可高到 40℃，常伴盗汗。疼痛多为持续性钝痛。呼吸时加重。有时患者主诉右上腹痛伴明显触痛。阿米巴性肝脓肿患者常有痢疾史。

（二）体征

肝脏肿大，有明显压痛。肝区叩击痛明显。有时可发现胸、背部局部肿胀，肿胀部位亦有压痛。严重者可有黄疸。

实验室检查：白细胞常超过 $20 \times 10^9/L$，中性可为 85% ~90%；细菌性肝脓肿血培养可能阳性；阿米巴性肝脓肿在粪便中可能找到溶组织阿米巴原虫。

三、超声检查

（一）二维超声心动图

（1）早期非液化期表现：①病灶局部呈不均匀强回声区，边界不清；②数天后病灶增大，内部出现小液化区；③外周包裹形成，境界清晰，壁增厚。

（2）脓肿呈类圆形，内部呈液性暗区，稠厚脓液伴坏死组织则在暗区内见不规则强回声。

（3）脓肿透声好，后方回声增强。

（4）肝大，肝内回声增强呈炎性反应。

（5）慢性脓肿期：脓肿壁渐变薄，回声更高。内壁往往平整，外周肝组织炎症反应区渐模糊、消失。囊壁可完全钙化，呈现亮弧面及其后方清晰声影，内部回声不能清晰显示。此期临床症状常不明显。

（二）彩色血流图

早期肝炎期、早期脓肿期均可在病变区的中部及周围显示血流增加；脓肿液化期可在脓肿周围炎症反应区测及血流增加；慢性脓肿期除内部不显示彩色血流外，其周围亦无血流变化。

（武海舟）

第十节　原发性肝癌

原发性肝癌（PHC）是世界卫生组织公布的十大恶性肿瘤之一。每年约有 100 万人确诊为原发性肝癌，严重危及人类的健康。原发性肝癌的病因和发病机制尚不完全明了。早期诊断和及时正确的治疗是影响预后的关键。早期诊断在于对高危人群的普查；治疗以手术为主，辅以介入治疗等；预防主要是病因防治，在我国尤其是对病毒性肝炎的防治。

原发性肝癌可发生在任何年龄，以 30~60 岁最多见，最小仅 5 个月，最大 82 岁，在发病率高的地区，患者的年龄也较小。根据我国 3 254 例原发性肝癌患者分析，平均年龄为 43.7 岁。原发性肝癌多见于男性，男女之比为 3∶1 ~6∶1。合并肝硬化者占原发性肝癌患者的 70% ~90%。第二军医大学长海医院 1 183 例原发性肝癌患者中，年龄最小 5 个月，最大 80 岁，30~60 岁占 85.6%，男女之比为 9∶1；病理类型以原发性肝细胞癌最多，占 90% ~95%。

一、病因

原发性肝癌的病因迄今尚不清楚，根据临床观察和实验室研究，可能与以下因素有关。

（一）肝硬化

原发性肝癌合并肝硬化的发生率比较高，日本约占70%，非洲在60%以上，我国在53.9%~85.0%，有的报道在90%以上；欧美比较低，占10%~20%。原发性肝癌中以肝细胞癌合并肝硬化的发生率最高，占64.1%~94%；而胆管细胞癌很少或不合并肝硬化（占0~33.3%）。如国内报道1 102例手术切除的肝癌中，合并肝硬化者占85.2%，胆管细胞癌患者均无肝硬化。有人从临床观察发现，肝硬化发生原发性肝癌的机会为9.9%~16.6%，有人以肝硬化组和呼吸系统疾病组对比研究，发现肝硬化组出现肝癌的相对危险性明显高于呼吸系统疾病组，前者为后者的37.29倍。这也说明肝硬化患者发生原发性肝癌的机会要比无肝硬化者高。原发性肝癌合并肝硬化的类型以结节型多见，其中大结节型肝硬化占40%~50%，仅10%为小结节型肝硬化。根据全国肝癌病理协作组500例肝癌和334例结节型肝硬化尸检材料研究，肝癌中合并肝硬化者占84.6%，以大结节型最多（73.6%）；肝硬化中肝癌发现率为55.9%，其中也是以大结节型最高（73.8%）。可见肝癌的发生与肝硬化，特别是与大结节型肝硬化有密切关系，提示大结节型肝硬化有较高的肝癌发生的危险性。血吸虫性、胆汁性和淤血性肝硬化极少合并肝癌。

在肝硬化与肝癌的先后和因果关系方面，多数认为先有肝硬化而后有癌，其过程大致是：肝细胞变性坏死后，间质结缔组织增生，纤维间隔形成，残留肝细胞结节状再生（假小叶）。在反复肝细胞损害和增生的过程中，增生的肝细胞可能发生间变或癌变（即肝组织破坏→增生→间变→癌变），损害越重，增生越明显，癌变的机会也越高。

（二）病毒性肝炎

近年来有许多关于乙型肝炎和原发性肝癌关系的研究，并有以下发现：①流行病学调查肝癌高发区乙型肝炎病毒表面抗原（HBsAg）阳性率较低发区高；②肝癌患者血清中乙型肝炎标志检测阳性率超过90%；③原发性肝癌者约1/3有慢性肝炎病史；④免疫组化方法显示肝癌细胞中有HBsAg存在，也证明乙型肝炎病毒的DNA序列可整合到宿主肝细胞和肝癌细胞DNA中；⑤丙型肝炎病毒和乙型肝炎病毒一样，与肝癌发病密切相关。但乙型肝炎病毒和丙型肝炎病毒是否为肝癌的直接病因，目前尚未得到证实。

（三）黄曲霉素

黄曲霉产生的黄曲霉毒素已成为十多年来研究肝癌化学病因的重要内容之一。动物实验证明：黄曲霉毒素或被黄曲霉毒素污染的食物在动物（大鼠、小鸭、猪、羊、狗等）身上可诱发原发性肝癌；而且小剂量长时间给予黄曲霉毒素，比大剂量多次给予更易致癌；在一些肝癌高发地区，粮食和食品（如玉米、大麦、大豆、花生）被黄曲霉菌污染的情况往往比较严重，而在低发地区则少见。这些均提示黄曲霉毒素可能是某些地区肝癌多发的因素。

（四）化学致癌物质

亚硝胺是一类强烈的化学致癌物质，能在很多动物中引起肝癌，国内资料显示其诱发率有的竟高达 90%。我国某些肝癌高发地区（如启东）发现水土中硝酸盐、亚硝酸盐含量较高，这为合成亚硝胺提供了自然条件。这些化合物进入人体后，在一定条件下可与食物中普遍存在的二级胺在胃内合成致癌的亚硝胺化合物。因此，亚硝酸盐在体内合成对肝癌发生具有重要意义。此外，还有在动物实验中发现能诱发肝癌的偶氮类、碳氢类物质及有机氯杀虫剂等化学致癌物质，但尚未证实与人类肝癌的直接关系。

（五）寄生虫

华支睾吸虫感染，可刺激胆管上皮细胞，使之发生癌变。

（六）营养因素

实验室用偶氮苯化合物和低胆碱饲料喂鼠，均能导致肝癌。食物中缺乏蛋白质及胆碱，能引起肝细胞坏死变性和癌变。

（七）遗传因子

据调查，肝癌的发生有家族集聚现象，可能与遗传有关。

二、临床表现

（一）腹痛

腹痛是最常见的首发症状，发生率为 74%～95%。疼痛部位多位于右季肋部或上腹部。但有时也可出现在其他部位。其性质通常为持续性钝痛，与肝包膜的不断扩展有关。

（二）乏力、消瘦

乏力常是肝癌患者的首见症状，呈进行性加重，继之伴有食欲减退和消瘦。

（三）上腹部包块

肝脏大到一定程度，自觉或自行扪及有上腹包块，患者常因此来就诊。肝脏大，质地坚硬，表面凹凸不平，有结节感及压痛。约 20% 的患者在肝脏肿瘤上方可听到动脉杂音。常出现在收缩期，音质粗糙。

（四）黄疸、发热

黄疸、发热常为晚期表现，但是当肿瘤浸润到胆管引起堵塞时，也可在早期出现。

50% 以上的患者有发热表现，也有患者以不明原因的发热就诊。

（五）其他

常见有腹水、腹壁静脉曲张和脾大等表现。

三、超声检查

（一）原发性肝细胞性肝癌声像图的表现

1. 包膜

多数癌结节具有完整（侧壁失落属正常现象）或不完整的包膜。甚至 10 cm 以上的癌肿亦可具有完整包膜。少数癌肿可无包膜。根据包膜情况，可分为：①圆形或椭圆形完整或大部包膜，包膜层甚薄，小于 1 mm；②子结节型，在完整包膜的一处或 2 ~ 3 处，有另加外突的小圆形结节，亦具包膜，与母结节的包膜相连；③分叶状，呈 4 ~ 5 个或更多的弧形隆起，薄包膜组成其外缘；④包膜不清，肿瘤外周可与周围肝组织区分，但声像图上无法确认其包膜。有无包膜与结节大小间无明显关系。

2. 内部回声

肝癌结节内部回声多而复杂。大致可分为：①弱回声型，分均匀弱回声、弱回声中心点状增强，或弱回声中强回声镶嵌等。②强回声型，分均匀强回声型、强回声多结节组合型与强回声内低结节型等。③混合型，包括高低结节混杂、结节中心液化，声晕征等。

3. 周围回声

少数肝癌具周围窄暗环，为肿瘤结节推开其周围小血管而形成周围血管围绕征。

4. 后方回声

肝癌结节的后方回声常无明显变化，亦有少数在其后方轻度增强。但在后方的两侧（侧后）常具侧后声影，系由于纤维包膜所致。

（二）肝癌声像图的五大特征

1. 膨胀性生长

多数肝癌结节呈膨胀性生长，而少数呈浸润性生长。膨胀性生长使外形呈圆形或椭圆形，并由于包膜限制而使周围的癌组织受压变性，产生声晕等图形。

2. 多形性

肝癌声像图是强、弱型或各种回声的混合。亦可在一叶或数叶肝脏内出现多种不同强度、不同形态特征的图形。

3. 多变性

随着癌肿的生长发展，其不仅在形态上增大，而且内部回声特征亦可改变。例如，小型弱回声结节可变为等回声结节，再长大变为强回声结节；相反，强回声结节亦可因坏死液化而出现中心暗区等变化。

4. 迅速生长

原发性肝癌生长迅速。3 cm 以下的小肝癌结节,其直径倍增时间为 89 天左右。

5. 常具肝硬化基础

原发性肝癌 84% 左右伴不同程度的肝硬化。表现为肝实质的线状、网状回声增强,肝静脉变细、扭曲及肝外门静脉增宽,以及脾肿大。

(三)肝癌的扩散及转移

1. 癌栓

原发性肝癌易发生癌栓。癌栓可出现在门静脉、肝静脉或肝管内。门静脉癌栓常可造成肝内癌肿转移。肝静脉癌栓可扩展延伸至下腔静脉,甚至可至右心房、右心室。进一步则产生肺转移。除肺转移外,上述其他部位的癌栓均可用超声测出。肝管内癌栓患者疼痛症状显著。如产生左、右肝管或总肝管阻塞多伴黄疸。同样,肝管内癌栓 B 超可清晰显示。

2. 肝内扩散及侵入邻近脏器

肝癌可通过门静脉及肝内淋巴管道而造成肝内转移。亦可侵入胆囊、胰腺、胃壁、十二指肠、结肠及右肾。上述浸入病灶 B 超均可显示。

3. 转移

肝癌可向多处转移。除经下腔静脉转移至肺外,较常见为第一肝门旁与腹主动脉旁、后腹膜淋巴结转移,均可经声像图检出。肝表面癌肿可脱落入腹腔或盆腔形成癌结节,除显示腹水外,盆腔内转移结节也较易检出。

(四)小肝癌的声像图特征

肝癌结节的最大径线在 3 cm 以下者,名小肝癌。小肝癌声像图特征归纳如下。

1. 弱回声结节

90% 左右的小肝癌以本型为主要表现,具有以下 7 种特点:①圆形或椭圆形结节,外形圆整;②具有细薄包膜,包膜一般光滑,厚度在 0.5 mm 左右,呈细弧嵌线状;③侧壁回声失落,即两侧包膜不能显示;④后壁轻微增强;⑤内部细小弱回声,分布均匀,其中心部位常具花蕊样点状增强,往往为数至十数个小光点;⑥后方回声轻度增强,可在荧光屏上清晰辨认;⑦侧后声影,常需侧动探头以获得最合适的显示。

2. 强回声结节

10% 以下的小肝癌患者可具此种表现。①为圆形、椭圆形或略不规则的结节;②无明显可辨认的包膜;③周围弱回声窄暗环,完全性或不完全性围绕;④内部回声分布不均,常具增粗光点;⑤病理检验显示由纤维化及脂肪变性的肝细胞恶化发展形成。

3. 分隔型结节

1% 以下的小肝癌患者可具有此种表现。①包膜较厚,常在 1 mm 以上;②圆形或椭圆形;③内部以弱回声作为基础;④具有多条线状纤维隔,从包膜向内伸入,将弱回声结节分成数个大小不一的小区。此型在病理上相当于癌肿中结缔组织增生类型。

4. 等回声结节

在少数小肝癌患者的某一阶段发生。回声强度及分布与周围肝组织几乎不能分清。等回声结节可为由低回声结节转变成高回声结节的中间阶段。

（五）弥漫性肝癌

常在一叶、数叶或全叶发生。其声像图表现为：①肝脏明显肿大；②具有中度至重度肝硬化图形；③于数叶或全肝分布不规则的粗亮斑点；④易见门静脉或肝静脉内癌栓；⑤常伴甲胎蛋白（AFP）极度升高。

（武海舟）

第十一节　继发性肝癌

继发性肝癌又称转移性肝癌。许多脏器的癌肿均可转移到肝脏，其中以腹内脏器的癌肿如胃癌、结肠癌、胆囊癌、胰腺癌、子宫癌和卵巢癌等较为多见。另外，乳腺、肺、肾、鼻咽等部位的癌肿也可以转移到肝。

一、临床表现

继发性肝癌常以肝外原发癌所引起的症状、体征为主要临床表现，多数继发性肝癌往往由体检或治疗原发癌剖腹探查时发现，始发现癌肿已转移至肝；也可在原发癌治疗若干年后发现肝转移。亦有患者原发癌症状不明显而以继发性肝癌为首发症状，如无力、消瘦、上腹不适，查体时发现肝大或肿块、黄疸、腹水等。少数有门静脉高压、食管胃底静脉曲张破裂出血。一旦有临床症状，则转移灶常已较大、较多。当临床上发现继发性肝癌，表明原发癌已到晚期阶段。

二、超声检查

（一）声像图特征

肝转移癌来自人体各部位许多器官。胃肠、食管、胆、胰等消化系肿瘤最易通过门静脉转移；乳腺、肺、胃、卵巢、子宫肿瘤等还可通过血行和淋巴转移；胆囊、胃、结肠、胰腺还可通过直接蔓延方式转移。声像图表现多种多样。一般多呈圆形或类圆形肿块，边界清晰，多见多发，可分以下六型。

1. 强回声型

强回声型较多见，占半数以上。有显著回声增强、轻度回声增强和靶型回声增强三种不同表现。来源于消化道肿瘤或腺癌居多。

2. 弱回声型

弱回声型也较多见，约占40%。多见于较小的转移癌，回声较均匀，可类似囊肿，来源于小细胞癌、乳腺癌、黑色素瘤及淋巴瘤，可伴轻度后方组织回声增强。

3. 等回声型

等回声型多见于消化道肿瘤或腺癌的肝转移早期，多数依靠肿瘤周围的弱回声晕带被识别，有些则以肝表面隆起或肝血管受挤移位、中断而被发现。

4. 混合型

混合型如卵巢、胰腺等囊腺癌的转移，多呈结节型，壁稍厚，呈囊实型。

5. 囊肿型

囊肿型，一种为内有隔或呈不规则蜂窝状；另一种为肝转移癌坏死液化、出血，可形成较大囊肿，壁厚而不规整。

6. 钙化型

钙化型见于消化道、甲状腺癌及骨性肿瘤的肝转移，可在强回声肿块内有钙化回声并伴有声影。

肝转移癌的典型图像为"靶环征"，肿块中心呈强回声，边缘为弱回声晕带，与肝细胞癌相比较其周围晕带较宽，内侧缘较模糊或欠规整，较大肿瘤中心易发生坏死液化，其中心出现无回声液区，呈"同心圆"征。

（二）鉴别诊断

声像图对转移性肝癌的敏感性约80%，特异性可达99%。多种影像联合应用可提高检出率。转移性肝癌要与肝细胞瘤、肝血管瘤、肝内胆管结石、肝囊肿等其他肝脏疾病相鉴别。全面结合病史、临床检验资料，有选择地采用其他影像检查，对不典型患者可做出比较正确的诊断。

（武海舟）

第十二节　肝血管瘤

肝血管瘤大多数属海绵状血管瘤，是一种常见的肝脏良性肿瘤，见于任何年龄，但常在中年出现症状，女性为多。

一、病因、病理

肝血管瘤发生原因不明。有以下说法：①系胚胎发育过程中血管发育异常，呈海绵状扩张。②肝组织局部坏死后，血管扩张呈空泡状。③雌激素的作用。

肝海绵状血管瘤大小不一，最小者需在显微镜下确诊，巨大者占据一个肝叶甚至可达腹腔，但大部分直径小于2 cm。肿瘤可发生于肝脏任何部位，各肝叶发生率无明显差异。多为单发，多发者约占 10%。肉眼观察肿瘤呈紫红色或蓝紫色，圆形或楔形，切面呈海绵状，常见有血栓形成；肿瘤质地柔软或弹性，亦可较坚硬，外被纤维膜，与周围肝实质分界清楚，有时包膜钙化。

二、临床表现

（一）症状

肝血管瘤除非较大，一般无明显症状。大的血管瘤，依据其大小、部位不同可出现肝脏肿大、右上腹包块、腹痛、腹胀，或压迫邻近气管产生恶心、呕吐，甚至发生黄疸。多数患者常因腹痛就诊，少数血管瘤可发生贫血、心力衰竭，并发血小板减少（Kasaback－Merritt 综合征）。一般海绵状血管瘤病程较长，生长缓慢，预后好。随访过程中发现，随病程延长可发生退行性病变，包括坏死、纤维化、钙化等。少数情况下，也可发生自发性或创伤性破裂出血，带蒂血管瘤扭转及瘤内出血侵及胆管造成胆管出血等并发症，极易误诊，死亡率较高。

（二）体征

最常见的体征是右上腹部肿块，表面光滑，质地韧，扪及囊性感，可压缩，随呼吸上下移动。部分患者合并躯干及四肢血管瘤。

三、超声检查

（一）二维超声心动图

（1）小于 5 cm 血管瘤多数呈圆形或椭圆形，内部为较均匀之强回声。

（2）较大的血管瘤呈类圆形或分叶状，内部可见散在分布之小弱回声区与细线状结构交错，弱回声型多可见有强回声包膜。

（3）边界鲜明，多可见细毛刺样凹凸，欠光整。

（4）少数合并钙化，见强回声灶及声影。

（5）体位改变及加压扫查可见回声强度有改变。

（6）较大的血管瘤因探头加压可见肿瘤稍变形（图 12－4）。

（二）彩色血流图及多普勒频谱图

多数（75% 以上）肝血管瘤其内部无明显彩色血流，少数可显示内部采点或血管分布，其中约 50% 为动脉性血流。频谱图上阻力指数在 0.40 以下。较大血管瘤可推移周围血管，造成彩色流道弧形弯曲。

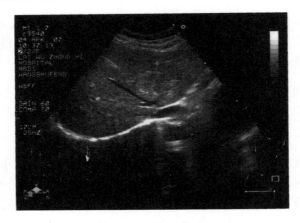

图 12 - 4　肝血管瘤

（武海舟）

第十三节　肝脏其他良性肿瘤

肝细胞腺瘤

一、临床表现

肝细胞腺瘤是一种罕见的良性肿瘤，多见于中年女性，发病年龄在 15～45 岁，大多在 20～39 岁。发病机制尚不明确，有长期口服避孕药史。但实验证明，性激素仅起促进作用。肝细胞腺瘤就医者中 5%～10% 系偶然发现，25%～35% 为腹块；20%～25% 有慢性或轻度发作性腹痛；30%～40% 为急腹痛。其中 30% 系肿瘤内出血，70% 为腹腔内出血。腹腔内出血是最严重的并发症，须急诊手术处理。

肝细胞腺瘤多为孤立结节，肿瘤呈球形向肝表面膨出，检出时肿瘤直径常为 5～15 cm，亦有直径达 30 cm 者，常有大血管横跨于肿瘤表面，少数可呈带蒂状。切面可见肿瘤与周围肝组织分界清楚。常无包膜，色泽由黄褐色到棕色，常伴坏死和出血区，或坏死后的瘢痕。显微镜下，腺瘤细胞似良性肝细胞排列，呈片状或索状，无腺泡状结构，细胞大小一致，核规则，无分裂象。胞质因糖原或脂肪含量增加而显苍白。

二、超声检查

病灶多为圆形或椭圆形，边缘清晰，部分患者可见包膜回声。小病灶一般为均匀的低回声，较大病灶回声不均匀。病灶中心多见出血、坏死引起回声增强和明显的液化无回声区。后方组织回声不增强，也无明显衰减。CDFI 可见动、静脉血流，但无特异性。

肝局灶性结节增生症

一、临床及病理

复旦大学肝癌研究所1996—1999年经病理证实的肝局灶性结节增生症（FNH）20例，是少见的肝脏良性肿瘤之一。常为单发，多见于青壮年，45岁以下占80%。70%的患者无症状，85%的患者无肝炎背景。84.6%的患者CDFI可以见到特征性的粗大的中央血管，血流流速快，阻力系数低。CT动态扫描75%患者呈现动脉早期增强，50%强化均匀，部分有中央星状瘢痕，75%静脉相等密度。MRI示83.3%增强后早期明显强化，66.7%信号均一。92.9%病灶小于5 cm、无包膜，病灶中央见星状纤维瘢痕并向四周放射，将病灶分成大小不等的结节。

FNH系良性病变，无恶变的倾向，也很少发生出血，因此可长期随访观察而无须治疗。重要的是FNH需要和肝癌以及肝细胞腺瘤进行鉴别，鉴别依赖于影像学检查，必要时可做肝穿刺活检予以鉴别。

二、超声检查

肝内单个或多个结节，典型者位于包膜下，以直径<3 cm者多见，少数可大至20 cm。内部可为低回声、高回声或混合回声，常可显示中心部星状高回声，向周围呈轮辐状延伸。彩色血流成像可见中心部动脉血流并向结节周边放射。本病用网状内皮细胞超声造影剂可显示结节中因库普弗细胞吞噬造影剂而使回声增强。

错构瘤

一、临床表现

本病是一种先天性良性肿瘤，多发生于婴幼儿，较少见。瘤体多较大，表面光滑，切面呈不规则囊状。患者一般无其他症状，多因腹部摸到肿块而就诊。

二、超声检查

声像图特征为肝脏明显增大，瘤体边界清晰，为圆形或椭圆形，与肝组织分界明显；内部可见多个大小不等的无回声区，兼以不规则强回声区；如有钙化则呈强回声伴后方声影；其余部分肝组织无异常。

（武海舟）

第十三章　胆管系统疾病

第一节　胆管系统解剖

在左、右肝管的汇合点处，将胆管系统划分为肝内及肝外胆管。肝门部胆管的解剖学变异较大，常出现一些副肝管以及左、右肝管的段肝管的异常汇合，这些异常的解剖学关系，在胆管手术时可能有重要的意义。当胆管已经进入肝实质之后，它与门静脉分支、肝动脉支被包在同一纤维鞘内，关系比较恒定，肝外胆管与其邻近的重要结构（特别是肝动脉）关系的变异较多。

胆囊位于肝脏的前缘，形似梨状，为薄层囊状器官，容量 30 ~ 60 mL，直径 3 ~ 5 cm，长约 7 cm，分底、体和颈三部分，颈部稍膨大的部分为 Hartmann 袋，胆囊结石常嵌顿于此。底部仅薄层平滑肌，弹性差，是常见穿孔部位。胆囊管即膨大颈部的延续，长 2 ~ 4 cm，管壁内有黏膜皱襞，可能具有调节胆汁流动作用，胆囊管的解剖变异很多，对胆囊管变异的了解，有助于避免在术中误伤肝外肝管或胆总管。

胆总管长 7 ~ 9 cm，内径 0.6 ~ 0.8 cm，若直径超过 1 cm，应视为病理情况。根据其行程和毗邻关系，胆总管分为十二指肠上段、后段、胰腺段和十二指肠壁内段四部分。胆总管末端斜行进入十二指肠降部后内侧的中部，约 70% 和主胰管相互汇合构成共同开口，即胆胰管 Bater 壶腹部，后者将黏膜推向肠腔形成突起，即十二指肠乳头，内有 Oddi 括约肌围绕壶腹部和胆总管的末端，有调节胆汁引流的作用。

胆囊的解剖变异：种类繁多，有先天性胆囊缺如，但非常少见，多有遗传倾向；双、三重胆囊，双胆囊可以有各自单独的胆囊管或仅有一根有间隔的胆囊管，此时胆囊管多注入右肝管；在位置变异上有胆囊部分或全部位于肝实质内，胆囊不在肝右叶胆囊窝内，而位于肝右叶的后上方，位于肝圆韧带左侧的肝左叶下方或圆韧带内等，文献上有游走胆囊的报告；在形态方面的变异有巨大胆囊，慢性胆囊炎时有小或萎缩的胆囊、胆囊中隔、胆囊憩室等；胆囊管方面的变异有无胆囊管、多胆囊管、长胆囊管、短胆囊管、汇入肝总管以前在肝总管左或右侧并行或融合一段与肝总管共壁的胆囊管、在肝总管前方或后方进入右肝管、从总肝管后方或前方绕行至肝总管的左侧汇入、在十二指肠上缘斜行汇入肝总管。胆囊动脉可来自肝总动脉分叉处或胃十二指肠动脉、肠系膜上动脉、胃左动脉、肝左动脉，亦可横过胆总管前方。

（凡兰）

第二节　检查方法

一、仪器条件

选择线阵式和凸阵式超声探头，频率一般为 3.0~3.5 MHz，肥胖者 2.25 MHz，儿童宜用 5.0 MHz。根据所观察病变深度不同，可选用近、中、远程等不同深度的聚焦，调节好增益、深度增益、补偿及图像后处理功能，使肝脏呈均匀一致的中低回声，肝静脉和下腔静脉基本为无回声。

二、检查前准备

（一）患者准备

检查前禁食 8 小时以上，以保证胆囊、胆管内充盈胆汁，并减少胃肠内容物及气体的干扰。超声检查应安排在胃肠及胆管 X 线造影之前钡餐检查 3 天之后、胆管造影 2 天之后，以避免残存的钡剂和造影剂影响超声检查。横结肠内气体干扰较重者可服泻药或灌肠排便后检查，小儿不合作者可给安眠药在睡眠状态下进行检查。

（二）检查的体位

1. 仰卧位

仰卧位是超声检查腹部最常用的体位，检查方便，效果较好。缺点是有时胃肠气体影响对后方胆系的观察。

2. 右前斜位

右前斜位可使肝脏、胆囊向左下移动，扩大了肝脏、胆囊的超声窗作用，减少胃肠气体的干扰，并使胆管从门脉右前位旋转至门脉正前方，提高了肝外胆管的显示率，有利于发现胆囊颈部结石以及追踪肝外胆管中下段病变，是胆系检查中的重要体位。

3. 胸膝位

腹壁抬高离开床面，仍自腹壁扫查。这是观察胆囊颈部结石移动的最佳体位。上身低下身高可以观察肝外胆管结石移动。

4. 坐位或站位

肝脏、胆囊位置较高的患者可试用，并可观察结石移动。

（三）扫查方法

1. 胆囊扫查方法

于右肋缘下腹直肌外侧缘做纵向及横向扫查，右 7~8 肋间斜向扫查及右肋缘下向上斜向扫查，均可获得胆囊的一系列长轴及短轴切面。

2. 胆管扫查方法

（1）肝内胆管扫查方法：于右肋缘下、剑突下做斜向及横向扫查，可获得与同名门静脉伴行的肝内段间、叶间及左右肝管。

（2）肝外胆管扫查方法：于右上腹正中旁进行斜—纵向扫查，可获得肝总管及胆总管上、下段纵断面。从肝门部至胰腺平面做一系列横断面扫查，可显示肝外各段胆管的横断面图像。

（凡兰）

第三节　正常声像图表现

一、胆囊

胆囊形态个体差异较大，多数纵切呈梨形。正常胆囊轮廓清晰，囊壁线自然光整，后壁线明亮，囊腔内无回声，后方回声增强，为典型的囊性结构。超声测量长径一般不超过 9 cm，前后径不超过 3 cm。对于反映胆囊的张力状态，前后径较长径灵敏。正常胆囊壁一般呈现在一条较强的回声线带中。某些患者尤其是当胆囊收缩后厚度增加，为 2~3 mm，用高频探头扫查，胆囊壁可呈现强、弱、强三层回声带。中间的弱回声带较窄为肌层。两侧强回声带分别由胆囊壁的外膜和黏膜回声构成（图 13-1）。

二、肝内胆管

正常肝内小胆管内径较小，肝切面声像图上常不能显示。应用实时超声仪沿右肋缘至剑突下扫查，可以显示紧贴门静脉左右支前壁的左右肝管，其内径小于 2 mm。若有扩张，则呈平行管征。门静脉左支及其矢状部和外侧支的分支构成特征性的"工"字形结构，可供识别肝管和门静脉。二级以上的肝胆管分支，尚难以清晰显示。

三、肝外胆管

超声显像可以将肝外胆管划分为上下两段：上段自肝门发出与门静脉伴行；下段与下腔静脉伴行并延伸进入胰头背外侧。正常人的肝外胆管上段易于显示，纵断图像在门静脉腹侧可找到与之平行的肝外胆管，位于右肝动脉之前的肝外胆管即肝总管，与门静脉形成双管结构，内径小于门静脉的 1/3，其间有时可见肝动脉右支的圆形横截面。在肝门附近横断层时，肝外胆管有时和肝动脉、门静脉共同显示为三个圆形的管腔结构，即"米老鼠征"。门静脉是"头"，肝外胆管和肝动脉分别为"左耳"和"右耳"。肝外胆管下段由于胃肠气体干扰常不易显示。选择门静脉和下腔静脉相邻的断面，尽可能向下扫查以接近门静脉最远端，可确定此处的肝胆管为胆总管。采用探头加压扫查和饮

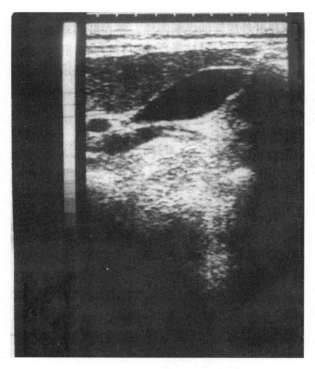

图 13 - 1 正常胆囊声像图

水充盈胃窦和十二指肠等方法，可以显著地提高其显示率。

肝外胆管上段有肝脏做超声窗，有伴行的门脉作解剖标志，因而容易显示和识别，是观察肝外胆管的窗口。但须注意与胆囊颈管鉴别，尤其是当扩张时纵切可呈现与肝总管段完全相似的"双筒猎枪征"而导致误诊。此外，偶尔肝动脉与门静脉也形成双管结构。但是动脉一般仅有一小段与门静脉平行，多数屈曲穿行于门脉和胆管之间，横断观察"米老鼠征"或追踪解剖结构以及使用双功多普勒检测则不难鉴别。

肝外胆管正常值：根据北京市肿瘤防治所和北京医科大学第三医院资料，正常肝外胆管上段和肝总管不超过 5 mm；肝外胆管下段和胆总管一般不超过 8.5 mm。正常胆总管测值标准随年龄而增加，老年人胆总管正常值上限为 10 mm。

（凡兰）

第四节　急性胆囊炎

急性胆囊炎是由于胆囊管或胆总管梗阻和细菌感染而致胆囊急性炎症，主要临床表现有发热、右上腹痛及压痛、恶心、呕吐及白细胞增高等。梗阻大多由于胆囊结石或胆管蛔虫阻塞引起。胆囊的急性炎症可单独存在，亦可为胆管急性感染的一部分。

一、病因、病理

（一）胆囊出口梗阻

90%以上系由胆石梗阻于胆囊管或胆囊颈部，引起胆汁淤积和浓缩，刺激囊壁引起化学性炎症，少数亦可因肿瘤、蛔虫而致出口梗阻。

（二）细菌感染

胆囊管梗阻后由于胆囊壁缺血、损伤、抵抗力下降，继发细菌感染。主要为大肠埃希菌、产气杆菌、绿脓杆菌、变形杆菌、梭状芽孢杆菌等。感染途径可经上行、血液循环、淋巴管等途径至胆囊。亦可发生于手术、创伤、严重烧伤后，细菌从创伤处直接侵及胆囊。

病初胆囊肿大，胆囊壁增厚，黏膜充血、水肿，白细胞浸润，黏膜下出血及片状坏死，治疗及时病变消退。如3～7天炎症不消散，可发生壁内脓肿、胆囊积脓以致坏疽穿孔。病变以胆囊底和嵌塞胆石的颈部为主。若在炎症过程中胆囊与邻近组织器官发生粘连，则形成胆瘘，并可引起胆汁性腹膜炎。

二、临床表现

本病的女性患者比男性多1.5～2倍，多见于中年、肥胖者。

（一）症状

1. 腹痛

腹痛是本病的主要症状，发病早期腹痛可发生于中上腹部、右上腹部，以后转移至右肋缘下的胆囊区，常于饱餐或高脂饮食后突然发作，或发生于夜间，是因夜间仰卧时胆囊内结石易于滑入胆囊管形成嵌顿之故。疼痛常呈持续性、膨胀样或绞痛性，可向右肩和右肩胛下区放射。患者中2/3可有典型胆绞痛的既往史。在老年人中，由于其对疼痛的敏感性降低，可无剧烈腹痛，甚至可无腹痛的症状。

2. 恶心、呕吐和食欲缺乏

患者常有食欲缺乏、反射性恶心和呕吐，呕吐剧烈时，可吐出胆汁，且可引起水和电解质紊乱。呕吐后患者的腹痛不能缓解。

3. 全身症状

大多数患者伴有38℃左右的中度发热，当发生化脓性胆囊炎时，可有寒战、高热、烦躁、谵妄等症状，甚至可发生感染性休克。约10%的患者因胆总管开口水肿、结石，可产生轻度黄疸。

（二）体征

患者呈急性痛苦病容，呼吸表浅而不规律。严重呕吐的患者，可有失水和虚脱的征象。少数患者有轻度的巩膜和皮肤黄染。引起黄疸的原因有：感染产生的有害物质经静脉回流或淋巴引流至肝脏造成损害；胆囊炎症累及胆总管造成肝胰壶腹括约肌痉挛、水肿；或胆囊内结石排入胆囊管并压迫肝总管引起梗阻性黄疸（Mirizzi 综合征），胆管炎反复发作，伴肝内胆管扩张，而胆总管不扩张。

腹部检查时可见右上腹部稍膨胀，腹式呼吸减弱，右肋下胆囊区可有局限性腹肌紧张、压痛及反跳痛，胆囊触痛征和 Murphy 征阳性。有胆囊积脓及胆囊周围脓肿者，可在右上腹部扪及包块。当腹部压痛及腹肌紧张扩展至腹部其他区域或全腹时，则提示已发生胆囊穿孔、急性弥漫性腹膜炎或急性坏死型胰腺炎等并发症。

急性胆囊炎经过积极治疗，或嵌顿于胆囊管中的结石发生松动，患者的症状于12～24 小时可得到改善和缓解，经 3～7 日症状完全消退。如有胆囊积脓，则症状可持续数周。如急性胆囊炎反复迁延发作，则可转为慢性胆囊炎。

三、超声检查

（一）声像图特征

胆囊体积增大，横径大于 4 cm，张力高；胆囊壁增厚大于 3 mm，呈"双边征"；常可于胆囊颈部或胆囊管处探及结石嵌顿，胆囊内可出现胆汁淤积形成的片状或充满型低回声光点，其内常可见中强回声光点；合并胆囊穿孔时可见局部囊壁缺损及周围无回声等。

（二）彩色多普勒血流成像

胆囊壁内动脉血流明显减少。

（凡兰）

第五节　慢性胆囊炎

慢性胆囊炎是指胆囊慢性炎症性病变，呈慢性迁延性经过，临床上有反复发作的特点。病因多与胆结石有关，但目前临床上非结石性慢性胆囊炎亦相当多见。大多慢性起病，也可由急性胆囊炎反复发作迁延而来。

一、病因、病理

本病的发病原因同胆石症，如胆囊管的部分梗阻、胆内长时间的胆汁停滞、细菌或病毒感染、浓缩胆汁的刺激、胰液反流、胆管的霉菌及寄生虫感染、过敏反应等。

慢性胆囊炎往往合并胆囊结石，胆囊的病理学改变由早期的胆囊壁炎性细胞浸润发展到纤维增生、瘢痕形成、黏膜脱落、胆囊萎缩而完全丧失其生理功能。慢性非结石性胆囊炎病理演变过程基本相同。部分慢性胆囊炎患者胆囊管完全阻塞，胆囊内的胆汁因胆红素被吸收，胆囊黏膜不断分泌黏液而逐渐形成"白胆汁"，逐渐增大的胆囊称为胆囊积水。

二、临床表现

许多慢性胆囊炎患者可持续多年而无疼痛症状，称为无痛性胆囊炎，在无胆囊炎病史的患者中，偶然在手术、体格检查、尸解时发现纤维化胆囊中含有胆石的情况并不少见。

本病的主要症状为反复发作性上腹部疼痛。腹痛多发生于右上腹或中上腹部，少数可发生于胸骨后或左上腹部，并向右侧肩胛下区放射。腹痛常发生于晚上和饱餐后，常呈持续性疼痛。当胆囊管或胆总管发生胆石嵌顿时，则可产生胆绞痛。疼痛一般经过 1～6 小时可自行缓解。可伴有反射性恶心、呕吐等症状，但发热、黄疸不常见。于发作的间歇期可有右上腹饱胀不适或胃部灼热、嗳气、反酸、厌油腻食、食欲缺乏等胃肠道症状。上述症状虽然不严重却经久不愈，并于进食油腻饮食后加重。当慢性胆囊炎急性发作或胆囊内浓缩的黏液或结石进入胆囊管或胆总管而发生梗阻，可呈急性胆囊炎或胆绞痛的典型症状。

体格检查可发现右上腹部压痛，发生急性胆囊炎时可有胆囊触痛征或 Murphy 征阳性。当胆囊膨胀增大时，右上腹部可扪及囊性包块。

三、超声检查

（一）声像图特征

轻度慢性胆囊炎声像图无特殊表现，一般不做出超声诊断。病情较重时胆囊壁毛糙增厚，不光滑，壁上可有附壁结石或沉积物。胆囊体积常缩小，其内液性囊腔缩小或消失，而代之以浓缩胆汁或结石形成的中强回声及声影等杂乱结构。有时胆囊无回声囊腔完全消失时，难以与周围肠管等结构相区别，导致胆囊定位困难。胆囊功能受损时，胆总管可轻度扩张。

（二）胆囊功能

胆囊功能有不同程度降低。

（凡兰）

第六节　胆囊结石

胆囊结石是一种常见病，在国内某些地区发病率较高，发病年龄多在 30～50 岁。男女比例国内约为 1∶1.1；欧美国家则为 1∶（3～6），这可能由于欧美国家胆固醇结石较多。

一、病因

按结石成分，胆囊结石可分为胆固醇结石、胆色素结石、混合性结石三种。引起结石形成的原因还不十分清楚，可能与以下因素有关。

（一）代谢障碍

主要为胆红素及胆固醇代谢障碍。正常胆汁中胆盐、磷脂、胆固醇等含量有一定比例，从而使胆固醇呈溶解状态。当比例失调时，胆固醇含量增多或胆盐减少，胆固醇即在胆汁中析出结晶而形成胆固醇结石。当胆汁中游离胆红素增多时，与钙结合即形成胆红素钙结石。

（二）慢性胆管感染

胆管感染改变了胆汁 pH 值，使胆固醇易于沉淀。加之感染后炎细胞、脱落上皮细胞等则成为结石核心。如蛔虫进入胆管后，除带入细菌外，其虫体、虫卵以及胆管上皮细胞脱落等，亦可为结石核心。

（三）胆管解剖及功能异常

如胆管狭窄、胆总管开口狭窄致胆汁淤滞易形成结石。后天性，胃大部分切除及迷走神经切断术或毕Ⅱ式术后，逆行性胆管感染的机会增多；糖尿病会增加胆汁中胆固醇饱和度，使胆囊收缩功能减弱及并发胆囊炎的概率增大等，故有利于胆固醇结晶析出。肝硬化、溶血性贫血、心换瓣术后亦可并发胆管结石。

无论何种原因发生结石，其主要病理变化是引起胆管梗阻、继发性感染和不同程度的肝损害。

二、临床表现

其临床表现取决于结石所在部位、大小、动态和并发症。

一般不产生绞痛症状，称为静止性结石。部分患者仅表现为一般消化不良症状，即上腹或右上腹饱胀感、嗳气、腹胀。在饱餐或高脂肪饮食后更为明显。

三、超声检查

1）典型声像图显示为胆囊液性腔内有强回声团伴有声影，改变体位时，除结石嵌顿在颈部外多可移动。

2）结石充满囊腔时，液性腔消失，在胆囊床是一边界清楚的弧形强回声带，胆囊壁增厚时，表面有一相应的弱回声带，后方伴有声影，称为"囊壁结石声影三合征—WES"。

3）结石位于胆囊颈管部则表现为胆囊肿大，结石强回声团不明显或不易显示。

4）胆囊沉沙样结石或细小结石，沉积较厚时可显示紧贴后壁的强回声带和声影，沉积较薄时则显示为后壁线粗糙，可无声影，改变体位后多切面扫查可提高诊断率（图13-2）。

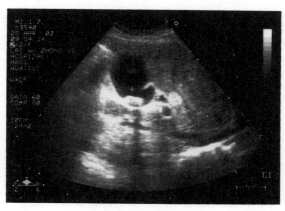

图13-2 胆囊结石

5）各类胆结石声图像特征：近年来的研究表明，超声不仅能显示结石的数目和大小，并且能反映结石的结构和成分。日本学者土屋幸浩等（1985年）报道结石断面的肉眼观可分为三类，其声像图有不同特征。

（1）放射状结构：纯胆固醇结石或混合型结石。表面呈强回声，深部逐渐减弱，最后移行为声影。强回声区多限于结石的前半部，故呈半圆形，也有深达结石后缘的，并可出现彗星尾征。

（2）层状结构：系混合性结石或胆色素钙结石。表面呈狭窄的强回声带，其后突然衰减为声影区，界限十分鲜明。外层有钙化的混合性结石最为典型。

（3）无结构或细层状结构：系胆红素钙结石。超声通过性好，整块结石完全显示，声影较弱。小结石中以堆积型和充满型多见。堆积型中，自上层至最下层全部显示，结石后方的胆囊壁高回声线清晰可见，为胆色素结石；反之，深部结石因声影不能显示，或胆囊后壁线因彗星尾征多次反射重叠而显示不清则是混合性结石。胆囊结石充满型系混合性结石。

（凡兰）

第七节　胆管结石与炎症

肝内胆管结石

一、病因、病理

肝内胆管结石在我国发病率较高，多数为胆色素结石。肝内胆管胆石的表现很不典型。在间歇期仅表现为上腹轻度不适和腹胀。急性期则有胀痛和发热。当一侧或一叶肝内胆管结石造成半肝或某一肝段的肝内胆管梗阻，并发感染时，可出现发热、畏寒，甚至精神症状和休克等急性重症胆管炎表现，但患者仍可无腹痛和黄疸，因此常易被误诊为"肝炎"或"肝脓肿"。

二、超声检查

声像图特点：①显示为沿左、右肝胆管分布的强回声，呈斑点状、条索状、圆形或边界不规则的块状；②一般均出现声影；③其远端小胆管可显示扩张，不扩张时与钙化灶图像不易鉴别，尤应注意与正常肝圆韧带和肝内积气相鉴别。

肝外胆管结石

一、病因、病理

肝外胆管结石在我国发病率较高，占胆石症的55%～86%，肝外胆管结石分为原发性和继发性两种。原发性结石的核心可为蛔虫残骸或虫卵，继发性结石即来源于肝内胆管或胆囊内结石。肝外胆管结石可在肝总管内，亦可在胆总管内，但大多数在胆总管下端。肝外胆管一般呈不同程度的扩张，其内可为胆色素性泥沙样结石，也可为单个或数枚球形或铸形混合性结石，胆管壁因充血、水肿、纤维化增生而增厚。结石未阻塞时，肝内胆管可不扩张或轻度扩张；一旦完全阻塞则可引起肝内胆管扩张、黄疸和化脓性胆管炎。

二、临床表现

肝外胆管结石常见的症状是胆管炎，典型表现为反复发作的腹痛、高热寒战和黄疸，称为 Charcot 三联征。

（一）腹痛

腹痛为胆绞痛，疼痛部位多局限在剑突下和右上腹部，呈阵发性刀割样，常向右肩背部放射，伴恶心、呕吐。这是结石下移嵌于胆总管下端壶腹部，引起括约肌痉挛和胆管高压所致。

（二）寒战、高热

寒战、高热是胆结石阻塞胆管合并感染时的表现。由于胆管梗阻，胆管内压升高，使胆管感染逆行扩散，致使细菌和毒素通过肝窦进入肝静脉内，引起菌血症或毒血症。

（三）黄疸

胆管结石嵌于 Vater 壶腹部不缓解，1~2 日即可出现黄疸，患者首先表现尿黄，接着出现巩膜黄染，然后出现皮肤黄染伴瘙痒。部分患者结石嵌顿不重，阻塞的胆管近侧扩张，胆石可漂浮上移，或者小结石通过壶腹部排入十二指肠，使上述症状缓解。这种间歇性黄疸，是肝外胆管结石的特点。如梗阻性黄疸长期未得到解决，将会导致严重的肝功能损害。

体征：巩膜及皮肤黄染。剑突下或右上腹部有深压痛，感染重时可有局限性腹膜炎，肝区叩击痛。如胆总管下端梗阻可扪及肿大的胆囊。

三、超声检查

声像图特征：① 95% 的结石显示为强回声团，79% 有声影；②在扩张的胆管内，结石与管壁有分界，多数可见液性暗带；③胆管壁较厚，回声强；④泥沙样结石则可表现为等回声或低回声，与管壁无明显分界，后方无声影，易被误诊为肿瘤。

造成假阴性的原因是胆囊颈管部强回声病变，如癌肿、瘢痕、淋巴结钙化。假阴性主要发生于胃肠气体干扰的下段胆管。

急性化脓性胆管炎

急性化脓性胆管炎原称急性梗阻性化脓性胆管炎，系指胆管（胆总管、肝总管或肝内胆管）急性梗阻后胆管内压增高和细菌感染引起的急性化脓性炎症。临床上有右上腹痛、发热、黄疸，严重者血压下降或休克和意识障碍。该病起病急、病情重、变化快、病死率高，被列为胆管疾病中病死率最高的疾病。

一、病因、病理

本病的确切病因和发病机制尚不太清楚，但梗阻与感染是发病的 2 个主要因素。梗阻的常见原因是结石、寄生虫、黏液团块、胆管狭窄、肿瘤等。国内外报道有差异，国内主要是结石和寄生虫，而国外则主要是结石和肿瘤。致病的细菌常是大肠埃希菌、副大肠埃希杆菌、绿脓杆菌、产气杆菌、葡萄球菌和链球菌、肺炎链球菌等。在急性化脓时期，多为混合感染。在正常情况下，胆管内细菌并不引起任何炎性症状；在梗阻情况下，胆管内细菌可迅速繁殖，发生严重感染。胆总管可极度扩大和明显增厚及纤维化，少数管腔狭窄。腔内压力增高，其直径大都在 3～6 cm，充满混浊胆汁或已完全成脓液，切开胆总管可立即喷出。肝脏肿大充血，色紫红，表面甚至有多发性化脓性病灶，有的已有纤维化病变。当肝内胆小管压力超过肝细胞分泌时，肝细胞停止分泌，胆小管内膜受损、坏死、溃破且与肝血管窦病理性融通，加之肝血管特殊性故使大量脓性胆汁或细菌入血，引起"五血症"，即菌血症、内毒素血症、脓毒血症、肝源性败血症、肝汁或胆汁血症。

二、临床表现

患者既往多有胆绞痛或胆管感染反复发作病史。急性上腹剧痛、寒战高热、黄疸三大症状为本病特征（Charcot 三联征）。上腹或右上腹剧痛最先出现，呈持续性并阵发性加重，旋即寒战、高热，常 1 日出现数次，黄疸多在腹痛后 2～3 天发生。右上腹或剑突下显著压痛与叩击痛并腹肌紧张，肝脏普遍性肿大、触痛，部分有胆囊肿大。重症患者三大症状出现不久，即出现烦躁不安、血压下降或休克，以及神志模糊、谵妄甚至昏迷，称为 Reynolds 五联征。由于胆管梗阻部位不同，上述临床表现只是在严重程度上有所差异。

三、超声检查

声像图特征：

（1）胆管扩张，以肝外胆管扩张为主。

（2）胆管壁明显增厚，黏膜面模糊不清，壁内可出现因水肿所致的低回声带。

（3）管腔内透声差，可见浮动的中等回声点，或后壁泥沙样沉积物。

（4）胆管下段常可见结石或蛔虫声像。

（5）常合并急性胆囊炎或肝脓肿。

（凡兰）

第十四章　脾脏疾病

第一节 脾脏解剖

脾是人体最大的淋巴器官，在机体防御和免疫方面起着十分重要的作用。脾脏还兼有血液过滤、贮血、胎儿期造血和出生后破坏陈旧血细胞的功能。脾实质由红髓和白髓组成，含有丰富的血窦，外有包膜，质地柔软。

脾形态个体差异甚大，多呈橘瓣形。脾可分膈面和脏面：膈面光滑隆起，脏面向内凹陷而不规则。在脏面的脾门部有脾静脉、神经和淋巴管出入。脾又有前缘和后缘之分：前缘稍钝，有 2 ~ 3 个切迹，前后缘之间为脾的宽度。脾还分上下两端：上端朝向背内侧，与第 11 胸椎同高，下端比较宽钝，朝向腹外侧，贴近胸壁。

正常成人脾长 10 ~ 12 cm，厚 3 ~ 4 cm，宽 6 ~ 8 cm，重 100 ~ 200 g。

脾位于腹膜腔内左季肋部后外侧，被第 9 ~ 11 肋骨包绕，紧贴于横膈之下，其长轴与第 10 肋骨一致。脾面前方与胃底相邻，其后与左肾相贴，其下与结肠脾曲相接，脾门部与胰尾部相连。脾正常位置易受腹内压（腹水、妊娠）、胸膜腔内压（左侧胸腔积液、肺气肿、肺不张）和膈肌位置及运动的影响。脾的支持韧带薄弱，易受周围脏器病变挤压和体位变动而发生位置显著改变。

脾动脉是腹腔动脉分支，从腹腔动脉发出后，沿胰腺背侧面上缘行走，至脾门附近分多支进入脾脏，其粗细与脾的大小成正比，正常脾脏较粗的脾支直径 4 ~ 5 mm，脾静脉的支数与脾动脉的近似，脾静脉的汇合点通常位于脾门与胰尾之间，在脾动脉的下后方，沿胰腺上后方行走，直径 5 ~ 8 mm。

（凡兰）

第二节 检查方法

一、检查前准备

检查前应让患者禁食，以空腹检查为宜。因为进食后充盈状态的胃可使脾脏向后上推移，从而可影响脾脏的显示。

二、体位及扫查方法

（一）右侧卧位

右侧卧位是常规采用的一种体位。患者向右侧卧，左手举起放于头部，使肋间隙增宽，便于从左侧腋前线至腋后线间的相应肋间逐一进行探测。扫查过程中，应上、下侧动探头，改变声束方向，以便多切面观察脾脏，了解其形态、边缘、内部回声及脾门结构。

（二）仰卧位

仰卧位也是经常采用的一种体位。将探头置于左腋中线至腋后线间的相应肋间进行探测，探头角度应尽量偏向腹侧偏向正中线。先显示脾、肾切面，然后声束向腹侧及头端倾斜，且来回摆动探头，即可观察到脾脏较完整的轮廓，以及实质和脾门区的回声，同时可显示脾脏相邻的左肾、膈肌、胃、胰胃的声像。

（三）俯卧位

俯卧位不常用。探查时，探头上端宜稍倾向患者头部。常在脾脏较小、右侧卧位或仰卧位显示不满意或找不到脾脏图像时应用。

（凡兰）

第三节　正常声像图表现

（1）脾实质回声呈弥漫性非常均匀的点状回声，其强度略低于或接近肝脏的回声。

（2）脾的纵切面形似橘瓣，其膈面光滑而整齐，脏面略凹陷，可见较强的脾门切迹回声，该处可见到脾门血管图像。

（3）CDFI 显示脾门处及脾内脾静脉的分支呈蓝色。胰腺后方脾静脉血流呈红色显示。脾门处脾动脉血流呈红色显示，腹腔干发出脾动脉分支处依不同的声束方向可呈蓝色或红色显示。

（4）频谱多普勒显示脾静脉呈单向平稳的血流频谱，流速 15～20 cm/s。脾动脉呈部分空窗型层流，中等阻力，阻力指数 0.50～0.70。脾门处脾动脉频谱完全充填。

（5）正常测值，脾脏大小的指标有厚径、传统长径、最大长径和宽径等，其中以厚径最为实用。脾的长径 < 10 cm，厚径 < 4 cm。

（凡兰）

第四节 脾 大

一、病因、病理

脾脏肿大多为继发性改变，病因繁多，主要有肝硬化等引起的门静脉高压症；感染性脾肿大如败血症、伤寒、疟疾等；某些血液病如白血病及原发性血小板减少性紫癜等；某些结缔组织病和代谢性疾病。

二、超声检查

声像图特征：

1）男女脾脏厚径分别超过 4 cm 和 3.7 cm，同时脾脏下缘超过肋缘线。传统长径 >8 cm，脾脏上下端径超过 10.5 cm。

2）多普勒超声显示脾门及脾区内血管增粗，血流信号丰富。非梗阻性脾肿大时脾动、静脉血流速度增快，梗阻性脾肿大脾静脉血流速度减慢，有时出现逆向血流。

3）脾大分级

（1）轻度脾肿大：仅表现为超声测值增加，而形态无明显改变，侧卧位平静呼吸时不超过肋缘线，深吸气时可以超过。

（2）中度脾肿大：脾脏体积增大，向下超出肋缘线（仰卧位平静呼吸），很少对邻近器官产生压迫移位。

（3）重度脾肿大：脾前缘可超过锁骨中线，严重者可达腹正中线，脾下缘可抵达盆腔。有邻近器官压迫征象，如肾脏移位、变形，横膈明显抬高等。

应注意与以下情况相鉴别，以免使诊断错误。腹膜后有巨大肿物，占据左季肋区，使脾移位；左叶肝大，尤其是肝肿瘤可使肝左叶移向脾区；左肾和横结肠有肿物；脾下垂和游走脾；胰尾肿物。

（凡兰）

第五节 脾脏囊肿

一、病理

脾脏囊肿分为真性囊肿、假性囊肿。真性囊肿内有上皮被覆，常见有上皮样囊肿、内皮囊肿、某些寄生虫性囊肿和多囊肿。假性囊肿多见，为脾血肿及脾梗死灶吸收后形成，囊壁为结缔组织。

二、临床表现

单纯性脾囊肿一般无自觉症状。假性脾囊肿常有外伤史和左季肋部胀痛不适。表皮样囊肿和包虫囊肿多表现为左上腹包块，后者常与肝、肺包虫囊肿伴发。

三、超声检查

声像图特征如下。

（1）囊肿较大时，则脾体积增大，表现为脾脏厚度增大，肋缘下可探及脾；囊肿小时，脾无明显增大。

（2）脾内见单个或多个无回声区，真性囊肿多为轮廓边界清晰，形态完整，透声好；假性囊肿可以形态欠规则，边界欠清晰。有时血肿、脓肿可能位于脾被膜与脾实质之间。

脾囊肿应与脾淋巴瘤及转移瘤、胰尾囊肿、左肾上腺囊肿相鉴别。

（凡兰）

第六节 脾创伤

一、病因、病理

脾是腹部内脏中最容易受损的器官，在腹部闭合性损伤中，脾破裂占 20% ~ 40%，在腹部开放性损伤中，脾破裂占 10% 左右。有慢性病理改变（如血吸虫病、疟疾、黑热病、传染性单核细胞增多症、淋巴瘤等）的脾更易破裂。按病理解剖，脾破裂可分为中央型破裂（破损在脾实质深部）、被膜下破裂（破损在脾实质周边部分）和真性破裂（破损累及被膜）3 种。前 2 种因被膜完整，出血量受到限制，故临床上并无明显内出血征象而不易被发现。如未被发现，可形成血肿而最终被吸收。但有些血肿（特别是被膜下血肿）在某些微弱外力的影响下，可以突然转为真性破裂，导致诊治中措手不及的局面。

二、临床表现

临床表现各种各样，从严重的低血容量休克到轻度的低血容量休克，甚至没有症状，大多数患者介于两种极端情况之间。通常有上腹部受碰撞的病史，尤其是左侧腹部。但是外伤有时看起来很轻微而被患者忽视，尤其在儿童患者。大多数患者主诉全腹痛，左上腹为重。大约 1/3 的患者疼痛局限于左上腹，左肩或颈部常有牵涉痛（Kehr

征）。这是膈肌受刺激的表现，常常将患者置于头低仰卧位或触诊左上腹时出现。有时可发生轻度恶心和呕吐。腹部情况可发现轻度腹膜刺激（即压痛、轻度腹肌痉挛以及腹胀）。早期的重要诊断线索是左侧第9、10肋的压痛。这一区域的肋骨骨折应高度怀疑脾破裂的可能性，大约可发生于20%的患者。死于脾破裂的患者往往是因为延误诊断或合并其他损伤。即使怀疑，确诊也是困难的。常常有合并损伤，从而掩盖了体征。通常表现为腹痛和压痛，但是腹膜对出血的反应差异很大，一些患者即使腹腔内出血量很大体征却很轻微。在可能情况下，可通过穿刺术来观察是否有活动性腹腔内出血。

三、超声检查

声像图特征：

1. 脾包膜下血肿

脾增大，包膜光滑、完整，包膜下可见"月牙形"无回声区，不随呼吸运动和体位改变而变化，其间可有细点状回声，脾实质受压表面呈凹陷状。

2. 脾实质血肿（中央型）

脾外形有不同程度增大，轮廓清楚、完整，病变处呈不规则无回声区，可有散在低回声及飘浮现象。

3. 脾真性破裂

脾包膜连续性中断，中断部位显示不均匀回声增强，脾实质内见无回声区，延伸至脾包膜破裂处，边界清楚，无包膜，内有大小不一、形态不规则的强回声。脾周围显示无回声区，其宽度与脾周围积血量多少有关。腹腔内可探及无回声区。

（凡兰）

第七节　脾梗死

一、病因、病理

脾梗死系脾动脉及其分支梗死所致。风湿性心脏病时左心及心瓣膜上的血栓脱落、脾周围脏器肿瘤和组织炎症引起脾动脉内血栓脱落、脾蒂扭转等均可阻塞脾动脉及其分支，引起脾梗死。有些病变引起脾脏明显肿大后可致部分脾组织发生缺血性坏死，其余如栓塞脾动脉以治疗脾肿大引起的脾功能亢进等。脾梗死早期局部组织水肿、坏死，继之机化、纤维化等。

二、超声检查

声像图特征：

（1）脾肿大或变形，见于多发性梗死或梗死范围较大者。

（2）梗死灶呈楔形或不规则形，常位于脾前缘切迹处，大小不一，可单发或多发。

（3）梗死灶周边多为低回声区，内部为不均匀的中等偏强回声及不规则的无回声区。陈旧性梗死则内部呈强回声区，后方可有声影。

（凡兰）

第十五章　胰腺疾病

第一节　胰腺解剖

胰腺横位于腹膜后，自右侧十二指肠曲起横跨于第一腰椎前直达脾门，是人体仅次于肝的大腺体。成人重 60 ~ 120 g，长 15 ~ 20 cm，宽 3 ~ 4 cm，厚 1 ~ 3 cm。胰腺分头、颈、体、尾四部分，胰液从胰管流入十二指肠，胰管分主胰管与副胰管，后者短而细，一般位于主胰管的上方，单独开口于十二指肠降部内侧，主胰管末端则多数与胆总管汇合成壶腹部，共同开口于十二指肠降部内侧形成乳头。该处有 Oddi 括约肌，胰液和胆汁即受此括约肌的调节流入十二指肠，亦有少数主胰管可单独开口于十二指肠降部内侧。胰腺的血液循环丰富，外伤、炎症等所致出血或渗液常可积聚网膜囊局部，形成脓肿或假性囊肿。

（孟春英）

第二节　检查方法

一、检查前的准备

检查前患者应禁食 8 小时以上，前一天晚清淡饮食，以避免胃内食物引起过多气体，干扰超声的传入。对腹腔胀气或便秘的患者，睡前服用缓泻剂，晨起排便或灌肠后进行超声检查。如通过上述方法胃内仍有较多气体，胰腺显示不满意时，可饮水 500 ~ 800 mL，让胃内充满液体作为透声窗，以便显示胰腺。

二、仪器

一般采用腹部凸阵式或线阵式超声探头，成人常用探头的频率为 3.5 MHz，肥胖者可选用 2.5 MHz，体瘦者或少年儿童可选用 5 MHz。适当调节总增益和深度增益补偿系统（DGC）及动态聚焦，以胰腺轮廓清楚、周邻形态结构可见为标准。

三、体位

（一）仰卧位

仰卧位为常用和首选的检查体位。患者深吸气，使横膈向下，通过尽可能下移的左肝作为声窗检查胰腺。

（二）坐位或半坐位

当胃和结肠内气体较多时，取坐位或半卧位，使肝脏下移，覆盖胰腺，以肝脏作为声窗，并推移充气的胃和结肠，避免胃肠气体干扰，常能改善对胰腺的显示效果。特别是饮水后的坐位，使胃体部下降，能为扫查胰腺提供良好的声窗。

（三）侧卧位

当胃和结肠内气体较多，胰尾部显示不清时，饮水后取左侧卧位，使气体向胃幽门或十二指肠及肝曲移动，便于显示胰尾。同样，向右侧卧位使气体向胃底及脾曲移动，便于显示胰头、胰体。

（四）俯卧位

采用此体位经背侧或经左侧腹部以脾脏和左肾作为声窗显示胰尾，可克服仰卧位检查胰尾受胃肠气体的干扰。

四、扫查技术

首先在第 1～2 腰椎水平做横切扫查腹部显示胰腺长轴切面，然后上下移动，亦可做右低左高位斜切扫查，以利全面观察胰腺形态。横切扫查后，用纵切扫查显示胰腺短轴切面。根据需要采取仰卧位、坐位或俯卧位。

（孟春英）

第三节　正常声像图表现

一、通过第 1 腰椎水平腹部横断扫查

胰腺位于肝左叶和胃之后，脾静脉和肠系膜上静脉之前，呈条带状结构。常见三种断面形态，即蝌蚪形、哑铃形及腊肠形。其边界光滑、整齐，与周围组织有不十分明确的界限。内部呈均匀的中等强度回声，散在分布。成人胰腺一般比肝脏回声稍强，儿童胰腺内部回声较弱。胰腺周围脏器和血管的关系，即胰腺超声解剖标志：在横断扫查时，胰腺的右侧为右肝、胆囊及十二指肠；前方为左肝及胃的一部分；左侧为脾脏；胰尾背侧有左肾；胰腺后方尚有脾静脉，肠系膜上动静脉，下腔静脉及主动脉。

二、通过下腔静脉的腹部纵断扫查

正常胰头部位于左肝之后，下腔静脉之前，呈扁的卵圆形。如十二指肠内充满气体时，胰头可被掩盖而显示不清。

三、通过腹主动脉的腹部纵断扫查

正常胰腺位于左肝及胃之后、主动脉之前，呈椭圆形。其上下径大于前后径。此断面仅能显示胰体，其内部回声如前述。

四、超声诊断评价

超声扫查可直接显示胰腺形态、内部结构及其周围图像，是胰腺和胰周肿块鉴别诊断的首选检查方法。

（一）胰腺囊性肿块

超声诊断胰腺囊肿敏感性高，诊断准确率可达 95%。便于动态观察假性囊肿的发生、发展和吸收的演变过程。对于鉴别困难的胰腺囊性肿块，超声导向经皮穿刺，可抽取囊液做常规、生化、细菌学和细胞学检查。或根据需要注入造影剂显示囊壁、囊腔及与胰管的交通情况，具独特的诊治价值。

（二）胰腺炎性肿块

根据胰腺弥散性或局限性肿大，胰内外积液等征象结合病史诊断急性胰腺炎的符合率为 78.1%～89.2%。对于慢性胰腺炎能够直接显示胰腺钙化、胰腺结石等特征性表现，诊断符合率可在 80% 以上。并可简便准确地显示胰管及胆道系统，明确胆石性胰腺炎的发病原因。

（三）胰腺肿瘤

文献报道，超声诊断胰腺癌的准确率为 73%～93%。曹海根总结 82 例胰腺癌，发现声像图异常的阳性率为 98.8%，显示癌肿病灶率为 86.6%，诊断胰腺癌的确诊率为 80.5%，检出最小的胰腺癌为 2.2 cm×1.9 cm。CDFI 对癌灶边界的观察更为清楚，根据癌灶对相邻血管的浸润情况进行可切除性的术前判断，其不可切除的预测值为 100%，可切除的预测值为 75%，是癌组织侵犯胰周血管有效的检查方法。

超声内镜对胰腺癌的检出率可达 100%，术前判断手术可切除的准确率达 87%。胰腺癌早期症状缺乏特异性，超声判断胆道扩张十分敏感，应用超声发现黄疸前期的胆道扩张，有助于胰腺癌的早期诊断。

经腹超声检查难以显示直径大于 1.5 cm 的胰岛素瘤，文献报道超声诊断敏感性为 40.6%～63%。术中超声能显示术前和术中常规检查未发现的小胰岛素瘤。

（四）对于胰腺局限性炎性肿块

鉴别困难者在超声导向下经皮细针穿刺活检能提供病理学诊断，亦可做经皮穿刺胰管造影，以获取胰管方面的信息。

超声诊断胰腺肿块的局限性在于：超声检查受肥胖和胃肠胀气的干扰影响较大；对直径小于 2 cm 的胰腺癌难以经腹显示，胰腺与周围组织粘连严重时，超声检查比较困难。

（孟春英）

第四节　胰腺炎

急性胰腺炎

急性胰腺炎是指胰酶在自身消化、炎性介质及细胞因子的作用以及胰腺微循环障碍等多种因素的影响下，胰腺发生充血、水肿，严重者可出现胰腺坏死，从而引发腹痛、腹胀、恶心、呕吐、发热等一系列临床症状。少数患者可出现休克、肾功能不全、肺间质水肿、腹膜炎等多系统损害。随着生活水平的提高，本病发病率呈上升趋势。

一、病因和发病机制

急性胰腺炎的病因有多种，主要与胆道疾病或过量饮酒有关。

（一）梗阻因素

在欧洲、亚洲较多见。最常见的梗阻原因是胆结石。引起 Vater 壶腹部阻塞的原因有：胆结石通过或嵌顿于 Vater 壶腹，胆道蛔虫，十二指肠乳头水肿，壶腹部括约肌痉挛，壶腹部狭窄等。胆胰共同通路的梗阻，导致胆汁反流进入胰管，造成胆汁诱发的胰实质损伤。单纯胰管梗阻也足以引起胰腺损害。

（二）过量饮酒

在美国过量饮酒是其主要致病危险因素。酒精除了能直接损伤胰腺，尚能刺激胰液分泌，并可引起十二指肠乳头水肿和 Oddi 括约肌痉挛，其结果造成胰管内压力增高，细小胰管破裂，胰液进入腺泡周围组织。此时，胰蛋白酶原被胶原酶激活成胰蛋白酶，后者又激活磷脂酶 A、弹力蛋白酶、糜蛋白酶和胰舒血管素等对胰腺进行"自我消化"而发生急性胰腺炎。

（三）手术和外伤

腹部手术后 6% ~32% 的患者淀粉酶增高，其中仅极少数真正有胰腺炎，非胰腺手术患者，术后并发胰腺炎约占 5%。胃及胆道手术后最易并发胰腺炎，其并发率分别为 0.8% ~17%（胃）及 0.7% ~9.3%（胆管）。手术后胰腺炎的发病机制为：①手术时对胰腺及其血供的直接影响。②手术后胰腺内胰蛋白酶抑制物减少，使胰腺易遭损害。③胰腺缺血：如体外循环及大血管再建手术时。

（四）胰管梗阻

如胰管狭窄、结石、肿瘤或 Oddi 括约肌痉挛，可引起胰管梗阻，致胰液排泌障碍。当胰液分泌旺盛时，则因胰管梗阻近段腔内高压，可使胰腺泡破裂，胰液溢入间质，引起急性胰腺炎。

（五）感染

急性胰腺炎继发于感染性疾病者多数较轻，常为亚临床型，随感染痊愈而自行消退。如急性流行性腮腺炎、传染性单核细胞增多症、柯萨奇病毒感染、Echo 病毒感染和肺炎支原体感染等，同时可伴有特异性抗体滴度升高。沙门菌或链球菌败血症时可出现胰腺炎。如蛔虫和华支睾吸虫进入胰管，带来细菌与肠液，引起胰管梗阻与感染。

（六）其他病因

高脂蛋白血症、妊娠及一些药物如皮质类固醇、噻嗪类利尿剂等均可引起急性胰腺炎。

关于急性胰腺炎的发病机制，近年来，许多学者提出了防御机制与致病因素失衡学说，该学说认为，在胰腺内具有不同形式的自身防御机制，能有效地防止胰酶的激活和对胰腺组织的自体消化。当防御机制遭到破坏或由于某些原因胰液分泌异常亢进或胰酶在胰腺管道中被激活时，才引起胰腺组织的自体消化，导致胰腺炎的发生。

二、病理

急性胰腺炎的基本病理变化是水肿、出血和坏死。

（一）急性水肿型胰腺炎

急性水肿型胰腺炎病变轻，多局限在体尾部。胰腺肿胀变硬，充血，被膜紧张，其下可有积液。腹腔内的脂肪组织，特别是大网膜可见散在粟粒状或斑块状的黄白色皂化斑（脂肪酸钙）。腹腔积液为淡黄色，镜下见间质充血、水肿并有炎性细胞浸润。有时可发生局限性脂肪坏死。

（二）急性出血坏死型胰腺炎

急性出血坏死型胰腺炎病变以胰腺实质出血、坏死为特征。胰腺肿胀，呈暗紫色，分叶结构模糊，坏死灶呈灰黑色，严重者整个胰腺变黑。腹腔内可见皂化斑和脂肪坏死灶，腹膜后可出现广泛组织坏死。腹腔内或腹膜后有咖啡或暗红色血性液体或血性混浊渗液。镜下可见脂肪坏死和腺泡破坏，腺泡小叶结构模糊不清。间质小血管壁也有坏死，呈现片状出血，炎细胞浸润。晚期坏死组织合并感染形成胰腺或胰周脓肿。

三、临床表现

因病理变化的性质与程度不同，临床表现轻重不一。单纯水肿型胰腺炎症状相对较轻，自限性经过；出血坏死型胰腺炎起病急骤，症状严重，变化迅速，常伴有休克及多种并发症。

（一）症状

1. 腹痛

腹痛为本病的主要表现，多数为急性腹痛，常在胆石症发作不久、大量饮酒或暴饮暴食后发病。腹痛常位于腹中部，亦有偏左或偏右者，疼痛剧烈呈持续性钝痛、刀割样痛、钻痛或绞痛，可向腰背部呈带状放射，取弯腰抱膝位可减轻疼痛。水肿型患者腹痛3~5天缓解，出血坏死型者剧痛持续时间较长，当有腹膜炎时则疼痛弥散全腹。应注意少数年老体弱者有时腹痛轻微，甚或无腹痛。

2. 恶心、呕吐及腹胀

起病即伴恶心、呕吐，有时十分频繁。剧烈呕吐者可吐出胆汁或咖啡样液体，同时有腹胀。出血坏死型者常有显著腹胀或麻痹性肠梗阻。

3. 发热

水肿型胰腺炎可有中度发热，少数为高热，一般持续3~5天；出血坏死型体温较高，且持续不退，特别在胰腺或腹腔有继发感染时，常呈弛张高热。

4. 休克

休克仅见于出血坏死型，在病初数小时突然出现，提示胰腺有大片坏死，也可逐渐出现，或有并发症时发生。休克主要是有效循环容量不足所致。

5. 水、电解质及酸碱平衡紊乱

多有轻重不等的脱水，呕吐频繁者可有代谢性碱中毒。出血坏死型每有明显脱水与代谢性酸中毒，常伴有血钾、血镁降低。因低钙血症引起手足搐搦者，为重症与预后不佳的征兆。

（二）体征

1. 轻症急性胰腺炎

轻症急性胰腺炎患者腹部体征较轻，往往与主诉腹痛程度不十分相符，可有腹胀和肠鸣音减少，无肌紧张和反跳痛。

2. 重症急性胰腺炎

重症急性胰腺炎患者上腹或全腹压痛明显，并有腹肌紧张、反跳痛。肠鸣音减弱或消失，可出现移动性浊音，并发脓肿时可扪及有明显压痛的腹块。伴麻痹性肠梗阻且有明显腹胀，腹腔积液多呈血性，其中淀粉酶明显升高。少数患者因胰酶、坏死组织及出血沿腹膜间隙与肌层渗入腹壁下，致两侧胁腹部皮肤呈暗灰蓝色，称 Grey - Turner 征；可致脐周围皮肤青紫，称 Cullen 征。在胆总管或壶腹部结石、胰头炎性水肿压迫胆总管时，可出现黄疸。后期出现黄疸应考虑并发胰腺脓肿或假囊肿压迫胆总管或是肝细胞损害所致。患者因低钙血病引起手足搐搦者，为预后不佳表现，系大量脂肪组织坏死分解出的脂肪酸与钙结合成脂肪酸钙，大量消耗钙所致，也与胰腺炎时刺激甲状腺分泌降钙素有关。

（三）并发症

1. 脓肿形成

脓肿形成多见于出血坏死型，起病2～3周出现腹部包块，系胰腺本身、胰腺周围脓肿形成。此时高热不退，持续腹痛。

2. 假性囊肿

假性囊肿为胰腺被胰酶消化破坏后，胰液和坏死组织在胰腺本身或胰腺周围被包裹而形成，囊壁无上皮，仅见坏死、肉芽、纤维组织。常发生在出血坏死型胰腺炎起病后3～4周，多位于胰腺体尾部，如有穿破则造成慢性胰源性腹腔积液。

3. 慢性胰腺炎

部分水肿型胰腺炎，反复发作最终致慢性胰腺炎。

4. 全身并发症

出血坏死型胰腺炎可并发败血症、血栓性静脉炎、急性呼吸窘迫综合征、肺炎、心律失常、心力衰竭、肾衰竭、糖尿病及弥散性血管内凝血（DIC），少数发生猝死。

四、超声检查

（一）水肿型胰腺炎

①胰腺弥散性均匀性增大，形态饱满膨出；腹部横断呈"腊肠样"；纵断时呈圆形；②胰腺内部呈均匀弱回声，内部有较均匀的细小回声点；③胰腺透声良好，其后方回声稍增强；④胰管形态正常或呈轻度扩张。

（二）出血坏死型胰腺炎

①胰腺显著肿大，形态不规则，边缘轮廓模糊不清；②胰腺内部呈不均匀强回声，可见粗大强回声点或强弱不均并混有囊性结构；③胰腺周围组织不均质，表面是粗大或斑块状强回声；④胰管不扩张或显示不良；⑤胰腺周围多可见弱回声带或积液；⑥胰周局部区域积液或囊肿；⑦间接征象为腹腔积液、胸腔积液、肠梗阻、胆系结石等。麻痹性肠梗阻致腹腔内大量积气有时影响胰腺的显示，可改日复查或做其他检查。

慢性胰腺炎

慢性胰腺炎是指胰腺组织局部的、节段性的或弥散性的慢性进展性炎症，导致胰腺实质和胰管组织的不可逆性损害，并伴有不同程度的胰腺外分泌和（或）内分泌功能障碍。慢性胰腺炎在西方国家常见，我国少见。但近年来我国慢性胰腺炎的发生率有上升趋势。

一、病因、病理

病因与急性胰腺炎相似，国外以酒精中毒为主，国内以胆管疾病，尤其胆结石为主。其他少见者为营养不良、腹部外伤、高钙血症、代谢异常、血管病变、血色病、肝脏病、遗传性因素等所致。少数患者确无病因可寻，称特发性慢性胰腺炎。

慢性胰腺炎的病理组织学改变主要是胰腺实质的纤维化，伴胰腺细胞破坏，胰管及分支有不同程度的狭窄、扩张；发生钙化或结石时，大部分沉着于胰管内，可使胰管阻塞、腺泡萎缩，最后导致整个胰腺实质破坏、纤维化及萎缩。

二、临床表现

临床表现轻重不一。轻度可无症状或有轻度消化不良，而中度以上的慢性胰腺炎可有腹痛、腹胀、黄疸等胰腺炎急性发作症状；胰腺内、外分泌功能不足表现，腹腔积液、感染等。

（一）腹痛

占60%～100%，其中半数患者腹痛甚剧，部位常在上腹部，可放射至左、右季肋部、左侧肩部及背部。开始时，持续几小时到几天，随疾病进展，腹痛日趋频繁，持续时间增加。腹痛在仰卧位时加剧，坐位、前倾位、屈膝位或俯卧位时缓解；饮酒、进油腻食物可诱发腹痛。劳累可使腹痛加重。机制尚未清楚。可能与反复胰腺炎症、炎症压迫或浸润腹腔神经丛、胰管狭窄、结石等引起胰管梗阻、胰管内压力增加等有关。另外，与并发症如假性囊肿、血管栓塞或十二指肠阻塞也有一定关系。

（二）胰腺外分泌不足的表现

轻到中度慢性胰腺炎患者仅有食欲减退、腹胀等消化不良症状。当脂肪酶的排量降低到正常的10%以下时，患者才会出现脂肪泻；同样，胰蛋白酶的排泄低于正常的10%时才会有粪便中蛋白丢失的情况，患者排出大量恶臭有油脂的粪便。由于害怕疼痛而进食很少，体重减轻加重，并有多种维生素特别是脂溶性维生素缺乏的表现。少数患者有低蛋白血症，出现全身性水肿、皮肤皱褶增多、头发枯黄等表现。

（三）胰腺内分泌不足的表现

6%～46%的患者有糖尿病或糖耐量异常。糖尿病常在出现临床症状后的5～10年发生。

（四）黄疸

发生率为1%（2/230例）～28.2%（69/245例）。主要是胰头部肿胀或假性囊肿压迫总胆总管所致。

（五）腹腔积液及胸腔积液

少数患者伴有腹腔积液，腹腔积液量多少不一。蛋白含量常超过25 g/L，炎细胞较少，腹腔积液淀粉酶高于血液淀粉酶。长期慢性胰腺炎且有严重营养不良的患者，也可因低蛋白血症而引起全身水肿和腹腔积液。另有少数患者可出现胸腔积液，多位于左侧胸腔，胸腔积液中含有高浓度的淀粉酶，其原因可能与假性囊肿破裂有关。有时，影像学检查时可见胰腺—胸膜瘘形成。

（六）其他

肿大的胰腺假性囊肿压迫胃、十二指肠、胆总管或门静脉时，可引起上消化道梗阻、阻塞性黄疸或门静脉高压等。胰腺纤维化累及周围组织时，可造成消化道梗阻和门静脉高压。有时腹部体检可能扪及巨大的胰腺假性囊肿和肿大的脾脏。

典型患者可出现五联征：上腹疼痛、胰腺钙化、胰腺假性囊肿、糖尿病和脂肪泻。但临床上常以某一或某些症状为主要特征。

三、超声检查

声像图特征：

（1）胰腺形态欠规则，大小正常或轻度肿大，部分患者有局限性肿大或萎缩。

（2）胰腺回声增强或可见较粗回声斑点。

（3）胰管轻度扩张，管径大于 2 mm，胰管不平整，也可呈粗、细不规则，或可见局部呈囊状扩张。

（4）胰腺结石，多位于胰管内，呈单发或多发强回声，为数毫米大小或呈粗斑点状。

（5）部分患者可见单发囊肿，假性囊肿较大，位于胰腺表面；潴留性囊肿较小，位于胰管近旁。

（6）慢性局限型胰腺炎可见局部回声不均，多伴有钙化，胰管不同程度扩张并穿入病灶内。

（孟春英）

第五节 胰腺肿瘤

胰腺癌

胰腺癌是常见的胰腺肿瘤，半数以上位于胰头，约90%是起源于腺管上皮的管腺癌，其发病率占全身恶性肿瘤的1%～2%，且近年来国内外均明显增加。由于受胰腺解剖学和胰腺癌生物学特征等因素的影响，胰腺癌早期容易侵犯周围组织器官和远处转移，加之该病早期无特异的症状与体征，缺乏简便和可靠的诊断方法，做早期诊断困难，患者就诊时多已属中、晚期，手术切除率低，我国可切除者 5 年生存率不到 5%，预后极差。胰腺癌仍是一种尚未确立有效疗法的难治性恶性肿瘤，是当前消化道肿瘤研究的热点。

一、病因和发病机制

病因与发病机制至今未明。临床资料分析表明，可能是多种因素长期共同作用的结果，长期大量吸烟、饮酒、饮咖啡者，糖尿病患者，慢性胰腺炎患者发病率较高。胰腺癌的发生也可能与内分泌有关，其根据是男性发病率较绝经期前的女性高，女性在绝经期后发病率上升。长期接触某些化学物质如 F－萘酸胺、联苯胺等可能对胰腺有致癌作用。遗传因素与胰腺癌的发病也似有一定关系。分子生物学研究提示：癌基因激活与抑癌基因失活以及 DNA 修复基因异常在胰腺癌的发展中起着重要作用，如 90% 的胰腺癌可有 F－ras 基因第 12 号密码子的点突变。

二、临床表现

胰腺癌的临床表现取决于癌肿的部位、病程早晚、胰腺破坏的程度、有无转移以及邻近器官累及的情况。其临床特点是整个病程短、病情发展快和迅速恶化。

（一）腹痛

半数以上患者有腹痛，多数由轻逐渐加重。胰腺癌患者可因癌肿使胰腺增大，压迫胰管，使胰管梗阻、扩张、扭曲及压力增高，引起上腹部持续性或间歇性胀痛。有时还同时合并胰腺炎，引起内脏神经痛。病变早期常呈中上腹部范围较广但不易定位而性质较模糊的饱胀不适、隐痛或钝痛等。较少见者为阵发性剧烈的上腹痛，并进行性加重，多见于早期胰头癌伴有胰胆管阻塞者。胰头癌疼痛常在右上腹，胰体尾部癌则偏左，有时亦可涉及全腹。腰背痛常见，进展期病变腰背痛更加剧烈，或限于双季肋部呈束带状，提示癌肿沿神经鞘向腹膜后神经丛转移。典型胰腺癌的腹痛常在仰卧时加重，坐起或向前弯腰、屈膝可减轻，有时患者夜间辗转不眠，可能是癌肿浸润压迫腹腔神经丛所致。

（二）体重减轻

胰腺癌造成的体重减轻突出，体重减轻可在 15 kg 以上，伴有衰弱、乏力等症状。体重下降的原因是食欲缺乏，进食减少，或因进食后上腹部不适或诱发腹痛而不愿进食。此外，胰腺外分泌功能不良或胰液经胰腺导管流出受阻，影响消化和吸收功能，也与体重减轻有一定的关系。

（三）黄疸

黄疸是胰腺癌，特别是胰头癌的重要症状。黄疸属于梗阻性是胆总管下端受侵犯或被压所致。黄疸为进行性，虽可以有轻微波动，但不可能完全消退。黄疸的暂时减轻，在早期可能与伴有的壶腹周围炎症消退有关，晚期则是侵入胆总管下端的肿瘤溃烂所致。胰体尾癌在波及胰头时才出现黄疸。有些胰腺癌患者晚期出现黄疸是肝转移所致。

近半数的患者可触及肿大的胆囊，这与胆管下段梗阻有关。临床上有梗阻性黄疸伴有胆囊肿大而无压痛者称为 Courvoisier 征，对胰头癌有一定诊断意义，但阳性率不高。如原有慢性胆囊炎症，则胆囊可不肿大，故未扪及肿大胆囊不能排除胰头癌。

（四）腹块

腹块多数属晚期体征。肿块形态不规则，大小不一，质坚固定，可有明显压痛。腹块相对多见于胰体尾部癌。

（五）其他消化道症状

1. 消化不良

胰腺癌时，尤其是发生于主胰管或距主胰管较近的胰腺癌，阻塞胰管，引起胰腺外分泌功能不良；或胆总管下端及胰腺导管被肿瘤阻塞，胆汁和胰液不能进入十二指肠，从而引起消化不良症状。少数患者因肿瘤侵入或压迫十二指肠和胃，可出现梗阻性呕吐。约10%的患者有严重便秘，15%左右的患者有腹泻；脂肪泻为晚期的表现，是胰腺外分泌功能不良时特有的症状，但较罕见。

2. 上消化道出血

上消化道出血占10%。主要原因为邻近的空腔脏器如十二指肠或胃受侵犯，使其糜烂或溃疡所致。偶可因癌肿浸润胆总管或壶腹，使该处产生糜烂或溃疡，引起急性或慢性出血。胰体、尾癌压迫脾静脉或门静脉或形成栓塞，继发门静脉高压症，从而导致食管胃底静脉曲张破裂出血。

（六）症状性糖尿病

少数患者起病的最初表现为糖尿病的症状；也可表现为原有糖尿病的患者病情突然加重。因此，若糖尿病患者出现持续性腹痛，或老年人突然出现糖尿病，或原有糖尿病而近期突然病情加重时，应警惕胰腺癌的可能。

（七）血管血栓性疾患

10%～20%的胰腺癌患者出现游走性或多发性血栓性静脉炎，并可以此为首发症状。胰体、尾癌发生血栓性静脉炎的机会较多，且多发生于下肢，在分化较好的腺癌中更易发生。尸检资料示，动脉和静脉血栓症的发生率约占25%，尤以髂、股静脉栓塞最多见，但可无临床症状出现。动脉血栓多见于肺动脉，偶见于脾、肾、冠状动脉及脑动脉。与癌肿可能分泌某种促使血栓形成的物质有关。

（八）精神症状

部分胰腺癌患者可表现为焦虑、急躁、忧郁、个性改变等精神症状。其发生机制尚不明，可能由于胰腺癌患者多有顽固性腹痛、不能安睡以及不能进食等症状，容易对精神和情绪产生影响。

（九）急性胆囊炎或胆管炎

约4%的胰腺癌患者以突然发作的右上腹绞痛伴发热、黄疸等急性胆囊炎或急性化脓性胆管炎为首发症状。可因肿瘤压迫致胆总管下端梗阻，或同时合并结石引起。

（十）腹部血管杂音

当癌肿压迫腹主动脉或脾动脉时，可在脐周或左上腹听到吹风样血管杂音，其发生率约为1%。一般认为血管杂音的出现表现病变已属晚期。

（十一）其他症状

患者常诉发热、明显乏力。部分患者尚可有小关节红、肿、热、痛，关节周围皮下脂肪坏死及原因不明的睾丸痛等。锁骨上、腋下或腹股沟淋巴结也可因胰腺癌转移而肿大。

三、超声检查

声像图特征：

1. 胰腺形态异常

胰腺形态异常多可见肿块相应部位的胰腺局部肿大、膨出，可呈弧形、结节型或不规则状，早期小癌可无增大改变。少见弥散性胰腺癌显示胰腺弥散性肿大，形态僵硬，或呈不规则的多结节状。

2. 肿块的回声特征

肿块的回声特征多呈弱回声型，少数可呈无回声。小癌呈均匀的弱回声，较大的肿块可在弱回声肿块内出现粗大不均的回声斑点。偶见形成坏死液化的囊腔。

3. 肿块形状

肿块形状呈不规则团块状或分叶状，边界清晰，凹凸不齐。小癌多呈类圆形，轮廓清晰而规整。

4. 肿块后方回声多数呈衰减像

肿块后方回声多数呈衰减像，程度严重的后方边界显示不清，甚至出现声影，为大量结缔组织增生所致。

5. 胰管扩张

多可见胰管扩张被中断，表现为自肿块左侧周边至胰体尾扩张，管壁平整或呈串珠状，管径 >3 mm。癌肿较大累及胰体部时，胰管常不能显示。

6. 胆管系扩张

胆管和胆囊扩张为胰头癌常见的间接征象。但是发生在钩突部、胰颈部的癌肿未累及胆总管时则胆管系可不扩张。

7. 胰腺周围血管异常

胰头癌侵及下腔静脉可见前壁受压，管腔变窄，重则被闭塞而显示不良。门静脉系更易受侵犯，可见门静脉、肠系膜上静脉、脾静脉移位、变窄、闭塞及远端扩张和出现侧支循环、脾大等，有时受累静脉内出现栓子。

8. 近年来的研究证实

有一种分泌大量黏液的胰腺癌肿自胰管表面向胰管腔内生长，而致使胰管显著扩张为主要特征，胰腺组织不同程度萎缩。超声可见不规则、不均匀的乳头状回声肿块向胰管腔内突起并阻断胰管，后方回声增强或无衰减表现。发生在胰管分支或末梢部则可见胰内囊实性肿块。

（孟春英）

第六节　胰腺损伤

胰腺损伤占腹部损伤的 1% ~ 2%，但其位置深而隐蔽，早期不易发现，甚至在手术探查时也有漏诊可能。胰腺损伤后常并发胰液漏或胰瘘。胰液的侵蚀性强，又影响消化功能，故胰腺损伤的死亡率高达 20%。

一、病因

胰腺损伤多见于交通事故，瞬间暴力将胰腺致伤；暴力偏向脊柱右侧时多伤及胰头部及邻近的十二指肠、肝外胆管和肝脏；暴力偏向左侧时可使胰尾损伤和脾破裂；暴力正对脊柱时多单独造成胰体损伤；锐器刺伤或火器贯通伤、手术误伤。

二、临床表现

上腹部有创伤者均应考虑胰腺损伤的可能。

（一）轻度胰腺损伤

轻度胰腺损伤大多数症状轻微，有时仅感上腹部不适。此外，无任何症状，而数周、数月或更长时间后，形成胰腺假性囊肿，出现上腹部包块或消化道压迫症状。

（二）严重胰腺损伤

严重胰腺损伤可出现休克或虚脱，出血、胰液外溢出现局限性或弥散性腹膜炎表现。

（三）穿透性胰腺损伤

根据锐器进出口的部位和方向，可推测有无胰腺损伤的可能。如受伤后并无严重出血，而有明显休克现象时，应考虑有胰腺损伤的可能。

（四）医源性胰腺损伤

医源性胰腺损伤指在医疗操作过程中导致的胰腺损伤。多数患者在术后早期有持续性上腹部疼痛、呕吐、发热、脉搏较快、腹肌紧张、压痛明显、肠鸣音减弱等表现。

此外，有的患者出现皮肤受损现象，即在脐周围皮肤见不规则的淤斑或左侧腰部皮肤呈青紫色。不过，皮损一般出现较晚，一旦出现，提示病情危重，预后较差。

三、超声检查

声像图特征：

（1）胰腺轻度挫伤或创伤早期，超声见胰腺正常或增大，回声减低或正常。

（2）胰腺周围积血积液及腹膜后积血多呈轮廓不规则的低回声区或液性暗区，并常伴腹腔积液表现。

（3）后期有假性囊肿形成时见囊肿表现。

在上腹闭合性损伤患者超声检查中如检出胰腺及其周围的异常，可能提示胰腺损伤，估计其严重程度，对治疗及观察预后有重要意义。

（孟春英）

第十六章　胃肠疾病

第一节　胃肠解剖

一、胃的解剖和生理

（一）胃的解剖部位

在临床上常将胃分为五部分：①贲门部，是与食管相接的部分；②胃底部，位于贲门的左上方，是胃的最主要部分；③胃体部，是胃底部和胃窦部之间的部分，所占面积最大；④胃窦部，胃小弯下部近胃窦处有一凹入刻痕，称为幽门窦切迹（亦称胃角切迹），自此切迹向右至幽门的部分为胃窦部，或称幽门窦部；⑤幽门部，是与十二指肠相接的部分。

（二）胃壁分层

胃壁分为四层，即黏膜层、黏膜下层、肌层和浆膜层。黏膜层是胃壁的最内层，富于血管，呈红色。黏膜下层由疏松结缔组织和弹力纤维所组成。肌层包括 3 层不同方向的肌纤维，内层是斜行纤维；中层是环行纤维，在幽门部最厚，最终形成幽门括约肌；外层是纵行纤维，与食管和小肠的纵行肌相连，在胃大、小弯处增厚。浆膜层在胃大、小弯处与大、小网膜相连。胃通过腹膜所形成的韧带与邻近器官相联系，如肝胃韧带、肝十二指肠韧带、胃膈韧带、胃结肠韧带和胃脾韧带等。

（三）胃黏膜腺体

胃黏膜腺体由各种不同功能的细胞组成：①主细胞，分泌胃蛋白酶原和凝乳酶原。②壁细胞，分泌盐酸和抗贫血因子。③黏液细胞，分泌碱性黏液，有保护黏膜、对抗胃酸腐蚀的作用。胃底和胃体腺由主细胞、壁细胞和黏液细胞组成，而胃窦腺则只含黏液细胞。④胃窦部有 G 细胞，分泌胃泌素。⑤胃底部尚有功能不明的嗜银细胞。

（四）胃的血液供应

胃的血液供应极为丰富，有来自小弯侧的胃左、右动脉形成的动脉弓和大弯侧的胃网膜左、右动脉形成的动脉弓，以及胃短动脉。这些动脉的分支胃壁内彼此间有广泛的吻合，形成网状分布。胃的各静脉基本与同名动脉伴行，均注入门静脉系统。

（五）胃的淋巴管

胃黏膜的淋巴液引流至黏膜下层，再穿过肌层、浆膜层，经淋巴管汇流至胃周围淋巴结。然后沿胃的几根主要动脉旁的淋巴管上行，最后都汇集到腹腔淋巴结。由于胃的淋巴管之间吻合支极为丰富，任何一部分胃的病变，最终可以累及所有淋巴结。胃的淋巴结一般可以分为4组，大致与胃动脉分布相似。4组的淋巴液均经腹腔淋巴结入乳糜池，再经胸导管入左颈静脉。因此，胃癌淋巴转移常表现在左锁骨上窝可触及质硬的淋巴结。

（六）胃的神经

胃的神经属于自主神经系统，交感神经纤维来自腹腔神经丛的分支，随腹腔动脉的分支伴行，抑制胃的分泌及运动功能；副交感神经纤维来自迷走神经，调节胃的分泌及运动功能。

（七）胃的生理

胃是一个重要的消化器官，具有运动和分泌两大功能。食物经咀嚼并混以唾液后被吞咽入胃，通过分泌胃液和蠕动，研磨搅拌成半液体状食糜，分次小量逐步排至小肠以进一步消化和吸收。胃对食糜的消化作用有限，胃液内的盐酸使胃蛋白酶原转变为胃蛋白酶，并初步开始消化食物中的蛋白质，唾液中的淀粉酶在胃内对淀粉食物也开始进行消化。脂肪食物在胃内基本不被消化。胃液中的内因子与食物中的维生素 B_{12} 结合成复合体，从而使维生素 B_{12} 能在末端回肠被吸收。胃的吸收功能很有限，仅有少量水、葡萄糖和盐可以被吸收。因此，胃的主要生理功能是分泌胃液和搅拌、排空运动，为食物在小肠内的消化和吸收做准备。

二、十二指肠解剖和生理

十二指肠为小肠的开始，呈"C"形，全长约25 cm。在解剖学上可分为四个部分：第一部分为球部，甚短，大部分由腹膜遮盖，活动，为十二指肠溃疡好发部分；第二部分称降部，与球部呈锐角下行，固定于后腹壁，内侧与胰头紧密相连，胆总管和胰管的总开口处即位于其后内侧的中部；第三部分为水平部，完全固定于腹后壁，肠系膜上动、静脉在横部的末端前方下行，长约10 cm；第四部分称升部，先向上行，然后急转向下，向前与空肠相接，形成十二指肠空肠曲，由十二指肠悬韧带（Treitz 韧带）固定，此韧带用来确定空肠的起始部。十二指肠血液供应来自胰十二指肠上、下动脉。胰十二指肠上动脉源于胃十二指肠动脉，胰十二指肠下动脉源于肠系膜上动脉，胰十二指肠上、下动脉之间相互吻合成环。

十二指肠除接受胆汁、胰液外，其黏膜腺体能分泌碱性消化液，内含有多种消化酶，如肠蛋白酶、麦芽糖酶、乳糖酶、蔗糖酶、脂肪酶等，食糜进入十二指肠后即与各种消化液混合，开始进一步消化。十二指肠黏膜本身能吸收少量水、葡萄糖和电解质。同时它也有分泌激素的作用，如十二指肠膜也有 G 细胞分泌胃泌素，此外还能分泌肠抑胃肽、胰泌素、缩胆囊素和促胰素等。

三、小肠的解剖和生理

小肠是指胃幽门至盲肠之间的一段肠管，分十二指肠、空肠和回肠三部分，在正常人体内成人全长为 3～5 m，但个体差异很大。十二指肠长约为 25 cm，空肠与回肠之间并无明确的解剖标志，一般认为：小肠上段2/5为空肠，下段3/5为回肠。十二指肠与空肠交界处位于横结肠系膜根部，第二腰椎的左侧，为十二指肠空肠悬韧带所固定。空肠和回肠全部位于腹腔内，仅通过小肠系膜附着于腹后壁，有很大的活动度。空肠位于左上腹和右上腹，回肠则分布于左下腹、盆腔和右下腹。

空肠和回肠的血液供应来自肠系膜上动脉，其进入小肠系膜根部后，通过分出10～20个小肠动脉支，各支相互吻合形成动脉弓，最后分出直支到达肠壁。小肠的静脉分布与动脉相似，最后汇集成肠系膜上静脉，与脾静脉汇合成门静脉干。

小肠的淋巴管起源于小肠黏膜绒毛中央的乳糜管，淋巴液汇集于肠系膜根部的淋巴结，再经肠系膜上动脉周围的淋巴结，腹主动脉前的腹腔淋巴结而至乳糜池。

小肠接受交感神经和副交感神经支配。交感神经兴奋时抑制肠蠕动，肠血管收缩；迷走神经兴奋时肠蠕动增强，肠腺分泌增加。

小肠是食物消化和吸收的主要部位。小肠黏膜分泌含有多种酶的碱性肠液。食糜在小肠内经消化分解为葡萄糖、氨基酸、脂肪酸后，即由小肠黏膜吸收。末端回肠及回盲瓣对消化吸收尤为重要。此外，小肠还吸收水、电解质、各种维生素，以及由胃肠道分泌液和脱落的胃肠道上皮细胞的成分所构成的大量内源性物质。因此在小肠疾病如肠梗阻或肠瘘发生时，可引起严重的营养障碍和水、电解质平衡失调。小肠还分泌多种胃肠激素如肠促胰泌素、胰高血糖素、生长抑制素、抑胃多肽、胃动素、缩胆囊素、血管活性肠多肽等。

四、大肠和阑尾的解剖

大肠环绕小肠的四周走行。大肠中升、降结肠无系膜，紧贴于腹后壁，为腹腔间位。横结肠和乙状结肠有系膜，为腹腔内位。

（孟春英）

第二节　检查方法

一、检查前准查

①禁食 8～12 小时。X 线胃肠造影需在超声检查之后进行。急腹症患者不必受以上限制。②胃充盈检查，空腹饮水 500～800 mL，或服用胃肠声学造影剂 400～600 mL。临床怀疑胃肠梗阻、穿孔、胰腺炎者除外。③结肠检查前准备，检查前排便，乙状结肠和直肠检查需充盈膀胱。需保留灌肠者，检查前一日晚餐进流食，睡前服轻泻剂。晨起排便，清洁灌肠。

二、检查步骤和方法

（一）空腹检查

初步确定胃肠病变的部位和范围。

（二）胃肠充盈检查

嘱患者一次饮水或服用充填剂 400~600 mL。然后依次采用左侧卧位、仰卧位、坐位、右前斜位、右侧卧位，对贲门胃底、胃体、胃窦、幽门和十二指肠做系统观察。根据其特征做出定位，嘱患者吸气鼓腹并适当加压可获得更佳声像图效果。如继续做小肠观察时，应每隔 10~15 分钟检查一次，直至检查到回盲区。

（三）结肠生理盐水灌肠检查

清洁灌肠后，患者取右侧卧位，经肛门置管，然后患者取仰卧位，灌注生理盐水。沿直肠、乙状结肠向上直至盲肠按逆行顺序做经腹超声检查。

（四）超声内镜检查方法

超声内镜是超声诊断仪和内镜组合一体的检查仪器。采用高频率（5~10 MHz）探头，检查方法与一般的消化内镜相同，通过食管可直接插入胃和十二指肠内腔，观察胃壁的结构，判断病变的大小和浸润深度及邻近脏器受侵情况。

（五）经直肠超声检查

采用直肠探头插入直肠进行扫查，可观察直肠黏膜下病变及周围组织侵犯情况。

（六）三维超声检查

三维超声是大容量快速运算的计算机系统和获得连续完整的系列超声图像信息的一种探测装置。通过在 X、Y、Z 三种轴向的旋转及任意切割，可动态连续地多角度、多层次观察充盈胃腔的立体形态及发现细微结构。

（孟春英）

第三节　正常声像图表现

观察胃肠声像图需注意以下三个方面：①管壁层次结构和有无回声改变。②胃肠腔的宽窄、有无扩张和液体潴留。③胃肠蠕动和排空功能。

一、正常胃声像图

充盈后胃壁完整，五层结构清晰可见：三条强回声线和两条低回声线相间平行排列。从内膜开始，第一层强回声相当于黏膜层及其黏膜表面产生的界面回声；第二层低回声相当于黏膜肌层；第三层强回声相当于黏膜下层；第四层低回声相当于固有肌层；第五层强回声相当于浆膜及浆膜外组织产生的界面回声。胃壁内外两条强回声线间距代表胃壁厚度。

正常胃壁厚度 3～5 mm，平均（3.7±0.5）mm；成人胃幽门厚度 <6 mm，小儿或新生儿 <4 mm。胃正常容积 1～3 L。

二、正常肠管声像图

十二指肠在胰头周围、位置较固定，外上方可见胆囊，胃排空过程中可见胃内容进入十二指肠。

（一）十二指肠声像图

十二指肠位置固定，球部位于胆囊内下方。幽门开放时可见液体充盈，呈长锥状含液结构，与胆囊长轴平行。降部内侧为胰头。

（二）空、回肠声像图

空肠主要位于左上腹和中腹部；黏膜皱襞密集，液体充盈时呈"琴键征"。回肠多位于中下腹和右下腹，黏膜皱襞稀少，内膜相对平坦，小肠管壁呈线状中等回声，厚度 <3 mm，充盈时 <2 mm。

（三）结肠声像图

可根据解剖位置识别升结肠、横结肠、降结肠、乙状结肠。充盈后的结肠呈大串珠状，每个串珠的隆起部分为结肠袋，充盈膀胱后，在宫颈后方或男性前列腺后方为直肠。结肠厚度同小肠，正常充盈管径 <3.5 cm。

三、超声对胃蠕动的观察

空腹饥饿收缩时胃腔缩小，一般可见到从胃体向胃窦部及幽门部呈有规律的蠕动，有液体收缩挤向幽门区。正常胃内液体排空需 60 分钟；液体自十二指肠至回盲部需 90～120 分钟。幽门部有时可见逆蠕动，十二指肠液经幽门管像喷液状流向胃窦部形成一般涡流。胃蠕动每 20 秒一次，自胃底向幽门方向呈节律性、对称性管壁收缩。蠕动波在声像图上呈小丘状隆起，每分钟蠕动 ≥2 次或振幅不变者为正常；每分钟蠕动 <2 次或振幅减弱者为蠕动减弱；未见蠕动或在病变处蠕动中断者称为蠕动消失。

（孟春英）

第四节　胃肿瘤

胃　癌

胃癌是起源于胃黏膜上皮细胞的恶性肿瘤，即胃腺癌，占胃恶性肿瘤的95%。胃腺癌依次好发于胃窦、贲门、胃体等部位。内镜直视下直径小于1 cm的胃癌称小胃癌；直径小于0.5 cm者称为微小胃癌；内镜活检证实是胃癌，而手术病理检查未发现癌灶者为超微癌或一点癌。局限而深度不超过黏膜下层、不论有无局部淋巴结转移者称为早期胃癌。深度超过黏膜下层，已侵入肌层者称中期胃癌；累及浆膜层或浆膜层外组织者为晚期胃癌；中期胃癌和晚期胃癌合称进展期胃癌。

胃癌是最常见的消化道恶性肿瘤，乃至名列人类所有恶性肿瘤之首。胃癌虽然是全球性疾病，但两性间、不同年龄间、各国家地区间、各种族间，甚至同一地区不同时期的发病率都有较大差异。男女发病率之比为（2~3):1，高发年龄段在40~60岁，但近年来有年轻化趋势。日本、智利、俄罗斯和冰岛是全球高发地区，我国则以西北地区的甘肃、青海等省及宁夏回族自治区、内蒙古自治区多发。随着社会经济的不断发展和诊治水平的不断提高，胃癌的发病率和病死率均呈现下降的趋势。

一、病因和发病机制

在正常情况下，胃黏膜上皮细胞增生和凋亡间保持动态平衡，一旦失控，多个癌基因被激活而抑癌基因被抑制，则可能逐渐导致癌的形成。胃癌的病因尚未阐明，目前认识到有多种因素共同参与胃癌的发病。

（一）环境因素

环境因素与胃癌的发生有密切关系。日本是胃癌高发国家，日本人移民到美国，其后代胃癌发病率明显下降。一般认为，寒冷潮湿地区、泥炭土壤及石棉矿地区的居民胃癌发病率高；也有人认为，某些化学元素及微量元素比例失调与胃癌发生有关，胃癌高发区水土中含硒、镍、钴、铜较高。

我国胃癌的发病率在不同地区差别也相当悬殊，病死率高（40.62/10万）的青海与病死率低（5.16/10万）的广西之间，相差7.9倍。

（二）饮食因素

食品加工、储存或烹饪的方法对胃癌发生有影响。流行病学家指出，长期吃霉变食品（含黄曲霉毒素）、油炸食品（含多环碳氢化合物）、熏制食品（含3，4-苯并芘）、腌菜咸肉（含亚硝酸盐）、腐烂鱼类（季胺类物质）及高盐饮食可增加胃癌发生的危险性。因熏制的食物中含有的相当多的多环烃类物质，有致癌作用。多吃新鲜蔬菜、水果、乳制品、蛋白质及维生素 C 等则会降低危险性。

（三）幽门螺杆菌

1994 年，世界卫生组织国际癌症研究中心将幽门螺杆菌（Hp）列为 I 类致癌因子。Hp 感染者胃癌发病率高于非感染者 4~8 倍。Watanabe 等单独用 Hp 感染蒙古沙土鼠，62 周后 37% 的感染鼠可诱导出胃高分化腺癌。也有研究发现，单独 Hp 感染不能诱导蒙古沙土鼠出现胃癌，但可促进 N-甲基-N'-硝基-N-亚硝基胍产生胃癌。Hp 致癌机制可能与其释放空泡细胞毒素（VacA）等细胞毒素和引起局部免疫反应有关，导致胃黏膜炎症、萎缩、肠上皮化生和异型增生，从而诱发胃癌发生。

（四）遗传因素

通过流行病学调查，发现 A 型血的人胃癌的发病率较高。胃癌者的亲属中，胃癌的发病率比对照组高 4 倍。因此，推测胃癌的发生可能与遗传有关。

（五）免疫因素

近年来发现，免疫功能低下的人胃癌发病率较高。从而表明机体的免疫功能障碍，对癌肿的免疫监督作用降低，是发生癌肿的因素之一。

（六）吸烟

与胃癌呈正相关。烟草及烟雾中含有多种致癌和促癌物质，如苯并芘、二甲基亚硝胺、酚类化合物等。

（七）精神心理因素

精神心理因素亦是胃癌的一项重要危险因素，精神过度刺激和好生闷气者较易发生胃癌，可能与其自身免疫功能降低有关。

（八）与胃部其他疾病有关

萎缩性胃炎及肠上皮化生被认为可能是最主要的癌前病变，腺瘤样息肉虽并不认为是主要的癌前疾病，但患此症者胃癌发病率较高。良性胃溃疡与胃癌的关系，是一个经常有争议的问题，虽然可观察到良性溃疡的边缘有癌发生，但也有不少人认为两者之间无病因上的联系。也有报道称，胃溃疡的癌变率为 1%~5%。

二、病理

(一) 胃癌的部位

胃癌可发生在胃的任何部位，好发部位依次为幽门（48.8%）、贲门（20.6%）、体部（14%）。

(二) 大体分型

胃癌的分型方法较多，按病期分为二期。

1. 早期胃癌

早期胃癌又称为黏膜内癌或表浅扩散性癌，指癌浸润局限于黏膜或黏膜下层。通常分为三型。

（1）隆起型（Ⅰ型）：肿瘤较周围正常胃黏膜明显隆起，有时为息肉状，故有恶性有蒂息肉之称。癌组织局限于黏膜内，此型较少见。

（2）表面型（Ⅱ型）：肿瘤表面较平坦，与周围胃黏膜的高度一般无明显差别，本型又可细分为表面隆起型（Ⅱ$_a$型），又称恶性无蒂息肉；表面平坦型（Ⅱ$_b$型）极为少见；表面凹陷型（Ⅱ$_c$型），又称癌性糜烂。

（3）凹陷型（Ⅲ型）：肿瘤处较周围的胃黏膜有明显的凹陷，又称溃疡周边癌性糜烂。

以上三型以表面型及凹陷型较为多见（70%～80%）。除此之外，有的早期癌灶可显示为两种或几种不同类型的形态，即所谓复合型，如Ⅱ$_c$+Ⅲ、Ⅱ$_a$+Ⅱ$_c$、Ⅰ+Ⅱ$_a$、Ⅰ+Ⅱ$_b$、Ⅱ$_a$+Ⅱ$_b$、Ⅰ+Ⅱ$_a$+Ⅱ$_c$+Ⅲ等，以Ⅱ$_c$+Ⅲ较为多见。

2. 进展期胃癌

进展期胃癌又分为中期胃癌和晚期胃癌，指癌肿已侵及肌层及浆膜者，分三型：①肿块型；②溃疡型；③浸润型。

(三) 组织学分型

1. 腺癌

腺癌最多见，由胃腺细胞转化而来，癌细胞呈立方形或柱形，排列成腺管者，称管状腺癌；排列成乳头状者，称乳头状腺癌。此型分化较好，预后也较好。

2. 黏液癌

本型恶性程度高，预后较差。由黏液细胞转化而来，癌细胞呈圆形，含大量黏液；有时癌细胞含黏液过多，把胞核压扁，挤在一旁呈印戒状，称印戒细胞癌。

3. 低分化癌

此型较少见，分化程度差，发展快，转移早，预后差。癌细胞形状不一，胞质少，核大而形态多样色深，少有腺管。

4. 未分化癌

未分化癌细胞体积小，呈圆形，胞质少，核深染，细胞呈弥散分布。

（四）转移途径

1. 胃癌的胃壁内扩展

自胃黏膜发生的癌，除在黏膜内横向扩展外，还同时向深部增生，并通过淋巴管、血管、神经等向远处蔓延。直接性增生有膨胀性增生和浸润性增生两种方法。胃癌的初期以及Ⅰ型、Ⅱ型等局限型胃癌为呈膨胀性增生，而Ⅲ、Ⅳ型则从早期开始即呈浸润性增生。决定胃癌的增生扩展方式的因素，主要是癌细胞的分化程度，亦即是其恶性程度。分化较好的腺癌如乳头状腺癌等多呈膨胀性生长，而黏液腺癌等多呈浸润性生长。另外，机体的免疫状态也与胃癌的增生扩展有关。胃癌癌周淋巴细胞浸润及纤维组织增生均为机体的抗癌防御反应，癌周淋巴细胞浸润主要是T细胞，执行细胞免疫功能。癌周纤维组织增生的程度，则与癌分化程度相平行。胃壁内脉管的受侵，特别是淋巴管，易致胃癌在胃壁内的隔位或远位扩展。有的学者发现，局限型胃癌易侵犯血管，而浸润型胃癌则多侵犯淋巴管。

2. 胃癌淋巴道转移

依据癌灶的原发部位，按其淋巴引流途径，由浅而深，由近而远逐站转移。如A区（胃远端）癌多转移至Ⅰ站的③、④、⑤、⑥组淋巴结，继而向Ⅱ站的⑦、⑧、⑨组转移，最后向⑫、⑬、⑭、⑮、⑯等Ⅲ站淋巴结转移。C区（胃上部）癌首先侵及的是Ⅰ站的①、②、③、④等组淋巴结，而后渐转移至⑦、⑨、⑩、⑪、⑯等Ⅲ站淋巴结。

3. 血行转移

晚期胃癌可经门静脉转移至肝脏，并经肝静脉转移至肺、脑、骨骼及其他脏器。

4. 腹腔内癌移植

癌细胞脱落入腹腔，可种植于某些器官，常见部位为直肠膀胱凹陷或直肠子宫凹陷，也可在壁腹膜上形成许多种植性结节，并产生大量腹腔积液，多呈血性。

三、临床表现

（一）早期胃癌

早期胃癌约1/3的患者无任何症状和体征，而有症状者也只是轻度的非特异性消化不良，如上腹部不适、饱胀、隐痛、食欲下降等。此期无特殊体征发现，因此，有上述表现者应及早进行胃镜检查，以免延误诊断时机。

（二）中、晚期胃癌

中、晚期胃癌其主要症状为上腹部痛、消瘦、食欲减退及黑便等。

1. 上腹部痛

上腹部痛是最常见症状。早期仅感上腹不适或闷胀，心窝部隐痛，常被误认为消化不良、胃炎，经治疗在一定程度上缓解，造成一时延误。有时胃痛较明显，但病程短，全身情况尚好，也易被忽视。溃疡型胃癌早期酷似典型性消化性溃疡节律性痛，到中、晚期节律痛消失。胃癌发生在胃窦部，常导致十二指肠功能障碍，似像十二指肠球部溃疡。晚期胃癌疼痛加剧，若持续疼痛并向腰部放射，可能癌瘤已向胰腺发展。

2. 食欲减退

食欲减退常发生在胃癌早期，不少患者餐后饱胀而自动限制饮食。胃癌晚期厌肉食及腥味。

3. 恶心、呕吐

恶心、呕吐多发生于胃窦部癌瘤，早期表现为恶心等消化不良症状，当癌瘤发展使幽门梗阻时，则出现呕吐，呕吐黏液及宿食，腐臭味，呈咖啡色。癌近于贲门部，早期便出现吞咽时有阻塞感，继而发展为吞咽困难，应与食管下段肿瘤鉴别。

4. 呕血、黑便

部分患者早期发生少量持续隐血。中、晚期胃癌隐血更常见。当癌瘤破溃或侵蚀大血管可引起大量呕血或黑便。

5. 全身症状

大多数胃癌患者体重逐渐下降，晚期消瘦明显。常出现低热、乏力。

体检：早期无阳性发现，晚期往往可触及上腹部肿块，多在上腹偏右近幽门处，大小不一，多呈结节状，质坚硬，有压痛，可移动。胃癌转移至肝时则有肝大，可触到坚硬结节伴黄疸。腹膜转移时可发生腹腔积液，多呈血性，少数可找到癌细胞。淋巴转移可引起左锁骨上淋巴结肿大、质硬，肛门指检在直肠周围可触到结节状壁，提示癌已有远处转移。

四、超声检查

（一）早期胃癌

经腹超声检查一般比较困难（敏感性约15%），诊断主要依赖纤维胃镜检查。胃镜检查结合超声内镜断层显示，对本病的诊断和临床分期极有帮助。

（二）进展期胃癌

经腹超声检查有以下特征（图16-1）：①胃壁不同程度增厚，自黏膜层向腔内隆起；②肿瘤病灶形态不规则，局限型与周围正常胃壁分界清晰，浸润型病变较广泛，晚期胃癌呈假肾征，胃充盈后呈面包圈征；③肿瘤呈低回声或等回声，较大的肿瘤回声可增强不均；④肿瘤局部黏膜模糊、不平整，胃壁层次结构不规则、不清晰或消失；⑤胃壁蠕动减缓或消失，为局部僵硬表现；⑥合并溃疡则可见肿瘤表面回声增粗增强，呈火山口样凹陷。

（三）胃动力学改变

癌肿侵犯的胃壁呈僵硬状，蠕动波减弱或消失。如胃窦部肿瘤可引起幽门梗阻，导致胃潴留，胃内可见大量无回声区及杂乱光点回声，有时在近幽门窦部见光点呈逆运动。

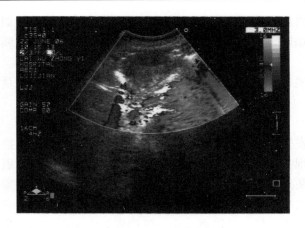

图 16 – 1　胃癌

（四）其他

胃癌可转移至肝、脾、卵巢等脏器，在上述器官内可见转移灶图像。转移到肝门周围、胰腺旁、腹部大血管周围的淋巴结，超声可显示为低回声结节或融合成分叶状低回声团块。当癌肿浸润腹膜时，腹腔内出现腹腔积液无回声区。

（五）彩色多普勒血流成像

CDFI 在胃癌肿块内可探及动脉血流信号。

<h2 style="text-align:center">胃平滑肌肉瘤</h2>

一、病理

胃平滑肌肉瘤较少见，占胃肿瘤的 2.47%，发病年龄较胃癌小。少数为原发性，大部分由良性平滑肌瘤转化而来。病变多位于胃的近侧部，可单发或多发。直径一般在 5 cm 以上，较大。肿瘤呈球形或分叶状，常可发生出血、坏死、囊性变。按肿瘤生长方式的不同可分为：胃内型，肿瘤位于黏膜下凸向胃腔；胃外型，肿瘤位于浆膜下向胃腔外突出；哑铃型，肿瘤部分位于黏膜下，部分位于浆膜下。

二、临床表现

有上腹痛或不适、呕吐、上消化道出血、贫血等症状，多无特异性。临床症状出现的早晚和轻重取决于肿瘤生长部位、大小、生长速度、有无溃疡及出血等。体征：上腹部可扪及肿物。

三、超声检查

声像图特征：

（1）瘤体呈球形或分叶状，多呈局限性单发灶。

（2）局部黏膜平整连续，合并溃疡时可见中断，表面回声增强增粗。

（3）肿瘤呈较均匀的低回声或等回声，其透声良好。

（4）肿瘤内合并出血坏死则可见不均匀回声或液性区。

（5）肿瘤自胃壁肌层向浆膜外生长为腔外型，可见局部胃腔稍受压，肿瘤向腔内生长为腔内型，可见黏膜呈桥样隆起。

（孟春英）

第五节　胃、十二指肠溃疡

胃、十二指肠溃疡是常见病，发病率为 1.7%～5.2%。据统计，上消化道溃疡中，胃溃疡占 12%，十二指肠溃疡占 16%，复合溃疡占 33%。大多数胃、十二指肠溃疡患者经内科治疗，症状可以得到控制，大多数溃疡可以愈合，特别是 20 世纪 70 年代后期开始应用 H_2 受体阻断剂以抑制胃酸分泌后，内科治疗效果又有了进一步的提高，需要采用外科手术治疗者较前相对减少。尽管如此，仍有 10% 左右的患者由于内科治疗后症状仍较重且持续存在或反复发作，或发生溃疡出血、穿孔、幽门梗阻等并发症而不得不采用手术治疗。

一、病因、病理

本病是一种多病因疾病，根据调查与观察，遗传因素、地理环境因素、精神因素、饮食因素、某些药物与化学品、吸烟、酗酒等因素均与消化性溃疡发生有关。胃酸—胃蛋白酶在消化性溃疡的形成中起决定性作用，严重者可有出血、穿孔等并发症。神经内分泌功能紊乱所致胃酸和胃蛋白酶分泌的增加、胃排空过快，则是十二指肠溃疡形成的基础，胃黏膜屏障的破坏、胃幽门运动功能的减弱、十二指肠液的反流乃是胃溃疡形成的条件。上述各种致病因素相互联系或综合，构成了消化性溃疡发病机理中的各个环节。此外，有大量的报告证实，Hp 感染与消化性溃疡密切相关，并指出胃溃疡患者中 Hp 的检出率约为 70%，而十二指肠溃疡为 95%，经抗菌治疗溃疡能愈合，这就说明 Hp 感染可能为消化性溃疡的病因。

溃疡发生部位多在胃小弯或幽门前区，后壁较前壁常见。十二指肠开始的 3～4 cm 是溃疡的最好发部位，前壁比后壁常见。溃疡数目绝大多数是一个，少数患者可有 2～3 个。十二指肠前后壁的一对溃疡称相吻溃疡，十二指肠和胃同时有溃疡称复合溃疡。多数溃疡直径小于 2～3 cm，少数（约占 10%）溃疡较大，其直径在 4 cm 以上。溃疡形态多呈圆形或椭圆形，可有各种深度，浅的限于黏膜层，深的可贯穿胃或十二指肠壁的全层。

溃疡的组织形态，在溃疡活动期，其底部由表面向深部依次有以下4层，第一层为急性炎症性渗出物；紧接一层是非特异性细胞浸润；第三层为肉芽组织；第四层为瘢痕组织。呈扇形，扩展可延伸到肌层，甚至可达浆膜层。溃疡边缘的黏膜有明显的上皮细胞再生和炎症的变化，并常见到腺体的"肠化生"，在瘢痕区域内的血管壁变厚，偶见内有血栓形成。

二、临床表现

本病患者少数可无症状，或以出血、穿孔并发症发生为首发症状，但绝大多数是以上腹疼痛而起病。

三、超声检查

（一）胃溃疡超声表现

（1）黏膜面出现较深的凹陷，形态规则，底部光滑。溃疡边缘胃壁局限性轻度增厚，超声测量一般不超过1 cm，最大直径小于0.5 cm。

（2）胃壁层次清晰，但病变局部层次可消失。

（3）增厚胃壁呈低回声，表面可附着点状强回声。

（4）较大溃疡在凹陷边缘可见黏膜皱襞隆起聚集，称"黏膜纠集征"。此征具有诊断意义。

（二）十二指肠球部溃疡超声表现

（1）球部溃疡一般较小，大者可见凹陷并可见造影剂填充的强回声，无移动性。

（2）病变周围呈低回声，表面常附着斑点状强回声，有时可见"黏膜纠集征"。

（3）部分球部形态不规则变形，管腔变小。

（4）球部管壁轻度、不规则增厚，厚度小于1 cm。

（5）可以伴有蠕动时一过性的"激惹现象"。

（孟春英）

第六节 其他胃部疾病

先天性肥厚性幽门狭窄

一、病因、病理

先天性肥厚性幽门狭窄是新生儿常见腹部外科疾病。国外发病率为3%，国内发病率为0.3%~1%，男性较女性发病率高，男女比例为4:1~8:1。病理改变为幽门全层肌肉肥厚、增生，以环形肌更为显著。整个幽门形成纺锤形肿块，可引起幽门机械性梗阻。肿块一般长2~3 cm，直径1.5~2 cm，肥厚的肌层为0.4~0.6 cm。临床主要表现为呕吐，且逐渐加重，上腹部可见胃蠕动波。大多数患者于右上腹可触及橄榄形肿块。

二、超声检查

声像图表现：

（1）幽门壁全周性、均匀性增厚，厚度为0.4~0.7 cm，长度约2 cm。幽门横断呈靶环状。

（2）近幽门部蠕动消失，幽门管狭窄。

（3）胃潴留、胃蠕动亢进和逆蠕动。

胃幽门梗阻

引起胃幽门梗阻的常见原因有：幽门部位炎症所致的黏膜充血、水肿或反射性幽门痉挛收缩；慢性溃疡引起的黏膜下纤维化形成瘢痕狭窄，引起幽门梗阻；肿瘤阻塞幽门通道造成梗阻。

声像图特点：

（1）空腹胃腔内大量液体潴留，排空明显延迟，完全梗阻者无排空。

（2）幽门管无开放征象或在腹部挤压后可见少量液体通过。

（3）胃壁蠕动异常，不完全梗阻时蠕动亢进，有时可见逆蠕动。完全梗阻时蠕动消失。

慢性肥厚性胃炎

根据胃黏膜组织学改变，通常可将慢性胃炎分为浅表性、萎缩性及肥厚性，部分患者也可同时存在以上几种改变。慢性肥厚性胃炎的病理特征为胃黏膜层弥散性炎性变。黏膜明显肥厚，但肌层不受侵犯。声像图表现：慢性肥厚性胃炎的超声改变主要是胃壁的黏膜层弥散性增厚，服用充盈剂后，增厚黏膜可呈现凸入胃腔的绒球样中、高回声团，胃蠕动通过顺利，也可显示黏膜层回声粗糙，不均和中断，肌层回声正常。

胃底静脉曲张

胃底静脉曲张是门静脉高压的重要并发症，由于胃底静脉与门静脉有较多的吻合，所以，任何因素引起的门静脉高压，均能导致胃底静脉曲张，发生率为 80% ~ 90%。它常与食管静脉曲张并存，也可单独存在。但胃底静脉曲张通常较食管静脉曲张先发生。

声像图表现：

（1）超声显示胃底壁凸入胃腔的蜂房状低回声区，基底较大，边缘清楚。范围通常小于 5 cm。

（2）低回声区的形态可呈圆形或椭圆形、分叶状或葡萄状。内部可见多数扭曲的管状回声，探头加压时，低回声区的形态有变化。频谱多普勒显示内部为低速连续血流。

（3）经充盈法超声扫查可显示胃底部的低回声区与扩张的胃冠状静脉或胃短静脉相连通。

（4）患者常伴肝硬化、门静脉增宽及脾大等超声征象。

胃肠穿孔

因胃及十二指肠活动期溃疡、伤寒、肿瘤、急性胃扩张、梗阻、坏死、外伤等原因，导致胃肠道急性穿孔，内容物流入腹腔引起化学性腹膜炎。大量气体逸入腹腔则形成气腹。

声像图表现：

（1）腹膜腔内气体回声：患者仰卧位时，可在肝脏前缘与腹壁间的肝前间隙显示气体强回声，其后方常见有多重反射。坐位检查，通过肝脏可以在膈肌顶部与肝脏之间显示气体回声。

（2）腹膜腔积液：穿孔后的胃酸与胆汁往往先积存于右肝下间隙，随着渗出量增加，渗出液可流向肝肾间隙，并经右结肠外侧沟下行至盆腔。超声可敏感地发现少量腹腔游离液体。

（3）常有肠蠕动减弱或消失，肠腔积气等声像图表现。

（4）穿孔较大者，超声下偶尔可直接显示穿孔的部位和大小，以及胃内容物向腹腔流动现象。

（5）穿孔被局限者，可形成脓肿或边缘模糊、回声不均的炎性包块。

（孟春英）

第七节　肠道肿瘤

小肠肿瘤

一、病理

小肠恶性肿瘤占胃肠道全部恶性肿瘤的2%~3%。男性多于女性，在45岁以后患病率上升，60~70岁较多。原发性小肠恶性肿瘤分为四类：癌、类癌、恶性淋巴瘤和肉瘤，其中以癌肿居多。据国内文献4 640例小肠恶性肿瘤中，小肠癌占35.4%，其中十二指肠和近端空肠较其他部位多见。本病多见于中年以上，平均年龄为50岁。

二、临床表现

小肠恶性肿瘤的症状及病程，因肿瘤的类型及部位而异。一般认为，腺癌的平均病程为5~6个月，平滑肌肉瘤为8~9个月，类癌为12~25个月。位于十二指肠者症状出现较早；类癌多发生于回肠，症状出现相对较晚。小肠恶性肿瘤的症状为消瘦，肠梗阻表现，消化道出血，腹痛等；位于十二指肠者可有黄疸，频繁呕吐等；类癌穿孔可有腹膜炎表现。

三、超声检查

（一）小肠平滑肌瘤

小肠平滑肌瘤于小肠某一部位可见圆形、椭圆形或分叶状的实质性低回声肿块，边缘光滑，包膜完整，内部回声均匀，在腹腔内可呈移动性肿块，肿块多小于5 cm。

（二）小肠平滑肌肉瘤

小肠平滑肌肉瘤体积多较大（大于5 cm），形态不规则，内部回声强弱不均，如有坏死、液化可在肿瘤内见到不规则无回声区，有转移者可见周围淋巴结肿大和肝内转移性肿块图像。

（三）恶性淋巴瘤

恶性淋巴瘤显示小肠壁全周增厚，呈结节状的低回声。斜断面及横断面扫查可呈"假肾征"及"靶环征"图像。

大肠癌

大肠癌是我国常见肿瘤之一。随着经济的发展、生活水平的提高和生活方式的改变，大肠癌的发病率也随之上升。在发病率上升的同时，发病年龄趋向老龄化，发病部位趋向近端结肠。为此，诊断和治疗的对策应有相应的变化。根据上海市肿瘤研究所对1972—1994年上海市区肿瘤发病趋势分析，在这一期间，男、女性结肠癌发病率分别增加104%和99%；直肠癌也分别增加11%和7%。20世纪70年代初，结肠癌发病率低于直肠癌，20世纪80年代中期超过直肠癌。1999年上海市的结肠癌发病率男性为25.1/10万，女性为25.4/10万，均居男、女恶性肿瘤发病率的第四位。直肠癌的发病率男性为18.3/10万，女性为13.9/10万，分别位于肿瘤发病率的第五位和第六位。

一、病因、病理

大肠癌的病因尚未完全清楚，目前认为主要是环境因素与遗传因素综合作用的结果。

（一）环境因素

大肠癌具有明显的地理分布性，日本人和中国人的大肠癌发病率低于美国人，但日本人和中国人移居到西方国家后，大肠癌的发病率即上升，且均见于移民的第二代，流行病学调查发现，大肠癌高发国家的饮食以高脂肪为特点，而发病率低国家的居民中脂肪摄入量均较低。过度摄取饱和动物脂肪，糖分吸收过快，从而增加胆汁分泌，加快了胆固醇衍生物在大肠内的积聚和浓缩，在肠道细菌的作用下，产生可能与大肠癌发生有关的代谢产物，已知脱氧胆酸和石胆酸都为致癌物质，可能导致大肠癌的发生。食物中纤维素含量缺乏，可使粪从肠道排空减慢，因而肠内的胆酸、胆固醇与细菌作用时间延长，产生致癌物质增多，与肠黏膜接触时间亦延长。这可能是吃大量植物纤维素的非洲人大肠癌发病率较低的原因。

（二）遗传因素

近年来对大肠癌的遗传因素有了进一步了解。遗传学观点，可将大肠癌分为遗传性（家族性）和非遗传性（散发性）。前者的典型例子如家族性结肠息肉综合征和家族遗传性非息肉病大肠癌。后者主要是由环境因素引起基因突变。

（三）其他高危因素

1. 慢性炎症的刺激

如溃疡结肠炎、血吸虫性结肠炎、肉芽肿性结肠炎等炎症可使肠黏膜水肿、渗出，反复的组织破坏及修复致使肠壁纤维组织增生，导致肠壁肥厚、肠腔狭窄，甚至促使上皮细胞间变，逐渐发展为癌变。

2. 良性肿瘤的恶性病变

结肠癌常由大肠腺瘤恶变而来。Helwig（1959）统计：结肠直肠癌患者尸检约一半曾有腺瘤。小于 1 cm 恶变率为 1%，1~2 cm 为 10.2%，大于2 cm恶变率可达 34.7%。

3. 放射治疗

盆腔接受放射治疗后，结肠、直肠癌发生率增加 4 倍，大多数发生在放疗后 10~20 年，癌灶位于原放射野内。

4. 其他因素

亚硝胺类化合物中致癌物不仅是人类食管癌及胃癌的重要原因，也可能是大肠癌的致病因素之一。原发性与获得性免疫缺陷症也可能为本病的致病因素。大肠癌患者的家族成员中死于大肠癌的比例要比一般家庭成员高 4 倍，这可能与相同饮食习惯或遗传因素有关。某些病毒在癌发中有作用。胆囊切除、胃切除、迷走神经切除的患者，癌发生率较高。

二、大体分型

大肠癌发病部位最多见于直肠与乙状结肠，占 75%~80%，其次为盲肠及升结肠，分别为 4%~6% 及 2%~3%，再其次为结肠肝曲、降结肠、横结肠及结肠脾曲。

1982 年全国大肠癌统一规范的大体分型标准如下。

（一）早期大肠癌

早期大肠癌是癌局限于大肠黏膜及黏膜下层，无淋巴结转移，可分为四型。

（1）扁平型：此型多为黏膜内癌。

（2）息肉隆起型（Ⅰ型）：又可分为有蒂型（Ⅰ_p）、亚蒂型（Ⅰ_s）或广基型。此型也多为黏膜内癌。

（3）扁平隆起型（Ⅱ_a）：大体呈分叶状，此型多累及黏膜下层。

（4）扁平隆起溃疡型（Ⅱ_a + Ⅱ_c）：大体如小盘状，边缘隆起，中心凹陷，此型累及黏膜下层。

（二）中晚期大肠癌

中晚期大肠癌也可分为四型：

（1）隆起型：又称髓样癌，瘤个体大，质软，向肠腔突出呈结节状、息肉状或菜花状，边界清楚，有蒂型或广基型。好发于结肠任何部位，此型肿瘤一般发展较慢，治疗效果较好。

（2）溃疡型：肿瘤表面形成较深的溃疡（一般深达肌层或超过之），边缘隆起。好发于远端结肠与直肠部位，预后较差。

（3）浸润型：肿瘤向肠壁各层弥散浸润，肠壁增厚，形成环形狭窄，易引起肠梗阻，好发于直肠、乙状结肠与降结肠。

（4）胶样型：肿瘤外形各异，可有上述 3 种外形，外观及切面均呈半透明胶冻状，好发于右侧结肠及直肠。

三、组织病理学分类

①管状腺癌；②乳头状腺癌；③黏液腺癌；④印戒细胞癌；⑤未分化癌；⑥腺鳞癌；⑦鳞状细胞癌（简称鳞癌）；⑧小细胞癌；⑨类癌。

以管状腺癌最多见，鳞癌少见，后者见于直肠与肛管周围。大多数大肠癌细胞分化程度较高，因此病程较长，转移较迟，但亦有癌细胞分化程度低，病程进展快。

四、临床表现

早期大肠癌常无症状，随着癌肿的增大与并发症的发生才出现症状。主要症状有：①排便习惯与粪便性状改变，常为最早出现的症状，多表现为排便次数增加，腹泻，便秘，或腹泻与便秘交替；有黏液便、血便或脓血便，里急后重，粪便变细等。②腹痛，由于癌肿糜烂、继发感染刺激肠道，表现为定位不确切的持续隐痛，或仅为腹部不适或腹胀感。③腹部肿块，大肠癌腹部肿块以右腹多见，肿块质硬，条索状或结节状。④肠梗阻症状，一般为大肠癌晚期症状，多表现为低位不完全性肠梗阻，可出现腹胀、腹痛和便秘。完全梗阻时，症状加剧。⑤全身症状，由于慢性失血、癌肿溃烂、感染、毒素吸收等，患者可出现贫血、消瘦、乏力、低热等。⑥肿瘤转移的症状，肿瘤扩散出肠壁在盆腔广泛浸润时，可引起腰骶部酸痛、坠胀感，当浸润腰骶神经丛时常有腰骶尾部持续性疼痛。肿瘤通过血道、淋巴道及种植转移时，可出现肝、肺、骨转移症状，左锁骨上、腹股沟淋巴结肿大及直肠前凹结节，癌性腹腔积液等。晚期可出现黄疸、水肿以及恶病质等。据国内资料，大肠癌患者的首诊主诉症状以便血最多（48.6%），尤其直肠癌患者，其次为腹痛（21.8%），尤以结肠癌患者为多。

由于癌肿部位不同，临床表现亦有所不同。

（一）右侧结肠癌

右侧结肠腔径较大，以吸收功能为主，肠腔内粪汁稀薄。故发生右侧结肠癌时，可有腹泻、便秘，腹泻与便秘交替、腹胀、腹痛、腹部压痛、腹块、低热及进行性贫血。晚期可有肠穿孔、局限性脓肿等并发症。

（二）左侧结肠癌

由于左侧结肠腔不如右侧结肠宽大，乙状结肠腔狭小并与直肠形成锐角，且粪便在左侧结肠已形成，因此左侧结肠癌容易发生慢性进行性肠梗阻。患者大多有顽固性便秘，也可见排便次数增多。由于肠梗阻大多在乙状结肠下段，故呕吐较轻或阙如，而腹胀、腹痛、肠鸣及肠型明显。癌肿破溃时可使粪块外面染有鲜血或黏液，甚至排出脓液。梗阻近端肠管可因持久的显著膨胀、缺血和缺氧而形成溃疡，甚至引起穿孔。此外，尚可发生肠道大量出血及腹腔内脓肿形成。

（三）直肠癌

直肠癌主要表现为大便次数增多，粪便变细，带黏液和血，伴有里急后重或排便不净感。当癌肿蔓延至直肠周围而侵犯骶丛神经，可出现剧痛。如癌肿累及前列腺或膀胱，则可出现尿频、尿急、尿痛、排尿不畅和血尿等症状，并可形成通向膀胱或子宫的瘘管。

（四）肛管癌

主要表现为便血及疼痛，疼痛于排便时加剧。当癌侵犯肛门括约肌时，可有大便失禁。肛管癌可转移至腹股沟淋巴结。

五、超声检查

（一）超声检查方法

有体表直接扫查法、灌肠后体表扫查法、直肠探头直肠内扫查法、超声结肠镜检查法。其中体表直接扫查法最常用，尤其适用于腹部可以扪及包块的患者。

（二）大肠癌超声图像表现

声像图征（图16-2）：

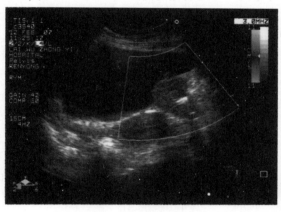

图16-2　结肠癌

（1）肠壁增厚：多呈"假肾征"或"靶环片"表现。其增厚程度为10～45 mm，大于15 mm以上占70%。

（2）肠腔狭窄：由于癌肿在肠壁呈环形浸润生长，肠腔狭窄变形，其肠腔显示如"线条状"改变。

（3）肿瘤回声：肿瘤区域一般呈较低或强弱不均的实质性回声。

（4）梗阻征象：根据肿瘤浸润生长方式以及狭窄程度的不同，出现不完全性或完全性肠梗阻表现。

（5）其他征象：肿瘤部位肠管僵硬、肠蠕动消失。

（6）肿瘤转移征象：可见肿瘤淋巴回流区域淋巴结肿大或（和）肝脏等器官内转移灶。

结肠癌按肿瘤的形态和声像图特征可分为以下几型：①肠内肿块型，超声所见肿瘤外形呈局限性隆起，病变向腔内突起，其表面不规则或呈菜花状，肿块与肠壁相连，周围肠壁多正常。②肠壁增厚型，腹部常规横断面检查，可见病变增厚肠壁呈低回声，包绕肠腔含气内容，即"靶环征"。斜断面扫查呈"假肾征"。结肠癌灌水后超声显示肿块呈弥散性浸润，向腔内隆起，表面凹凸不平，外形不规则，其周围亦可有不同程度的增厚。③肠外肿块型，超声显示肿瘤向管腔外生长浸润，管腔受压、狭窄变形不明显。④混合型，肿瘤向腔内凸出，并侵犯肠壁全层，向浆膜外生长浸润，无包膜，边界不清。

声像图显示结肠壁局限性增厚，呈"假肾征"或"靶环征"，结合临床表现即可对结肠癌做出诊断。"假肾征"和"靶环征"为消化道肿瘤的共同声像图表现，但并非结肠癌所特有。

六、鉴别诊断

本病应与下列疾病鉴别。

1. 结肠平滑肌肉瘤

肿瘤可向肠腔内或肠腔外生长。声像图所见肿物较大，直径多大于 5 cm，形态规则或不规则的瘤体内可见大片坏死液化无回声区，溃疡深大而不规则，肿瘤内可发生假腔。结肠平滑肌肉瘤易发生肝脏和周围淋巴结转移。

2. 结肠恶性淋巴瘤

以回盲部最多见，表现为肠壁增厚或形成肿块，呈弱回声，透声性较好。

3. 肠结核

好发部位在回盲部，文献报告该处发生率占肠道结核的 40% ~ 82.5%。增殖型肠结核由于极度增生的结核性肉芽肿和纤维组织使肠壁呈瘤样肿块。声像图所见肠壁局限性增厚，边缘僵硬，管腔狭窄变形，声像图与结肠肿瘤容易混淆。

鉴别诊断除结合病史、体征以及其他检查资料进行分析外，X 线钡剂灌肠对肠结核的诊断具有重要价值。以上疾病依靠声像图鉴别常很困难，最后确诊需要在超声引导下进行细针穿刺细胞学或（和）组织学检查。

（孟春英）

第八节　其他肠道疾病

急性阑尾炎

急性阑尾炎是指在阑尾发生的急性炎症反应，是常见的外科急腹症之一，以青壮年多见，男性发病率高于女性。

一、病因

由多种革兰染色阴性需氧菌和厌氧菌共同引起的混合性化脓感染所致。其发病除与全身抵抗力下降有关外，主要与下列因素有关。

（一）阑尾管腔阻塞

阑尾管腔细窄、卷曲成弧形，开口狭小，壁内有丰富的淋巴组织，易为食物残渣、粪石、异物、蛔虫、虫卵或肿瘤阻塞，使腔内黏膜分泌液积聚，发生炎症。

（二）胃肠道疾病影响

如急性肠炎、炎性肠病、血吸虫病等，直接延至阑尾，或引起阑尾壁肌肉痉挛，发生血供障碍而致炎症。

（三）细菌入侵

阑尾腔阻塞和炎症，黏膜损伤，使细菌侵入，伺机繁殖生长而加剧感染发生。

二、病理

阑尾炎分为单纯性、化脓性和坏疽性 3 种类型。

（一）急性单纯性阑尾炎

急性单纯性阑尾炎为病变早期。炎症多限于黏膜和黏膜下层，外观呈轻度肿胀充血，浆膜失去光泽，表面有少量纤维素性渗出物。镜下可见阑尾壁各层水肿及中性粒细胞浸润，黏膜表面有小溃疡和出血点。

（二）急性化脓性阑尾炎

急性化脓性阑尾炎亦称急性蜂窝织炎性阑尾炎。常由急性单纯性阑尾炎发展而来。阑尾肿胀明显，浆膜高度充血，表面有脓性渗出物；腔内积脓，黏膜面溃疡可深达肌层和浆膜层，各层均有小脓肿形成。镜下可见阑尾壁各层有大量中性粒细胞聚集。阑尾周围的腹腔内有脓液渗出，形成局限性腹膜炎。

（三）坏疽性及穿孔性阑尾炎

发生坏疽性及穿孔性阑尾炎时阑尾炎症进一步加剧，管腔严重阻塞，压力升高，管壁血运障碍，阑尾管壁坏死，呈暗紫色或黑色，严重者可发生穿孔，穿孔多发生在阑尾根部或近端。

（四）阑尾周围脓肿

急性阑尾炎化脓、坏疽或穿孔时，大网膜可移至右下腹，包裹阑尾形成局部炎性肿块或阑尾周围脓肿。

三、临床表现

急性阑尾炎的临床表现变化多端，其主要症状是腹痛，多开始于上腹部或脐周围，为阵发性疼痛，逐渐加重。经过数小时，腹痛转移至右下腹阑尾所在部位。其次为恶心、呕吐和食欲减退，约30%的患者有便秘或腹泻。当阑尾化脓、坏死或穿孔时有体温升高，很少发生寒战。

腹部检查：在阑尾所在部位有触痛，一般多在右髂前上棘与脐连接线上中1/3和外1/3交界处，称为麦氏点。如炎症累及腹膜则有腹肌紧张和反跳性触痛。

四、超声检查

（一）扫查方法

一般不需要做检查前准备。患者取仰卧位，扫查上腹部后将探头置于右下腹部做纵横扫查，阑尾部痛点处做重点观察。首先应扫查出腰大肌横断面，再探测阑尾的基本图像及阑尾周围变化，有无粪石等。

（二）超声表现

其总的声像图特征是：

（1）阑尾呈蚯蚓或腊肠形肿胀，其直径成人≥7 mm，儿童≥6 mm，阑尾壁厚 >3 mm。横断呈双层环形。内环代表黏膜层，外环为浆膜层，当黏膜溃疡坏死时，内环回声中断或消失。单纯阑尾炎回声减低，坏疽性阑尾炎回声强弱不均匀，内环回声消失。

（2）阑尾腔内可伴粪石强回声及声影。粪石嵌顿于出口处时阑尾末端增粗伴有腔内积液（脓）征象。偶见阑尾腔内积气。

（3）阑尾周围可见非均匀性回声增强区，境界不清，可能代表大网膜包绕所形成的混合性炎性包块。

（4）阑尾周围伴有积液或肠间积液（脓）征象，提示阑尾周围脓肿，其准确率为92%。上述阑尾周围有回声增强的网膜包绕征、阑尾周围渗液强烈提示阑尾炎合并穿孔（图16-3）。

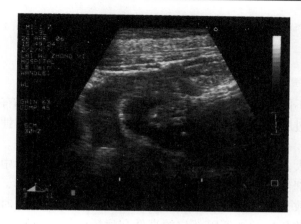

图16-3 阑尾炎穿孔

肠梗阻

肠梗阻是指肠内容物不能正常运行或通过发生障碍，是常见的急腹症之一。本病可发生于任何年龄，性别也无明显差异。本病主要表现为腹痛、腹胀、呕吐、便秘。

一、病因与分类

（一）机械性肠梗阻

机械性肠梗阻临床上最常见。多由粘连及粘连带压迫、肠道炎症或肿瘤、肠外肿块压迫，肠套叠或扭转、异物、蛔虫或粪便团块阻塞，嵌顿性外疝或内疝，放射性损伤造成。

（二）动力性肠梗阻

动力性肠梗阻多由肠壁肌肉运动紊乱造成。分为①麻痹性：常发生在腹部外伤、腹膜炎、低血钾、严重感染、甲状腺功能减退等疾病。②痉挛性：肠肌痉挛引起肠神经功能紊乱及肠道炎症，可引起暂时性肠痉挛。

（三）缺血性肠梗阻

缺血性肠梗阻主要由肠系膜动脉血栓形成或栓塞及静脉血管血栓形成所致。

各类型肠梗阻病理变化有所不同，但主要病理生理改变为肠积气、积液致使肠膨胀，继而出现体液丢失及酸碱平衡紊乱、肠壁血供障碍、坏死和继发性感染，最后出现毒血症。后者为肠梗阻致死的主要病因。

二、临床表现

（一）症状

尽管肠梗阻有不同的原因、部位、病变程度、发病急缓，但都有一个共同点，即肠内容物不能顺利通过肠腔，因此不同类型肠梗阻的临床表现也有共性。

1. 腹痛

肠梗阻的患者大多有腹痛。在急性完全性机械性小肠梗阻患者中，腹痛表现为阵发性绞痛，是由梗阻部位以上的肠管强烈蠕动所引起。多位于腹中部，常突然发作，逐步加剧至高峰，持续数分钟后缓解。间歇期可以完全无痛，但过一段时间后可以再发。绞痛的程度和间歇期的长短则视梗阻部位的高低和病情的缓急而异。一般而言，十二指肠、上段空肠梗阻时呕吐可起减压作用，患者绞痛较轻。低位回肠梗阻可因肠胀气抑制肠蠕动，绞痛亦轻。唯急性空肠梗阻时绞痛较剧烈。一般每 2～5 分钟即发作一次。不完全性肠梗阻腹痛较轻，在一阵肠鸣或排气后可见缓解。慢性肠梗阻亦然，且间歇期亦长。急性机械性结肠梗阻时腹痛多在下腹部，一般较小肠梗阻轻。结肠梗阻时若回盲瓣功能正常，结肠内容物不能逆流到小肠，结肠腔因而逐渐扩大，压力增高，因之除阵发性绞痛外可有持续性钝痛，此种情况的出现应注意有闭袢性肠梗阻即肠段两端梗阻的可能性。发作间歇期的持续性钝痛亦是绞窄性肠梗阻的早期表现，若肠壁已发生缺血性坏死则呈持续性剧烈腹痛。至于麻痹性肠梗阻，由于肠肌已无蠕动能力，故无绞痛发作，但可由高度肠管膨胀而引起腹部持续性胀痛。

2. 呕吐

肠梗阻早期常表现为反射性呕吐，后期呕吐为反流性。高位肠梗阻时呕吐出现早而频繁，吐出物主要为胃及十二指肠内容物；低位肠梗阻时，呕吐出现迟而少，吐出物可呈粪样。结肠梗阻时，到晚期才出现呕吐。呕吐物呈棕褐色或血色，提示肠管血运障碍。麻痹性肠梗阻时，呕吐多呈溢出性。

3. 腹胀

高位肠梗阻因呕吐频繁，腹胀不明显，但有时可见胃型。低位肠梗阻及麻痹性肠梗阻则呈全腹膨胀。结肠梗阻时，如果回盲瓣关闭良好，梗阻以上结肠可成闭袢，则脐周膨胀显著。腹部隆起不均匀对称，是肠扭转等闭袢性肠梗阻的特征。

4. 停止排气排便

完全性肠梗阻发生后多数患者不再排气排便。高位梗阻，梗阻以下部位的气体或粪便可自行或在灌肠后排出。若发生肠绞窄可有血便。

（二）体征

1. 一般情况

单纯性肠梗阻早期，患者全身情况无明显变化，体温、脉率、白细胞计数常为正常，脉象多弦、滑、紧，舌苔多白薄。梗阻晚期，可表现唇干舌燥、眼窝内陷、皮肤弹性消失、尿少或无尿等明显缺水征，脉细数无力，苔黄燥或舌质红绛。严重缺水或绞窄性肠梗阻患者，可出现脉细数，血压下降，面色苍白、四肢发凉等休克征象。

2. 腹部检查

腹部检查时应注意有无腹外疝。机械性梗阻可见肠型和蠕动波，肠扭转时腹胀多不对称。绞窄性肠梗阻时有固定的压痛和腹膜刺激征，且可叩出移动性浊音，还闻及肠鸣音亢进。麻痹性肠梗阻时，肠鸣音减弱或消失。

3. 直肠指检

直肠指检如触及肿块，常为直肠肿瘤或低位肠外肿物；如指套染有血迹，提示有肠绞窄或肠套叠。

三、超声检查

声像图特征：

（1）肠管扩张伴积气、积液：正常小肠管径小于 3 cm，梗阻肠襻管径均在 3 cm 以上，并可显示扩张肠管内的液体、气体及肠内容物，呈无回声、低回声及中强点状回声。

（2）肠蠕动异常：声像图上可见到近端扩张的肠管有频繁的蠕动，伴有液体无回声及气体点状回声地往反流动和漩涡状流动；麻痹性肠梗阻受累肠管蠕动减弱或消失时可见局限性境界较清晰的类似包块样低回声或无回声区，动态观察无明显蠕动样位移，无明显气液流动。

（3）肠黏膜皱襞：可见与肠壁近乎垂直的长短不一的肠黏膜皱襞的线状回声，由两侧肠壁向肠腔内延伸，称为键盘征。

（4）肠管张力状态的改变：扩张的肠管外壁光滑、圆润、富有弹性。肠坏死时局部肠管膨胀性及张力下降，肠管壁下塌，管壁线平直，弹性消失。

（5）有腹腔积液征。

肠套叠

一段肠管套入与其相连的肠腔内称为肠套叠，是肠梗阻的常见原因之一，占肠梗阻的 18%～20%，其中有 75%～90% 的患者为 2 岁以下婴幼儿，男性较女性多 2～3 倍。肠套叠急性者多为原发，常见于儿童；慢性者多为继发，常见于成人。在我国，成人肠套叠并非少见，约占肠套叠总数的 12%。本节重点讨论成人肠套叠。

一、病因

成人肠套叠是由于肠腔内息肉、肿瘤、憩室内翻或阑尾残端翻入，致肠内容物通过不畅引起痉挛，在蠕动的推力下逐渐连同附着处的肠壁折叠推入远侧肠腔所致。手术后患者、肠蛔虫病、过敏性紫癜、肠壁上的 Peyer 淋巴结增生等均可能并发肠套叠，皆因肠蠕动功能紊乱、肠痉挛所致。盲肠活动度大、回盲部呈垂直方向的解剖特点亦系回—结型套叠易于发生的原因。

二、临床表现

成人肠套叠临床表现有如下特点：①阵发性腹痛，并可伴有腹部包块和不完全性肠梗阻表现，数小时后症状可完全缓解，腹部包块消失；②便血较少见，仅约1/3的患者可有此症状，大便潜血可阳性；③有慢性反复发作病史；④X线检查，小肠套叠钡餐检查常显示肠腔呈线状狭窄，当钡剂通过此狭窄后，远端肠腔又现扩张，并围绕线状阴影呈弹簧状影像。结肠套叠则钡灌肠检查可见钡剂受阻，呈环形或杯状充盈缺损。

成人肠套叠的诊断主要依靠反复发作的间歇腹痛，伴有腹部包块和不完全肠梗阻的反复出现，应考虑本病的可能，如X线钡餐或钡灌肠有线状狭窄或杯状充盈缺损即可确诊。

三、超声检查

声像图特征：

（1）肠套叠部位显示边界清楚的包块。其横断面呈大环套小环特征，即"同心圆征"或"靶环征"。外圆呈均匀的低回声环带，系鞘部肠壁回声，低回声带系水肿增厚的反折壁及其与鞘部之间的少量肠内液体形成。在大的外圆内，又有一个小低回声环带，形成内圆。内、外间为高回声环，中心部为高回声团，其边缘欠完整。套叠部的纵断面呈"套筒征"或"假肾征"。有时可能显示套叠的顶部和颈部，顶部呈指头状盲端。"假肾征"通常在套叠时间较长，肠壁发生严重水肿时出现，或是成人患者存在肠管肿瘤或息肉时出现。

（2）肠梗阻表现：声像图显示肠管扩张，内容物积聚，蠕动亢进或显著减弱。

（孟春英）

第十七章　泌尿系统疾病

第一节 肾 脏

肾脏解剖

肾脏是成对的脏器，左右各一，位于腹膜后脊柱两旁的肾窝中。长 10~12 cm，宽 5~6 cm，厚 3~4 cm。左肾较右肾略高，高 1~2 cm。肾外形呈蚕豆状，外侧缘为凸面，内侧缘为凹面，凹面中部切迹称为肾门，肾动脉、静脉、神经、淋巴由此通过。

肾由外向内分为皮质和髓质两部分，皮质厚 0.5~0.7 cm，并有一部分伸展到髓质锥体之间，形成肾柱。髓质内部由 10~12 个肾锥体组成，锥体底部宽 0.6~1.0 cm，高 0.5~0.8 cm，锥体的尖端为肾乳头，与肾小盏相连。

肾盂由输尿管上端扩大部分组成，并自肾进入肾窦。肾盂在肾窦内向肾实质展开，形成 2~3 个大盏和 8~12 个小盏，肾盂的大部分位于肾窦外者称为肾外肾盂，肾盂的容量为 5~10 mL。

肾的血液供应来源于肾动脉，肾动脉在肾内分支进入髓质和皮质，在肾小球内形成毛细血管丛，汇成静脉出肾脏。

肾的包膜分为两层，内层为真包膜，外层称肾周筋膜，肾周筋膜与肾包膜之间有丰富的脂肪组织，厚 2 cm。

肾脏是人体主要排泄器官，对调节和维持人体内环境中体液容量和成分起重要作用。引起肾脏异常的原因很多，如感染、变态反应、代谢异常、遗传因素、药物、毒素及严重循环衰竭等。

检查方法

一、检查前准备

一般不需准备，但若检查输尿管和膀胱时，应嘱患者饮水待膀胱充盈后检查。

二、扫查技术

（一）冠状切面

仰卧位或左、右侧卧位，在腋后线肾区做冠状切面，分别以肝脏和脾脏作声窗以显示两侧肾脏，调整声束角度和增益显示肾门外冻结，测量肾脏长、宽径和集合系统宽度。

（二）纵切面

俯卧位时可在腰部垫枕，腰背部放松经背部扫查。

（三）横切面

与纵切垂直，经肾门部横切面做肾厚径、宽径和集合系统测量。

（四）斜切面

仰卧位或左侧卧位，肋缘下斜断扫查。无论采取哪种体位，都要同时进行纵向和横向扫查肾脏，进行多个切面的双侧对比检查，肾脏的大小、形态和内部回声的变化可提示异常。

正常超声表现

一、正常声像图

正常的肾脏冠状切面呈蚕豆状，包膜光滑，明亮，连续性好，肾皮质呈均匀低回声，强度低于肝脾回声。髓质部又称锥体，形态近三角形，围绕肾窦呈放射状排列，回声强度低于肾皮质呈弱回声。由肾皮质伸展到髓质之间的柱状体称肾柱。肾窦回声是肾盂、肾盏、血管和脂肪等组织的综合回声，又称集合系统，为肾中央部呈椭圆形边缘不甚规则的高回声区，回声强度高于胰腺。

肾门部可显示肾静脉或动脉，CDFI 对肾动脉主干和肾段、叶间、弓形动脉等肾内血管床均可显示清楚。

二、超声径线正常值

（1）正常肾脏的大小有较大出入，一般男性大于女性，左肾略大于右肾，但在成人一般不超过 2 cm。长 9～12 cm，宽 4～6 cm，厚 3.5 cm。

（2）肾窦回声宽度占肾脏切面的宽度的 1/3～1/2。正常肾盂内可出现无回声区，但一般不超过 1.0 cm，在膀胱高度充盈时，其宽度最大不超过 1.5 cm。

（3）右肾静脉内径 0.8～1.1 cm，左肾静脉内径 1.0～1.2 cm，肾动脉内径 0.45～0.6 cm。

肾发育异常

一、病因、病理

胚胎时期形成肾原基，输尿管芽基以后，受某些因素如毒性或物理损伤或遗传的影响，停止发育或按不正常过程发展，形成了各种发育异常。常见于单侧肾，轻的无明显临床症状但常伴发泌尿系统其他部位的先天异常。

二、超声检查

单肾缺如声像图特征。

（1）在一侧从肋膈角到盆腔扫查找不到肾脏。

（2）对侧肾代偿性增大。

（3）可伴其他泌尿生殖系异常。

如果一侧肾显示不增大而对侧肾不显示可能是慢性疾病所致。双肾均不显示，可能是由于慢性肾实质疾病导致肾脏回声改变。

三、鉴别诊断

单肾缺如应与异位肾、游走肾鉴别，只要扩大扫查范围，在腹部、盆腔可排除异位肾与游走肾。必要时做静脉肾盂造影（IVP）或发射型计算机断层扫描（ECT）检查。

异位肾

一、病因、病理

胎儿肾胚芽在盆腔内，随着胎儿生长，逐渐上升到正常位置。如若血管发生障碍，阻碍了肾的上升或上升到其他位置而形成异位肾。一般无临床症状，可能由于在腹部触摸到"包块"而就诊。

二、超声检查

声像图特征：

（1）在一侧肾区扫查无肾回声。

（2）在下腹部，盆腔内可发现肾脏回声。

（3）异位肾一般较小，发育不良时不易探查到，合并积水时失去正常肾形态特征。

三、鉴别诊断

本病应与游走肾、肾下垂、盆腔肿块鉴别，真正的游走肾属先天性疾病，很少见。通常把肾活动范围加大的情况称为活动肾或肾下垂。①本病的肾血管无移位。②可以还纳到肾窝。肾下垂指肾活动度超过 3 cm 或肾下极低于髂脊连线。

异位肾大多位于盆腔，易与结肠肿瘤的"假肾征"混淆，应加以区分，必要时在扫查中辅以肠道准备，利于观察外部形态及内部结构特点。并以 CDFI 观察血流情况。

融合肾

一、病因、病理

融合肾有同侧融合和对侧融合，一侧肾横过移位并与对侧肾融合者称横过融合肾，由于合并移位，而有上下极融合的"S"形肾；全部融合的团块肾；下极互相融合的蹄形肾最常见。融合肾可以合并其他泌尿器官的异常。

二、超声检查

声像图特征：

（1）融合肾的共同图像是双侧肾在同侧或对侧连接融合并具有各自的集合系统。

（2）同侧融合肾的声像图：肾形态拉长，肾窦回声分上下两团。

（3）蹄形肾：①肾脏位置较低，长径缩小。②双肾下极靠近中线，其纵轴由正常的"八"字形改变为倒"八"字形。③"S"形肾：中极部纵切面和横切面图中发现两肾位置高低不一，一侧肾位于正常高度，一侧位于盆腔。

三、鉴别诊断

融合肾应与以下疾病鉴别：

（1）胃肠道肿瘤：胃肠道肿瘤的"假肾征"易与融合肾引起混淆，两者回声特点不同，胃肠道肿瘤可测及正常肾图像。

（2）腹膜后肿瘤：肿块可大可小，肿块不随呼吸运动。

（3）肾肿瘤：肾脏肿瘤较大时外形失常需与之鉴别。融合肾形态失常但具有内部结构特征，肿瘤不具备肾组织特征。

单纯肾囊肿

一、病因、病理

单纯肾囊肿为常见的肾异常，中老年患者居多，由于肾小管憩室发展而成，常单侧发病，也可双侧发病。一般无症状。较大的囊肿可形成腹部肿物。

二、超声检查

声像图特征（图17-1）：

（1）肾实质内显示单个或多个圆形无回声区。

（2）囊壁薄，边界清晰，后壁回声较高，可有侧声影。

（3）囊肿大时压迫肾实质形成压迹，向外突出时肾脏局部隆突。

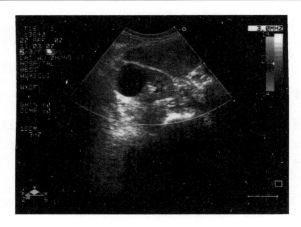

图 17 - 1　肾囊肿

多囊肾

一、病因、病理

常染色体显性遗传性多囊肾，又称成人型多囊肾。囊肿来自变形扩张的肾小管。肾盂肾盏发育正常，但扩张变形，乳头与锥体分不清。常伴有肝囊肿，亦可伴胰囊肿、脾囊肿。临床表现为腹部包块、血尿、腰痛、高血压与肾功能不全症状。

常染色体隐性遗传多囊肾，又称婴儿型多囊肾，临床罕见，患者在婴儿期或出生后夭折。

二、超声检查

声像图特征：

（1）双肾显著增大，表面极不规则，呈分叶状。

（2）肾区出现多数圆形或卵圆形大小不等的无回声暗区，囊肿之间互不连通。肾实质部分回声较正常人肾脏回声增强。

（3）肾窦回声弥散，或显示不清。

（4）常伴发肝、脾、胰等脏器的囊性病变。

三、鉴别诊断

多囊肾主要应与多发性肾囊肿及肾盂积水鉴别。多发性肾囊肿一般为单发肾病变，囊肿单独存在，囊肿以外的肾实质正常，肾脏为局部增大。肾积水有尿路梗阻病史与病因，呈现单房体积大，各囊腔相互连通，与肝、肾界限分明。

海绵肾

一、病因、病理

海绵肾是一种先天性可能伴有遗传性的肾髓质囊性病变，特征是肾锥体部的乳头管及集合管呈梭状或囊性扩张。

常见于男性，轻者无临床症状，但由于尿液在扩张的小管内滞留，继发感染，小管内结石破出锥体进入肾盏或肾盂出现血尿、肾绞痛等症状。晚期可导致肾功能损害。

二、超声检查

声像图特征：双肾皮质与集合系统交界处见多处强回声光团，呈类圆形，有漂浮感，沿锥体呈扇形排列，后伴弱声影。

三、鉴别诊断

海绵肾应与以下疾病鉴别：

1. 肾结石

肾结石可单发或多发。结石光团呈圆形，椭圆形或弧形，分布无明显规律，与海绵肾光团沿锥体扇形分布不同。

2. 肾结核

早期肾结核声像图可无明显改变。肾结核各期时肾盂可能显著增大，肾盏也可能明显扩张。形成钙化时，包膜毛糙不平，内见片状强回声。

肾积水

一、病因、病理

泌尿系统包括尿液形成与排出两个部分，前者包括肾小球和肾小管，后者自肾小盂到尿路外口，统称尿道。其功能是将生成的尿液经尿道排出体外。

当尿路梗阻后发生的肾盂肾盏内尿液潴留肾脏扩大及肾实质萎缩叫肾积水。梗阻引起的基本病理改变是，梗阻以上尿路扩张。梗阻可发生在尿路任何部位，梗阻越低，对肾脏危害的时间越慢；梗阻部位越高，危害肾脏越快。

肾积水无典型症状，积水量巨大时可在腹部出现包块。导致肾积水的原因有结石、肿瘤、感染等，可导致各种症状的出现，如肾绞痛、血尿、发热等。

二、超声检查

声像图特征：

1. 轻度肾积水

肾窦回声分离，肾盂肾盏积水后，滞留的尿液使肾窦回声推开出现无回声液性暗区。

2. 中度肾积水

肾体积增大，肾盂肾盏明显扩张，无回声暗区呈现"烟斗状""花朵状"。

3. 重度肾积水

肾形态失常，实质部变薄，肾内无回声范围大如巨大囊肿，呈现"调色碟"形。如合并感染及出血时，无回声暗区内见漂动的光点。

三、鉴别诊断

肾积水应与以下疾病鉴别：

1. 正常肾盂分离

正常肾在以下情况中出现肾窦回声分离：①膀胱过度充盈。②妊娠期。③大量饮水。④药物影响，积水一般不超过 1 cm。

2. 肾性囊肿疾病

①肾囊肿：外形呈圆形或椭圆形，包膜外突，肾窦局部受压。②肾盂旁囊肿：肾盂旁囊肿为肾脏的淋巴囊肿，呈圆形无回声暗区，位于肾窦内。③多囊肾：肾积水多为单侧，多囊肾多为双侧。肾积水的多房性暗区大小差别不大，且内部相互连通，多囊肾暗区差别大，内部互不相连。多囊肾常伴肝、脾的多囊性改变。

肾结石

一、病因、病理

肾结石是一种常见病。常见的结石成分为草酸钙、磷酸钙、磷酸镁铵和尿酸。草酸钙质硬，表面光滑或呈桑葚状，X 线显影最佳，磷酸钙呈鹿角状，表面粗糙，X 线显影尚好。尿酸结石质松，X 线显影差。胱氨酸结石质软，X 线不显影。

结石继发感染可引起肾实质损害，有积水的感染成为肾积脓，甚至发展成为肾周围脓肿。结石较小时可无明显症状，较大时可引起梗阻和继发感染，多表现为腰部钝痛及阵发性肾绞痛，并沿输尿管向下放射，引起肉眼或镜下血尿。合并感染时有尿频、尿急及脓尿和发热。

二、超声检查

声像图特征（图 17 - 2）：

（1）肾结石的声像图主要是强回声光团和其后方的伴随声影。

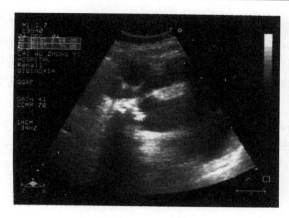

图 17 - 2　肾结石

（2）小结石呈圆形强光点，可有淡声影，有的声影不明显。

（3）如在周围有少量积液时显示较佳。

（4）大的结石形态常不规则，呈现孤立的强光团或弧形强回声光带，似多个结石，若转动探头可连续成一体。

（5）肾结石造成梗阻时近端扩张积水，引起肾盂扩张，应仔细追踪扫查。

三、鉴别诊断

应与痛风肾、肾钙乳症等鉴别。

1. 痛风肾

结石多发、体积较小，分布在肾乳头部，后无声影。后期肾脏缩小，实质变薄，整个肾锥体内见强回声光团，呈放射状排列。

2. 肾钙乳症

声像图表现为肾积水或肾囊肿型，结石存在于积水与囊肿底部呈泥沙状构成强回声平面，后方有淡声影，转变体位，结石朝重力方向沉积。

肾　癌

一、病因、病理

肾癌即肾细胞癌。为常见的恶性肿瘤，多见于单侧，偶可见双侧，肿瘤直径为 5 ~ 10 cm，有假包膜，与肾组织分界清楚。较大的肿瘤中心部有液化坏死和囊腔或钙化。转移途径主要为血行转移、直接蔓延和淋巴浸润。

早期可无症状，无痛性肉眼血尿是最早信号，晚期出现疼痛、腹部肿块，伴发热、乏力、肝大及高血压等表现。

二、超声检查

声像图特征：肾癌声像图特征是肾内出现占位性病灶，有球体感，边界清楚，呈圆形或椭圆形。小的癌肿为 2 ~ 3 cm，呈现密集均匀的强回声；中等的为 4 ~ 5 cm，呈现低回声。大的瘤体呈现低回声，且伴有液化、出血、坏死、钙化等不均匀的混合回声。

肾癌较大时侵犯肾窦，肾窦回声受压变形显示不清，合并有集合系统分离。

肾癌累及肾静脉时，患侧肾静脉增宽，局部呈梭形，管腔内见实质性低回声或高回声。累及下腔静脉时，下腔静脉内见癌栓随呼吸和心搏飘动。

肾癌有淋巴转移时，在肾门见到低回声肿块。

CDFI 显示多数肿瘤血管丰富，血流峰速增快，阻力指数增高，肾静脉和腔静脉内有癌栓形成时，用 CDFI 可测到血流改变。

三、鉴别诊断

肾癌应与以下疾病鉴别。肾肿瘤与正常肾变异，①肾柱肥大：肾柱肥大在声像图上出现低回声区，类似肿瘤回声。肾柱低回声位于上下盏之间，与肾窦交界处轮廓清楚，无球体感，直径一般小于 3 cm。②肝肿瘤：肾上极较大肿瘤往往挤压肝脏，使肝面肾压迹加深，使肿瘤埋入组织内与肝重叠，误以为肝肿瘤。可在探测时，用手自背面推挤肾脏，观察肿瘤与肝、肾的关系。③肾盂内血块：肾盂肿瘤与肾盂内血块的声像图类似，不易区别。应结合病史做出诊断。④肾脏脓肿：可表现为肾脏增大，境界欠清晰的低回声区，光点杂乱需与肾癌鉴别。此类患者较年轻，有发热、患侧腰痛、血沉加快等临床表现。

肾母细胞瘤

一、病因、病理

肾母细胞瘤又称肾胚胎瘤或 Wilms 瘤，为恶性混合瘤。绝大多数发生于儿童，可有家族性或遗传性。95% 发生于一侧，5% 发生双侧。肿瘤一般为鸡蛋大，圆形或椭圆形，表面光滑，有假包膜。肿瘤内部呈灰白色，大的肿瘤多发生变性、坏死或出血。镜下见未分化的上皮性和间质性混合组织。肿瘤生长迅速，容易转移到肾门淋巴结、肺、肝、神经组织等。腹部肿块常为第一症状。半数患儿伴有高血压，甚少出现血尿。

二、超声检查

声像图特征：

（1）肾脏失去正常形态，局部隆起，残余肾组织被挤压到一边。

（2）瘤体较大，直径多大于 5 cm，有的周围有低回声声晕，有的肾盂受压出现肾盂积水。

（3）肿瘤内部往往呈现不均匀回声，少数呈低回声。常有散在的斑片状高回声与不规则无回声相互混杂。CDFI 显示血供丰富。

（4）淋巴转移者可在肾门或腹主动脉旁显示类圆形低回声团块。

三、鉴别诊断

肾母细胞瘤应与神经母细胞瘤鉴别，神经母细胞瘤亦是婴幼儿最常见的肿瘤，半数发生在肾上腺，亦可发生在腹膜后、交感神经节。神经母细胞瘤内多有散在性钙性灶。实验室检查儿茶酚胺有助于鉴别诊断。

急性肾盂肾炎

一、病因、病理

急性肾盂肾炎是细菌侵入肾脏引起的急性间质性肾炎和肾小管的细胞坏死。可侵犯单侧或双侧肾脏。肉眼见肾盂肾盏黏膜充血水肿，表面有脓性分泌物，黏膜下有细小的脓肿，乳头可见炎性病灶。

好发于女性，典型症状为发热、寒战、腰痛伴尿路刺激症状。尿培养阳性是主要依据。

二、超声检查

声像图特征：

（1）肾盂壁回声增厚，形成双层回声，在两层之间为带状低回声，这是肾盂黏膜水肿的证据。

（2）肾盂轻度分离，可显示无回声暗区，无回声暗区的大小与炎症程度成正比。

三、鉴别诊断

急性肾盂肾炎应与妊娠高血压综合征肾损害鉴别。妊娠高血压综合征的肾损害：①肾体积增大，实质增厚，回声增高。②肾循环阻力增高。

慢性肾盂肾炎

一、病因、病理

慢性肾盂肾炎为多种病因均可引起的小管—间质的慢性炎症和纤维化。病理形态改变主要为肾盂扩张，肾乳头收缩，皮质局灶有粗糙瘢痕。

表现为间歇出现尿频、排尿不适等症状，或间歇低热，夜尿增多，或伴高血压。

二、超声检查

声像图特征：

（1）一般无明显的声像图改变。

（2）到晚期双侧肾脏体积大小不等，表面不光滑，肾盏扩张积液，肾内结构欠清晰直至消失。

三、鉴别诊断

慢性肾盂肾炎应与肾结核相鉴别：肾结核积脓时有肾盂肾盏扩张，或在髓质部显示较孤立的无回声暗区。病灶周围有钙沉着，显示不规则斑点状强回声伴后方声影。

肾结核

一、病因、病理

肾结核是原发灶中的结核菌血行播种的后果。85%为一侧病变。在病理上分为纤维硬化型、干酪空洞型、钙化型。纤维硬化型以纤维化为主。干酪样病灶在肾乳头破溃后形成空洞。病变范围有大量钙盐沉着形成钙化型。

肾结核本身症状不明显，侵犯输尿管与膀胱后出现尿频、尿痛、尿急等症状。当干酪样坏死病灶向肾盂穿破后可出现脓血尿。

二、超声检查

声像图特征：

1. 肾脏形态

肾结核病灶局限时，肾脏可局部隆起，波及全肾时则呈普遍性增大，被膜回声不规则。

2. 肾脏内部回声

①干酪空洞型：实质内出现单个"囊肿样"病变，界限不清楚，内见薄雾状回声。②纤维硬化型：肾失去常态，内为不均匀强回声。③钙化型：内部结构不清内见多个大小不等的团状或斑片状强回声，后伴声影。

3. 输尿管病变

输尿管增粗或狭窄、闭塞。常伴肾盂积水。

三、鉴别诊断

肾结核应与以下疾病相鉴别：

1. 肾结石

肾结石表现为强回声的块状或颗粒物，伴积水时结石可在较大的腔内移动。

2. 肾囊肿

结核结节中心液化形成脓疡时，也呈无回声暗区，但边界不规则，内部存在散在的光点。

3. 肾积水

梗阻所致肾积水，积水图像清晰，且可显示肾盂肾盏的扩张形态，边缘光滑。

肾损伤

一、病因、病理

肾损伤常见的为车祸和工伤事故，挤压打击肾区所致。按损伤所致的病理改变分为挫伤、裂伤、粉碎伤、肾蒂伤4种类型。

（一）肾实质损伤

肾挫伤肾包膜及肾盂肾盏完整，可伴被膜下淤血或血肿。肾裂伤为表浅肾实质损伤，肾被膜及肾盂肾盏完整，表现为被膜下血肿。若被膜及集合系统同时破裂，形成全层肾裂伤，导致肾周血肿及尿液外渗。

（二）肾粉碎伤

肾实质多处裂伤，使肾实质破碎成多块，伴严重出血及尿外渗。

（三）肾盂裂伤

大量尿液及血液外渗进入腹腔，出现腹膜刺激症状。

（四）肾蒂损伤

肾蒂指肾动、静脉损伤主干及分支的离断或撕裂，导致内膜出血，管腔狭窄和血栓形成。

二、超声检查

声像图特征：

1. 肾损伤

①肾挫伤：肾轻度增大，包膜完整，肾实质局部回声不均匀。②肾裂伤：肾弥漫性肿大，包膜完整，局部向外突出。③髓质裂伤：肾髓质界限不清，相邻集合系统增宽分离，实质中心伤，包膜不连续，实质内出现无回声暗区伴点状高回声。

2. 包膜裂伤

①轻度：包膜连续中断，肾周显示不规则无回声暗区，实质部分正常。②中度：实质与肾窦分为两部分，肾内外无回声暗区相连。③重度：实质与肾窦回声杂乱，肾内为大小不等的无回声及高回声光点。肾周无回声暗区及杂乱的强回声光团、光点。

3. 肾蒂损伤

仅有肾蒂损伤时，肾脏可正常，因大血管出血表现为肾周及腹膜后大片无回声暗区并逐渐扩大。CDFI见内膜下出血或血栓，局部高速血流，远端血流峰速加速度降低。

外伤性肾损伤根据病史结合声像图改变不难做出诊断。轻度肾挫伤超声检查可能无异常，但需注意肾轮廓外形，肾包膜有无局部性膨出，肾窦与实质部有无异常改变。

三、鉴别诊断

自发性肾周围血肿可能由于原因不明使诊断发生困难，但医生要考虑到有此病可能，结合声像图改变，亦能做出诊断。自发性肾周围血肿的形态呈梭形或新月形，肾脏本身无缺损破坏，仅为受压变形。另外还应与肾积水、肾结核鉴别。

（贺丽丽）

第二节　输尿管

输尿管解剖

输尿管位于腹膜后，为一肌肉和黏膜所组成的管状结构，上起至肾盂，下终止于膀胱。分为上、中、下三段，上段自肾盂输尿管连接部跨越髂动脉处；中段自髂动脉到膀胱壁；下段自膀胱壁到输尿管出口。正常位置在腰大肌前，沿腰椎横突外侧向下，跨越髂动脉前方进入盆腔，在腹膜和髂内动脉之间向下到达膀胱底部。在进入膀胱时，输尿管膀胱段和膀胱呈一钝角，然后斜行向下，向内，通过膀胱肌层，开口于膀胱三角区的输尿管间嵴外侧端。

检查方法

一、输尿管的超声探测法

探测输尿管应做肠道准备，减少粪便，适度充盈膀胱，然后分段探查。

（一）仰卧位腰部冠状扫查

找到积水的肾盂，沿肾盂内下追踪，显示积水的输尿管上端，到肾下极水平的输尿管。

（二）俯卧位或侧位纵向扫查

获肾纵切后，在肾门寻找与输尿管连接部，观察输尿管第一狭窄部有无梗阻，然后对输尿管扩张者向下追踪。

（三）仰卧位经腹部探查

先找到髂总动脉，在髂总动脉旁寻找积水的输尿管横断面，以显示输尿管第二狭窄部，该处为输尿管腹、盆腔交界点，在此变换探头角度找到输尿管长轴，沿输尿管向下追踪扫查膀胱侧角。

（四）仰卧位下腹部经膀胱扫查

适度充盈膀胱，显示输尿管第三狭窄和两侧开口。

二、输尿管正常声像图及超声测量

输尿管在正常无梗阻情况下不易显示，一般认为内径测值大于 7 mm 为扩张。

输尿管结石及积水

一、病因、病理

输尿管结石大多由肾脏移行而来，结石一般不大，1~4 cm，呈圆形、长圆形。输尿管结石的成分与肾结石相同，由于结石的存在与嵌顿而引发梗阻部位以上的输尿管扩张与积水。结石和积水往往并存，是输尿管的常见疾病。临床表现：结石在下降过程中可引起输尿管痉挛而诱发肾绞痛、血尿。

二、超声检查

声像图特征（图 17 - 3）：

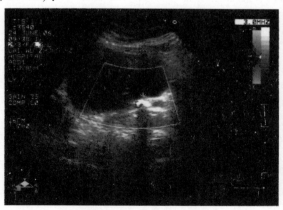

图 17 - 3　输尿管（下段）结石

（1）输尿管结石是在积水输尿管的远端出现结石回声。结石表现为强弧形光带，后伴声影，疏松的小结石为颗粒状，声影较淡。

（2）结石梗阻以上输尿管扩张。积水呈现两条平行光带之间出现条状无回声带。轻度积水为 1 cm 以下，2 cm 以上为重度积水。

（3）由于输尿管积水的衬托，结石的回声更为明显，患侧伴有不同程度的肾积水。

输尿管囊肿

一、病因、病理

输尿管囊肿是一种先天异常。输尿管末端在膀胱内呈囊肿样膨出，囊壁菲薄，由一层膀胱黏膜和一层输尿管黏膜组成。在输尿管蠕动间歇期，囊内尿液由囊肿的狭小出口缓慢流出，囊肿回缩，形成有规律的膨大与缩小。囊肿分为单纯性和异位性；单纯性囊肿较小，多见于成人。异位性常伴重复肾和输尿管畸形。囊肿大时常堵塞尿道，导致尿道梗阻，可合并结石。

二、临床表现

以尿路感染为主要症状，或出现腰痛，排尿不畅，尿中断。女性有时囊肿可自尿道口脱出。

三、超声检查

声像图特征：
（1）显示输尿管末端向膀胱三角区处突出的圆形或椭圆形环状结构，囊壁菲薄，内无回声。
（2）动态观察该囊肿随着输尿管外口喷尿而呈现周期性膨大与缩小。膨大时直径为 2~4 cm。
（3）伴有不同程度的输尿管和肾积水。囊肿内常合并结石。

四、鉴别诊断

输尿管囊肿应与以下疾病鉴别。
1. 输尿管脱垂
由于输尿管先天性过长，过度收缩或管壁松弛可形成输尿管脱垂，超声显示输尿管口突出物呈低回声，表面光滑，中间有较深切迹，不形成囊肿轮廓。
2. 输尿管憩室
输尿管憩室多位于输尿管与膀胱交界处。突向输尿管的侧面而不是突入膀胱腔内。

巨输尿管

一、病因、病理

先天性巨输尿管又称原发性巨输尿管或先天性输尿管末端动脉梗阻。病变可为单侧或双侧，由于输尿管神经和肌肉先天性发育不良造成输尿管蠕动减弱和尿液引流障碍而致输尿管严重扩张、伸长、迂曲，常合并其他尿路畸形。

二、临床表现

中下腹索形囊性肿物，合并感染时可有发热脓尿。

三、超声检查

声像图特征：
（1）输尿管显著扩张，呈索状囊性肿物，壁薄、迂曲、直径为 3～10 cm。
（2）沿输尿管追踪扫查，无引起梗阻的病变显示。
（3）患侧肾脏肿大伴积水。

（贺丽丽）

第三节 膀 胱

膀胱解剖

膀胱是一贮尿器官，位于骨盆内，膀胱自外向内由浆膜层、肌肉层、黏膜下层和黏膜层组成。

膀胱分前壁、后壁、左侧壁、右侧壁、三角区、膀胱颈和顶部。三角区位于膀胱后下部，为由两侧输尿管出口和尿道内口形成的三角形区域。正常膀胱壁排空后厚约3 mm，充盈时仅 1 mm。正常膀胱容量为 400 mL 左右。膀胱位置可受挤压或牵拉而偏位和不对称。

检查方法

一、耻骨上经腹探测

探测前饮水使膀胱充盈，取仰卧位，自正中线纵向扫查，使探头左右和侧面移动，务必顺次检查，不能遗漏每一个角落。横向扫查时，注意对膀胱颈的观察。适当调节增益，识别混响伪像。对膀胱肿瘤的定位采取一帧纵切图和一帧横切图判定，即"十字定位法"。

二、经直肠途径

膀胱内存少量尿液。取左侧卧位、截石位均可，探头套橡胶套插入肛门即可检查，具体探查法从略。

正常超声表现：膀胱内存有尿液时呈无回声，膀胱壁为明亮回声光带，黏膜回声处与尿液交界处较强，尿液不足时，黏膜回声不均匀。肌层回声中等，围绕在黏膜外周。正常膀胱壁厚约 1~3 mm，充盈时薄，排空后厚。膀胱上方、后方和两侧为肠腔，回声较强。

膀胱肿瘤

一、病因、病理

膀胱肿瘤是泌尿系常见的肿瘤，发病年龄为 50~70 岁，男女之比为 4∶1。可分为上皮细胞性肿瘤和非上皮细胞性肿瘤两类。上皮细胞性肿瘤占 98%。分为①移行上皮乳头状瘤。②移行上皮乳头状癌。③鳞状上皮癌。④腺癌。非上皮细胞性肿瘤较少见，约占 2%。移行上皮乳头状癌为最常见的膀胱肿瘤。在非上皮细胞性肿瘤中，横纹肌肉瘤较多见，好发于婴幼儿。

肿瘤可发生于膀胱任何部位，但以膀胱侧壁及后壁最多见，其后为三角区和顶部。根据生长方式，可将膀胱肿瘤分为原位癌、乳头状癌和浸润性癌。

膀胱肿瘤的扩散方式主要向深部浸润，直至膀胱外组织。淋巴转移常见，血行转移在晚期。

二、临床表现

大多数以无痛性肉眼血尿为最常见的症状，血尿间歇出现，一般为全程血尿。约 70% 的患者出现尿急、尿频、尿痛等膀胱刺激症状。较大的肿瘤表面坏死，继发感染。膀胱颈部或三角区肿瘤可引起排尿困难和尿潴留，晚期出现下腹部浸润性包块、贫血及同侧肾盂积水。

三、超声检查

(一) 声像图特征

(1) 膀胱内突起的赘生物，大小不一，形态多样，向膀胱壁浸润。

(2) 乳头状瘤、分化良好的移行上皮乳头状癌，呈菜花样向膀胱内凸起，膀胱壁连续性好，肌层回声清晰，有蒂者在改变体位或振动时可见肿瘤在尿液中晃动。分化不良的乳头状癌基底宽呈浸润性生长。

(3) 肿瘤未浸润肌层时膀胱壁光整，回声连续性好，已有肌层浸润者局部膀胱壁连续性破坏，轮廓不清。

(4) 肿瘤累及输尿管时，可出现肾积水等尿路梗阻的声像图改变。

(二) 声像图分期

超声对膀胱肿瘤的分期，主要依据膀胱壁的浸润程度，与肿瘤的大小无密切关系。

有蒂者、肿瘤基底部小者或肿瘤部的膀胱壁回声光滑、整齐、连续性好、显示清晰者属 A 期（T_1 期）。

基底部稍大，与膀胱壁回声不够清晰者或侵入肌层少部分，肌层低回声尚连续，为 T_2 期。

肿瘤穿透肌层侵及脂肪层，基底部肌层回声连续中断，边界处肌层增厚，外层高回声线尚连续，为 T_3 期。

肿瘤基底宽，膀胱壁全层连续中断，侵犯膀胱周围结构及远处转移征象者为 T_4 期。

膀胱肿瘤的诊断方法很多，经尿道膀胱内超声检查明显优于经腹壁检查，其分辨率高。但属于介入性检查，不宜反复应用。

四、鉴别诊断

膀胱肿瘤应与以下疾病相鉴别：

1. 腺性膀胱炎

腺性膀胱炎超声表现为病变局限于黏膜层，向膀胱腔内隆起，回声较高，亦可呈扁平状，基底较宽，表面粗糙不平，但与膀胱壁分界清楚。大的病变回声较低，囊变后出现无回声区。本病有恶变倾向。

2. 膀胱内血块

膀胱内血块形态多样，回声不均匀，与膀胱壁不连接，改变体位时，团块可漂动。

膀胱结石

一、病因、病理

膀胱结石多见于男性老年。结石起源于膀胱内者为原发性结石，起源于肾或输尿管下降至膀胱者为继发性结石，好发于前列腺增生、膀胱憩室、膀胱内异物等疾病的患者。容易继发感染、溃疡和出血和并发输尿管扩张、迂曲变厚与积水。

二、临床表现

排尿时疼痛、尿频、尿流中断和脓血尿是膀胱结石的主要表现。

三、超声检查

声像图特征（图 17－4）：

（1）膀胱内强回声团块，后方伴声影，较大的结石呈弧形强光带，两侧有披纱样旁辨伪像，回声光带明亮。线细的为质硬光滑的结石，回声光带不如前者强但较宽的为质松的结石。

（2）结石回声随体位改变向重力方向滚动。

（3）膀胱术后缝线结石不随体位转动，呈吊灯样悬挂。有膀胱手术史。

（4）膀胱憩室结石：在膀胱憩室壁后侧及憩室腔内见到强回声光团，后伴声影。

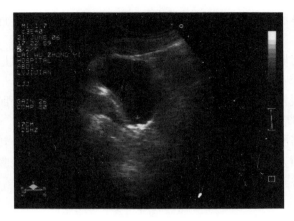

图 17 - 4　膀胱结石

（5）膀胱结石合并慢性感染者，可见膀胱壁增厚，表面粗糙，以三角区及膀胱颈周围明显。

四、鉴别诊断

膀胱结石应与以下疾病相鉴别：

1. 输尿管口或输尿管囊肿结石

输尿管口结石嵌顿，往往导致输尿管出口处黏膜大泡样水肿，声像图上在结石的回声前方有圆形或囊肿回声，颇像输尿管囊肿，但不会随输尿管喷尿出现节律性增大与缩小。输尿管囊肿被呈周期性扩大与缩小的囊腔包绕，同侧输尿管有不同程度积水。

2. 膀胱肿瘤钙化

膀胱肿瘤表面有钙盐沉积时也出现强回声伴声影。改变体位观察，肿瘤不随位置变化。

3. 膀胱内血块

膀胱内血块依形成时间的长短不同而回声及形态不同，可呈棉絮状、肿块状、珊瑚状，回声强弱不一致，回声较高时需与膀胱结石鉴别。

膀胱憩室

一、病因、病理

膀胱壁的局限性囊袋状突出，称膀胱憩室，分为先天性和后天性两种。先天性多为单发，膀胱壁局限性薄弱，同时伴下尿路梗阻，膀胱内压上升，使膀胱壁自分离的逼尿肌束之间突出形成。后天性膀胱憩室由下尿路梗阻，如前列腺增生和尿道狭窄致使膀胱壁局部外突而形成，常为多发。憩室多发生在膀胱后方或两侧。约有 5% 合并憩室内结石，偶见憩室内肿瘤生长。

二、临床表现

膀胱憩室的症状为排尿不尽和二段性排尿，合并感染者有排尿刺激症状，合并结石或肿瘤时多伴血尿。

三、超声检查

声像图特征：

（1）膀胱的侧方、后方或上方显示圆形、椭圆形无回声区，壁薄光滑极像囊肿，大小不一。

（2）憩室与膀胱相通处为憩室口，寻找憩室口要在膀胱充盈时进行。排尿后憩室缩小。

（3）憩室合并感染时可见内部漂动的光点或有沉积分界平面。

（4）憩室内合并结石时出现在内部的强回声光团。

（5）合并肿瘤时出现相应征象。

四、鉴别诊断

膀胱憩室主要应与盆腔内囊肿和输尿管囊肿鉴别：

1. 盆腔内囊肿

盆腔内囊肿与膀胱憩室图像相似，但做任何切面均不与膀胱相通。

2. 输尿管囊肿

输尿管囊肿发生于输尿管口，有周期性的膨大与缩小。

膀胱颈肥厚

一、病因、病理

膀胱颈肥厚梗阻一般认为是膀胱颈部肌纤维增生所致。

二、临床表现

排尿困难、尿潴留等。女性患者多见，俗称"女性前列腺病"。

三、超声检查

声像图特征：

1. 正常膀胱颈

纵切图像上可见膀胱前后壁汇合外略增厚，回声稍低，排尿前呈尖端向下的等腰三角形，排尿时颈部扩张，尖端开放呈小漏斗状。横切面上见膀胱无回声区与阴道前壁有一椭圆形低回声区，其大小范围为：横径小于 1.5 cm，前后径小于 1.0 cm，围长不超过 3.5 cm。

2. 膀胱颈肥厚

膀胱颈部低回声范围增大，形态如同前列腺，可向膀胱内突出。重者可伴尿潴留，肾盂积水，排尿期观察，膀胱颈扩张不良，动度减弱。

四、鉴别诊断

膀胱颈肥厚应与膀胱肿瘤鉴别。

（武海舟）

第十八章　肾上腺疾病

第一节　肾上腺解剖

　　肾上腺是左右成对的扁平器官，位于腹膜后、脊柱两旁，相当于第 11 胸椎平面。右肾上腺呈三角形，位于右肾上极的内上方，略偏前面。左肾上腺呈月牙形，在组织学上分三层，由外向内为球状带、束状带、网状带。球状带分泌调节电解质和水代谢的皮质激素；网状带分泌性激素。肾上腺髓质分泌肾上腺素和去甲肾上腺素，在机体的神经体液中起重要作用。

（武海舟）

第二节　检查方法及正常超声表现

一、仪器

　　用 B 型超声成像仪，小儿及消瘦者用高频探头（频率 ≥5 MHz），成人及肥胖者用低频探头（频率 ≤3.5 MHz）。

二、患者准备

　　宜在晨间空腹时探测，对胃肠道胀气者要用消胀药后再查。

三、超声检查方法

（一）沿肋间切面

以腋前线为中点，沿肋间第 7、8、9 肋间做斜行扫查，先找到肾上极，嘱患者暂停呼吸，以显示肾上腺。

（二）经腰部冠状切面

取仰卧位在腋中线和腋后线做冠状扫查，显示肾长轴，然后将探头向内前方侧动，显示肾上腺。

（三）经背部纵切面

俯卧位显示肾脏长轴，声束指向内侧，在右侧探及下腔静脉时，在下腔静脉后方，右肾上极前方寻找肾上腺。在左侧探及腹主动脉时，声束稍向外偏移，在左肾上极前方寻找肾上腺。

（四）经腹部横切面

仰卧位，空腹饮水后胃作透声窗，探测左侧肾上腺，位于腹主动脉外侧，左肾上极内前方，胰尾及脾静脉后方。

四、肾上腺正常声像图与超声测值

正常肾上腺的超声显示率左侧低于右侧，这是因为右侧有肝作为声窗。左侧有胃肠道气体的干扰。正常右肾上腺位于肝、下腔静脉、右肾及右膈角所组成的三角区内。左肾上腺位于腺、左肾、腹主动脉组成的三角区内。腺体呈倒"Y"或"V"字形。内部呈均匀的中等回声，边缘回声较高。胎儿和新生儿的肾上腺呈高回声。

正常肾上腺测值：

上下径：左（2.29±0.11）cm，右（3.03±0.14）cm。

前后径：左（0.61±0.15）cm，右（0.73±0.18）cm。

（武海舟）

第三节　肾上腺皮质疾病

皮质醇增多症

一、病因、病理

皮质醇增多症又称库欣综合征。发病的原因是肾上腺皮质增生、皮质腺瘤或皮脂腺癌。皮质增生是双侧病变，腺体增生肥厚，肾上腺形态一般无改变。是垂体分泌过多的促肾上腺皮质激素（ACTH）或垂体外产生一种类似 ACTH 的物质所致。另一类称为结节性皮质增生；结节的直径可达 1 cm。肾上腺皮质腺瘤多为单发，一侧发生瘤另一侧皮质腺萎缩。肿瘤直径 3 cm 左右，有完整包膜。肾上腺皮质癌较少见，外形欠规则，直径在 6~8 cm。

二、临床表现

皮质醇增多症女性多见，表现为脂肪代谢紊乱引起的向心性肥胖、满月脸、水牛背、多毛、脸面部痤疮等雄性激素增多的表现。蛋白质分解过多、合成减少引起的皮肤紫纹、瘀斑、肌肉萎缩、骨质疏松或病理性骨折。糖代谢紊乱而致糖尿病。潴钠排钾引起高血压、水肿、多尿及低血钾。

三、超声检查

声像图特征：因病因不同，声像学表现也有不同。

1. 肾上腺皮质增生

肾上腺皮质增生往往不能显示增厚的肾上腺，仅小部分获得增厚的肾上腺低回声区。肾上腺前后径增厚大于 1 cm。皮质结节样增生，出现类似小肿瘤的低回声区。

2. 肾上腺皮质腺瘤

肾上腺皮质腺瘤瘤体大部为圆形或椭圆形，表面欠平整，呈分叶状，内部可因出血坏死形成不规则无回声暗区。

3. 肾上腺皮质腺瘤

肾上腺皮质腺瘤常为单侧，直径 2～3 cm，圆形或椭圆形，包膜完整明亮，有球体感。

4. 皮质醇增多症的共同特点

皮质醇增多症的共同特点即皮下脂肪层、肾周围脂肪层、肾上腺周围脂肪团的回声明显增厚。

四、鉴别诊断

皮质醇增多症应与以下疾病相鉴别：

1. 脾结节或副脾

脾结节增大时伸入肾上方内侧易与皮质腺瘤混淆。副脾的位置常在脾门下方，呈圆形或椭圆形，边界清晰，所处部位不符合肾上腺三角区域的解剖关系，且与肾上腺不连接。

2. 肝右叶肿瘤

肝脏肿瘤与肝脏同步活动。

3. 肾肿瘤

肾肿瘤位于肾轮廓内，被膜局部隆起，集合系统显示不完整。

原发性醛固酮增多症

一、病因、病理

原发性醛固酮增多症是由于肾上腺或异位组织自立或部分自主分泌过多的醛固酮，抑制了肾素分泌，产生了高血压、低血钾的综合征。主要病因有以下几种：

（一）肾上腺皮质腺瘤

肾上腺皮质腺瘤占 85%，大多数为单发，极少数为双侧发生，瘤体直径在 1 cm 左右，呈黄色，有完整的包膜。瘤细胞排列如球状带或束状带细胞。此皮质腺瘤又称醛固酮瘤。

（二）皮质增生

皮质增生约占11%，皮质增生可出现结节，又称结节样增生，不足 1 cm。

（三）皮质腺癌

皮质腺癌较少见，癌体积甚大，可同时伴有皮质醇增多的症状。

二、临床表现

女性多于男性，主要表现为高血压、低血钾、多尿。血压常为中等度升高，用降压药物效果差。低血钾造成肌肉无力，周期性瘫痪，损害心肌致心律失常。长期失钾使肾小管近端发生病变，水分再吸收功能下降，导致多尿、烦渴。实验室检查：低血钾；高尿钾；血浆肾素活性低；高醛固酮血症。

三、超声检查

声像图特征：

（1）醛固酮瘤呈圆形或椭圆形，直径为 1～2 cm，包膜完整回声明亮。内部呈均匀低回声。

（2）患者皮下脂肪及肾周围脂肪较薄，易于探查，声像图还能确定肿瘤在肾上腺内所处的位置与周围血管的距离。

（武海舟）

第四节 肾上腺其他疾病

嗜铬细胞瘤

一、病因、病理

嗜铬细胞瘤是肾上腺髓质功能亢进性肿瘤，发生于嗜铬细胞，90% 发生在单侧，10% 为双侧或发生在肾上腺外的交感神经系统的其他部位。肿瘤属良性，棕黄色，有包膜，直径在 3～5 cm，呈球形，瘤内常有囊性变及出血，约2% 嗜铬细胞瘤呈恶性，可转移到肝、淋巴结、骨、肺等脏器。

二、临床表现

男性多于女性，由于儿茶酚胺分泌过多，作用于肾上腺能受体，引起阵发性高血压或持续性高血压伴阵发加剧，发作时突感心悸、气短、胸部压抑、头晕、视物模糊、出汗、恶心、呕吐等症状。严重者面色苍白，四肢发凉。发作时收缩压骤升至 200 mmHg 以上。发作一般持续十分钟至数小时，发作后患者极度疲劳、衰弱、全身出汗。

三、超声检查

声像图特征：

（1）肿瘤呈圆形或椭圆形，直径多数在 4~5 cm，边界回声高呈明亮的光带。内部呈中等回声或低回声。当肿瘤内部有出血、坏死、囊性变时内部出现不规则无回声暗区。

（2）肾上腺嗜铬细胞瘤位于右侧时，可向上、向下、向内侧生长挤压肝脏、肾脏和下腔静脉。位于左侧时可挤压脾脏和肾脏。冠状切面可显示肿瘤与肾脏包膜共同构成的"海鸥样"图形。

（3）肾上腺以外的嗜铬细胞瘤：①最常见位于肾门附近，肿瘤可推挤肾上极或下极使肾脏长轴发生倾斜，与肾脏分界清楚。②腹主动脉与下腔静脉之间也是肾上腺外嗜铬细胞瘤的好发部位，肿瘤往往推挤下腔静脉使其向外向前偏位，或推挤肠系膜上静脉向前抬起。③位于髂血管旁的嗜铬细胞瘤出现在盆腔，探测较困难。④恶性嗜铬细胞瘤边界不整齐，内部回声不均匀。

四、鉴别诊断

嗜铬细胞瘤应与以下疾病相鉴别：

1. 肝、肾肿瘤

右侧肾上腺嗜铬细胞瘤在肋缘下斜向切面时，肿瘤似乎位于肝内，仔细观察发现，肿瘤受腹主动脉和下腔静脉的搏动影响，瘤体往往有顺时针方向的微小扭动。如果注意到明亮的边界回声和海鸥样图形就不难鉴别。

2. 肾上腺肉瘤

肾上腺肉瘤图像与肾上腺嗜铬细胞瘤相似，但肾上腺肉瘤无内分泌功能，早期无症状，晚期可转移到肺、骨等处。

3. 节神经细胞瘤

节神经细胞瘤为罕见的良性瘤，多发生在胸腹交感神经节。主要症状为腹部包块。常为多发，可试从特点分析鉴别。

肾上腺神经母细胞瘤

一、病因、病理

肾上腺神经母细胞瘤来源于分化或未分化的交感神经细胞。约半数发生在肾上腺髓质，半数发生在肾上腺外。多为单侧，肿瘤呈结节状，黄色或淡红色，质坚，切面上可见出血坏死，常有钙化，生长迅速，恶性程度高，早期转移。

二、临床表现

多发于婴幼儿，80%发生在5岁内，成人罕见。初发症状为腹部包块，增长较快，腹部膨隆、消瘦、贫血、发热、眼眶转移是其特征。

三、超声检查

声像图特征：

（1）在肝、肾或脾、肾之间显示大的实质性团块直径多在10 cm左右，边界清晰，呈分叶状，内部回声不均匀，表现为低回声区内有高回声光斑。把肾脏向下推挤，有时可把肾推入盆腔。

（2）CDFI提示：肿块内血流丰富，可见斑点状彩色信号，峰速加快。

神经母细胞瘤与肾母细胞瘤是婴幼儿的腹部肿瘤中常见的恶性肿瘤，最早的症状是腹部肿块，两者的声像图相似。神经母细胞瘤来自肾外，肾脏虽受压移位，但肾的回声完整无缺。肾母细胞瘤来自肾脏，肾脏受侵破坏，正常的肾回声消失或残缺，残留的肾脏部分常有积水，两者可以鉴别。

髓样脂肪瘤

一、病因、病理

髓样脂肪瘤是肾上腺的一种无分泌功能少见的良性肿瘤，内部为成熟的脂肪细胞及正常造血组织。发病率为0.1%~0.2%。

二、临床表现

大多无明显症状，常在体检时发现，肿瘤较大时，推压周围邻近组织，出现腰痛、肿物、血尿、高血压等症状。

三、超声检查

声像图特征：

（1）肾上腺部位显示圆形或椭圆形团块，有包膜，肿块内部结构呈网状，与周围脂肪组织相似。

（2）内部回声以均质高回声为主，有的见小灶样低回声夹杂。

四、鉴别诊断

髓样脂肪瘤应与以下疾病相鉴别：

1. 肾上腺区脂肪组织

肾周脂肪组织也会在肾上极的上方显示三角形的明亮回声区，呈现三角形式不规则形，随呼吸活动时，柔软变形。双侧对称，肾周脂肪囊也增厚。

2. 肾血管平滑肌脂肪瘤

肾血管平滑肌脂肪瘤发生于肾上极表面时，脂肪成分高时亦可表现为肾上极的高回声团块。但肾外形无明显变化。瘤体较大时虽可挤压肾脏，但与周围肾脏组织有明显分界。

3. 肾上腺髓样脂肪瘤

肾上腺髓样脂肪瘤的声像图表现决定于瘤体内部结构。以脂肪成分为主时，表现为均质高回声；以骨髓细胞成分为主时，表现为低回声团块。在探查中应用不同的手法、不同的方向，仔细观察肿瘤与周围脏器及相邻血管的关系，结合本病声像图特征加以鉴别。

肾上腺囊肿

一、病因、病理

肾上腺囊肿分为真性囊肿、假性囊肿和淋巴囊肿。真性囊肿有完整的囊壁，正常肾上腺组织消失。假性囊肿是囊肿破裂后再生成新的囊肿。囊性淋巴瘤体积小呈多房性。

二、临床表现

一般无症状，或仅有患侧腰部酸胀感觉。囊肿增大时，同侧肾脏被推挤向下方，使肾轴改变，常因 X 线平片或尿路造影中肾位置改变而注意，或在体检中发现。

三、超声检查

声像图特征：

1. 单纯囊肿型

肾上腺区出现圆形或椭圆形无回声区，小的几厘米，大的十几厘米，囊壁薄后方回声增强。

2. 囊内散在光点型

肾上腺无回声暗区内出现细小光点回声，随体位改变而漂动。

3. 囊壁钙化型

肾上腺球形无回声区，囊壁回声粗厚明亮，前壁尤甚，后方伴明显声衰减。

四、鉴别诊断

肾上腺囊肿应与以下疾病相鉴别：

1. 肾囊肿

肾上腺囊肿较大时与肾囊肿很难鉴别，应从不同角度扫查，根据囊肿与肾脏间的明显分界；肾脏轮廓的完整；被膜回声的连续性或局部突起的特点加以鉴别。

2. 胰尾部囊肿

胰尾部囊肿较大时易与左肾上腺囊肿混淆。左肾上腺囊肿较大时可使左肾向下推移，而胰尾部囊肿无此特征。

（凡兰）

第十九章　男性生殖系统疾病

第一节　前列腺、精囊疾病

前列腺位于膀胱颈部的下方，围绕在前列腺段尿道周围，呈板栗形，上端稍宽称前列腺底邻接膀胱，下端变尖称前列腺尖伸向前下方，前列腺前后扁平，前面稍圆隆后面较平坦，正中有一浅纵沟。

精囊位于前列腺后上方，左右各一，长约 5 cm，宽约 1.5 cm，为一对梭形囊体。精囊管与输精管汇合形成射精管，穿入前列腺并开口于精阜。

一、检查方法及正常超声表现

（一）经腹壁探测法

与膀胱探测法相同，但不要求过分充盈膀胱。膀胱内有半量或更少一些尿液就足够。充盈太多反而使探测不便。

（二）经会阴探测法

患者可取膝胸卧位或膀胱截石位，操作者于肛门前缘部加压探测。最好应用高频扇扫探头。可用市售薄塑料袋包裹探头，一次性使用，以防交叉感染。

（三）经直肠探测法

取截石位、左侧卧位、膝胸位或坐位。探头套一橡胶套，并向套内注水排净空气。套外可涂少量润滑剂，以利探头插入。径向扫查仪得到前列腺和精囊横切面图。纵向扫查得到前列腺和精囊纵切面图。

（四）经尿道探测法

同膀胱探测法，应用较少。

二、前列腺、精囊正常声像图

（一）正常前列腺声像图

（1）前列腺呈倒放板栗形，大小约 4 cm × 3 cm ×3 cm。

（2）前列腺包膜完整连续，腺体是均匀散在分布的细点状回声，前列腺中央可见尿道的较明亮的光点回声。

（二）正常精囊声像图

（1）精囊腺长径 5~6 cm，宽径 1.2~1.5 cm。

（2）在耻骨上横切面上，精囊和输精管壶腹显示为左右对称并排的四个管状结构。壶腹宽径 0.5~0.7 cm。斜切扫查可显示精囊长轴切面，在前列腺后上方，为一指状伸出的低回声区。

前列腺增生症

一、病因、病理

前列腺增生症又称前列腺良性肥大，为老年男性排尿困难的最常见原因。其病因尚无明确、完整的解释。多数认为与性激素平衡失调有关，前列腺增生症一般在 50 岁以后出现症状，最初出现夜尿增多、尿频、尿急、尿末滴沥。继之除上述症状加重外，有排尿费力，尿流缓慢，最后出现排尿困难和尿潴留，直到发生尿毒症。

二、超声检查

声像图特征（图 19-1）：

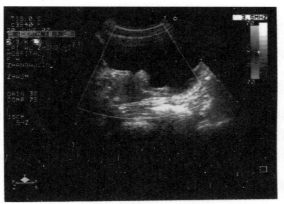

图 19-1　前列腺增生症并发结石

1）前列腺体积增大超过了前列腺的正常测值，前列腺增大通常以横径超过 4 cm，纵径超过 3 cm，前后径超过 2 cm 为标准，形态由板栗形逐步变圆向周边膨大，边界规整则包膜可增厚，但光滑无中断现象，形态变化以对称性增大为主。

2）有部分肥大前列腺明显向膀胱内凸出类似于膀胱三角区肿瘤，但是，此处膀胱壁连续位于凸出的前列腺前上缘，而且增大前列腺内部回声稍强，均匀。

3）前列腺内部回声尚均匀、稍强，内腺与外腺之间可见一弧形稍低回声即外科包膜处，此处可见前列腺结石形成的点状或斑状强回声。

4）有部分前列腺内出现增生性结节，呈圆形或类圆形，回声中等或稍强，边缘尚清呈稍低回声，CDFI 检查结节周边及内部可见动脉血流信号，是低速血流，此种增生结节不易与前列腺癌鉴别，需要定期复查甚至在 B 超引导下做穿刺活检。

5）继发性改变

（1）膀胱壁增厚。内壁凸凹不平，可见多个隆起，改变方向扫查时可以证实为膀胱肌小梁形成，而非膀胱出现占位病变。

（2）膀胱假性憩室。表现为膀胱壁局限外膨，可以是单个或多个、圆形或类圆形，并与膀胱腔相通，当排空尿液时憩室腔随膀胱体积变小而变小，憩室腔内可以出现结石，并可随体位改变而移动。

（3）膀胱结石。长期尿道梗阻、尿潴留可以出现继发性膀胱结石。

（4）膀胱残余尿量增多或尿潴留，双侧肾盂积水等征象。

前列腺癌

一、病因、病理

前列腺癌多发于老年。以往认为我国发病率远低于欧美地区，但近年来我国发病率有上升趋势。其病因尚不清楚，可能与老年体内性激素失衡有关。前列腺癌在早期无任何症状，癌症发展到足以引起下尿路梗阻时，出现类似前列腺增生的症状。但发生血尿的症状机会多于增生。晚期患者出现腰、骶、髋、臀等处疼痛。

二、超声检查

1. 早期癌声像图

（1）前列腺形态、大小：前列腺形态失常，非对称性增大是其相对有特征性的表现。局部包膜凸凹不平、表面呈结节状，早期癌肿周边形态变化不显、体积稍大。

（2）内部回声改变：前列腺癌内部回声极不均匀，强弱不等的光团及低回声区分布在外腺区或广泛分布，并可有后方回声衰减，可使内腺受压变形。

（3）CDFI 显示病灶区血流增加。

2. 进展期癌声像图

（1）前列腺不均匀性增大，包膜凸凹不平，两侧不对称。

（2）肿物结节内部回声强弱不均，内外腺结构模糊不清。

（3）精囊或膀胱颈部、直肠等邻近器官常受浸润。

三、鉴别诊断

晚期前列腺癌容易诊断。早期患者仅有前列腺内强光斑或低回声区，很难与前列腺癌、前列腺结石或前列腺增生症鉴别。对临床可疑患者需在超声引导下做前列腺穿刺活检鉴别。此外，应结合直肠指检，以提高准确率。

（凡兰）

第二节 睾丸、附睾疾病

睾丸位于阴囊内，左右各一，呈扁椭圆形。成人睾丸长 3～4 cm，厚 1～2 cm，宽 2～3 cm。睾丸实质外有白膜包被，这是一层致密的结缔组织。睾丸后上方，即睾丸门所在处的白膜增厚，形成睾丸纵隔，由此分出许多纤维组织，伸向睾丸实质，呈扇形展开，将睾丸分为200多个睾丸小叶，内含许多曲细精管。由细精管合并成精直小管在睾丸纵隔内构成睾丸肉。由此分出 15～20 条睾丸输出小管，最后合并为一条附睾管，穿过白膜进入附睾头部，盘曲成为附睾。附睾为一半月形小体，附着于睾丸的外后侧面，分头、体、尾三部。

检查方法及正常超声表现如下。

一、仪器

由于探测标位置表浅，选用高频线阵探头进行探测，能得到细致清晰的近场图像。

二、探测方法

患者取仰卧位，充分暴露阴囊。用布或纸垫高阴囊做直接或间接探测。

三、正常睾丸和附睾声像图

正常睾丸为一卵圆形回声区，约 4 cm×3 cm×2 cm 大小，白膜回声清晰，为一条细狭整齐的光环围绕睾丸实质。实质回声为细密均匀的光点，呈中等亮度。在睾丸后外侧的附睾贴近睾丸被膜，为一条状回声。头部较宽，约 0.5 cm，回声亮度与睾丸相近。

睾丸肿瘤

一、病因、病理

临床少见，但几乎全部为恶性，多发生于青壮年。其病因不清，但隐睾易发生肿瘤可能与局部温度高、血运障碍、睾丸萎缩、精细胞发育异常及内分泌异常等因素有关。

二、超声检查

声像图特征：

（1）睾丸内回声异常：多为单侧。①均匀低回声性病变多见于精原细胞癌，尤其是早期病变，淋巴瘤回声极低。②混合性回声强弱不等，常见于胚胎癌、绒癌。③囊实性回声多见于畸胎瘤。皮样囊肿以囊性为主。

（2）形态和大小异常：较大有精原细胞癌、淋巴瘤和白血病性浸润常使睾丸弥漫性肿大并保持卵圆形。胚胎癌生长较快，多表现为不规则结节伴睾丸肿大。

（3）转移性病变：睾丸恶性肿瘤可沿精索淋巴管向肾门淋巴结和腹膜后转移。

隐睾

一、病因、病理

睾丸未降称为隐睾，包括睾丸下降不全和睾丸异位，后者少见。隐睾与内分泌障碍、纤维带阻碍睾丸下降、精索过短、阴囊发育异常等因素有关。

二、超声检查

声像图特征：

（1）在腹股沟或内环附近的表浅部位见椭圆形均匀低水平回声。

（2）隐睾常伴有睾丸发育不良及萎缩，睾丸体积一般较小。

睾丸炎

一、病因、病理

睾丸炎多为流行性腮腺炎的并发症，发生率为 20% ~ 30% ，多见于成人。急性期表现一侧或双侧睾丸迅速肿大、疼痛。

二、超声检查

声像图特征：

（1）睾丸肿大，表面光滑。

（2）内部回声均匀。化脓时可见散在片状低回声。

（3）睾丸鞘膜积液内散在小光点，部分阴囊壁水肿增厚，可超过 0.8 cm。

（4）CDFI 显示睾丸及附睾内血流增加。但脓肿内无血流信号，其周边感染区仍示血流增加。

睾丸扭转

一、病因、病理

睾丸扭转有剧烈疼痛，阴囊内容物肿胀，鞘膜出现积液，临床症状与绞窄疝相似。

二、超声检查

声像图特征：

（1）早期无声像图改变，中期显示患侧睾丸肿大，回声减弱或强弱不等。晚期则出现附睾肿大，阴囊壁增厚，鞘膜积液。

（2）CDFI 显示患侧睾丸内部及包膜下均无血流讯号，提示睾丸缺血。晚期显示增厚的阴囊壁内血流增加。

阴囊睾丸外伤

一、病因、病理

阴囊睾丸受伤后可出现阴囊内血肿、白膜内形成睾丸血肿，并有剧烈疼痛。

二、超声检查

声像图特征：

（1）阴囊血肿（鞘膜内积血），睾丸周围出现无回声区，其中常见浮动的细点状回声或低回声性血块，多为单侧。

（2）患侧阴囊壁增厚。

（3）睾丸挫伤破裂，睾丸实质回声异常。睾丸外形异常，不规则，提示破裂。

（4）异物：穿通伤时可在睾丸内外发现异物，如小金属物引起强回声和彗星尾征。

附睾炎和附睾结核

一、病因、病理

附睾炎常继发于后尿道炎；附睾结核是前列腺、精囊结核的蔓延。

二、超声检查

声像图特征：正常附睾尾部在声像图上不易显示。炎症或结核时尾部肿大，呈中等亮度回声。形成脓肿者，出现低回声区。附睾结核者有时可见钙化灶及声影，也可并发鞘膜积液。

（凡兰）

第三节　其他阴囊内疾病

鞘膜积液

一、病因、病理

睾丸鞘膜囊内积聚的液体超过正常量而形成囊肿者，称为鞘膜积液，可见于各种年龄。

二、超声检查

声像图特征：

（1）患侧阴囊肿大，内见无回声区。

（2）睾丸鞘膜积液：睾丸周围无回声区，睾丸后缘与阴囊壁较固定，改变体位后液区无明显变化。暗区内偶见散在回声，多为胆固醇结晶或陈旧性出血；暗区内可见有多条分隔光带，多为感染性疾病所致。

（3）精索鞘膜积液：阴囊根部、睾丸上方显示无回声区。

（4）交通性鞘膜积液：睾丸周围的液性暗区站立后增大，久卧后减小或消失与体位有关。

精索静脉曲张

一、病因、病理

精索静脉曲张 99% 发生在左侧，右侧发生者少见，主要原因是左侧精索内静脉垂直进入左肾静脉，而右侧精索内静脉斜行直接汇入下腔静脉。

二、超声检查

声像图特征：

（1）阴囊根部可见多条较粗而不规则的管状结构，宽度大于 2 mm，其壁薄，内无回声。重度曲张的呈囊状回声。

（2）患者做乏氏（Valsava）动作，或改用直立体位重复扫查，管状回声径线明显增宽。

（3）CDFI 可以敏感地显示多条静脉扩张和乏氏动作引起的血液反流信号。

（凡兰）

第二十章　妇科疾病

第一节 女性盆腔解剖

骨盆与盆底之间的空腔称盆腔。骨盆为不规则的圆筒状骨性结构，由骶骨、尾骨及左右两块髋骨组成，每块髋骨又由髂骨、坐骨及耻骨构成。两耻骨间有纤维软骨形成耻骨联合。以耻骨联合上缘、髂耻缘及骶胛上缘的连线为界，将骨盆分为大骨盆和小骨盆。大骨盆内主要为肠道，后方有骶髂腰肌。小骨盆腔前部主要为膀胱，中部正中为子宫、宫颈、阴道，两侧为输卵管和卵巢，后部为直肠子宫陷凹和直肠及乙状结肠。

女性内生殖器为小骨盆内主要器官，包括阴道、子宫、输卵管及卵巢，输卵管、卵巢合称子宫附件。

小骨盆内有闭孔内肌和肛提肌，还有深部的梨状肌及尾骨肌，盆腔内的主要血管为髂内、外静脉及分支。髂内动脉行经卵巢及子宫的外后侧。卵巢动、静脉行经卵巢的外侧。

（姜珊）

第二节 检查方法

一、仪器

常用线阵实时超声显像仪及扇形实时超声显像仪。现除显像能动态观察器官、病变的图像变化，由于盆腔内器官位置深在，复合扫描 B 型超声仪能显示记录较大范围的切面图像。旋转型阴道探头，扫描角度 240°，直接贴近生殖器官，图像更加清晰。多普勒超声仪用于胎儿心脏的监护。

探头频率多用 3.5 MHz，对新生儿扫描则采用 5 MHz。

二、检查方法

检查前适当充盈膀胱，排空大便，形成盆腔探测区"透声窗"。将肠管推开，排除气体干扰，受检者常规取平卧位，在经下腹部直接扫查时，根据局部解剖结构及病变特点，探头做纵向、横向、斜向和多种角度的扫查。

（一）经腹直接探测

1. 充盈膀胱法

检查前 4 小时停止排尿或检查前 1 小时饮水 500~800 mL，使膀胱充盈，能清晰显示宫底。

2. 直肠充液法

（1）水囊法，在导尿管前端套入阴茎套，用线扎紧，排气后，插入肛门内深 25 ~ 30 cm，注入液体 250 ~ 300 mL，使水囊充液，能清晰显示子宫。

（2）用 37℃ 温水 50 ~ 100 mL 灌肠代替水囊充液。

（二）阴道内探头直接探测

不需充盈膀胱，将套有阴茎套的探头自阴道直接贴近子宫颈向宫体底及卵巢做放射状的扫查，直接观察子宫及卵巢。

（三）子宫输卵管声学造影

用 1.5% 过氧化氢 10 mL，缓缓注入子宫、输卵管，产生微气泡，显示强回声，了解输卵管通畅与否。

扫查时探头应沿腹壁滑动做连续扫查，判明器官、方位及与子宫及周围脏器的关系，注意做两侧对比观察，必要时变换患者体位明确诊断，或触诊了解肿块的活动度及性质以及与子宫附件的关系。适当充盈的膀胱做透声窗可清晰显示子宫及附件的图像，以及肿块的形态、轮廓、内部回声、大小、位置及与周邻的关系。

（四）解剖声像图

膀胱充盈时，在耻骨联合上方进行不同方向的扫查时可显示不同部位的骨盆结构。

1. 正中纵切

由浅到深依次显示腹壁、膀胱、子宫、宫颈和阴道。

2. 耻骨上横切

由上到下扫查可在膀胱下方、子宫或阴道两侧显示卵巢、闭孔内肌和肛提肌及髂血管。

3. 旁正中纵切

距腹正中线约 3 cm 纵向扫查，可显示髂内动、静脉，输尿管及其前内侧的卵巢。

（姜珊）

第三节　正常声像图表现

一、阴道

阴道连接子宫与外阴，位于盆腔下部中央，成年妇女阴道前壁长 7 ~ 9 cm，后壁长 9 ~ 12 cm，平时前后壁相贴近。中线纵切如阴道呈两条伴行的光索，横切探头向尾端扫查，阴道上段呈扁横椭圆形实质性暗区，中央有一横置的短光索，称气线。

二、子宫

子宫是一个倒置的扁梨形空腔器官，位于盆腔上部中央，一般呈前倾前屈，上部宽大称宫体，下部较小称宫颈，两者间称峡部，未孕时长约 1 cm，妊娠期峡部随子宫增大渐扩展，分娩时可为 7~10 cm，称子宫下段。子宫体两侧角称宫角，输卵管间质部由此穿过，输卵管以上的子宫顶部称子宫底，子宫腔上宽下窄呈三角形，子宫壁外层为浆膜层（脏腹膜），中层厚为肌层，内层为内膜层。子宫长 7~8 cm，宽 4~5 cm，厚 2~3 cm，子宫体与子宫颈的比例成人为 2:1，婴儿期为 1:2。

纵切子宫呈倒置梨形实性均质结构，轮廓线光滑清晰，内部呈均匀点状中等回声，宫腔呈线状强回声，周围有低回声的内膜包绕。其粗细强弱随月经周期子宫内膜厚薄变化而增减。修复期厚 1~2 mm，较难显示，排卵前厚 3 mm，分泌期 3~6 mm，易于显示，宫腔内膜线的存在是鉴别子宫与其他盆内实质性团块的重要标志。后倾子宫纵切呈近球状，呈低回声，子宫内膜多与声束平行，宫腔内膜线难以显示。横切子宫近角部呈三角形，体部是椭圆形。中央部可见宫腔内膜强回声。观察纵切子宫体与子宫颈的夹角大小及位置前后关系判明子宫的倾曲度，宫体较前为前位子宫，宫体较后为后倾（位）子宫，两者前后水平近一致为中位子宫。成年未孕过的子宫各径均较经产妇小 1.2 cm。绝经后子宫萎缩的程度随年限增长而增加，长度为 3.5~6.5 cm。测量方法如下。

1. 子宫纵径（长度）

取子宫纵切面，子宫顶外缘至宫颈外口的距离即为子宫纵径长。如子宫曲度过大，则测量子宫顶外缘至宫内口的子宫体长度，再加测子宫颈内口至宫颈外口的宫颈长度，两者相加即为子宫全长。

2. 子宫横径（宽度）

取横切宫角断面，断面最宽处两外缘的距离为子宫横径长。

3. 子宫前后径（厚度）

方法有二：①测量子宫纵径时，同时测量子宫最厚处前后缘间的距离。②测量子宫横径时，同时测量子宫前后径与横径垂直的最大外缘距离。

三、输卵管

输卵管是一对细长的弯曲管子，由子宫到卵巢旁共 8~14 cm 长。分间质部、峡部、壶腹部及伞部。输卵管为输送卵子及受精的器官。横切子宫角平面，可显示延伸向外呈管状回声的输卵管，由于其横径仅 0.3~0.5 cm，行程蜿蜒，多不易显示。

四、卵巢

卵巢为一对青果大的扁椭圆实体，位于子宫两侧输卵管的后下方，成年妇女的卵巢约为 4 cm×2 cm×3 cm 大小，皮质内含有数以万计的始基卵泡，每一月经周期在单侧或双侧可有数个始基卵泡发育，但一般只有 1 个成为优势卵泡发育成熟，约在下次月经前 14 天破裂排卵，伴有少量出血和（或）卵泡液流入盆腔，排卵后卵皱缩形成黄体，月经前黄体萎缩。在子宫角断面，旁正中纵切、平行腹股沟斜切可显示卵巢，卵巢位置变异性大，多在子宫外上方，卵巢的后外侧为输尿管及髂内动、静脉，为卵巢定位标志。卵巢周界不如子宫光滑清晰，内为光点均匀细小的实性暗区。育龄妇女，卵泡在月经周期中经历三个时期。

（一）卵泡期

卵泡期约在排卵前5天（月经中期前5天左右）一侧或双侧卵巢内呈现卵圆形卵泡无回声区，每天增长2～3 mm，排卵前优势卵泡凸向卵巢表面，轮廓清晰，直径为15～36 mm。

（二）排卵期

排卵期卵泡长大后突然消失（约占80%）或卵泡长大后骤然缩小，壁变厚，边界模糊，内有散在光点，1～2天消失（约占20%），直肠子宫陷凹可在排卵期出现游离液体，呈液性暗区，也可因卵泡流出的液体较少而不明显。

（三）黄体期

有3种类型：①排卵期卵泡消失后不再显影，黄体萎缩。②排卵期卵泡消失后，卵巢内又出现囊性暗区，直径一般为30～50 mm。可持续至下次月经期或更长时间，形成黄体囊肿。③至预计排卵期，卵泡发育成熟，不消失反而增大，或先稍缩小后增大。

（姜珊）

第四节　子宫疾病

子宫发育异常

子宫、阴道来自胚胎时期两侧副中肾管，副中肾管头侧部分发育为输卵管，中段向中线处融合为子宫，下段融合为阴道上2/3。发育过程受到干扰即可导致发育异常及畸形。

一、病因、病理

（一）副中肾管发育停止

（1）两侧副中肾管会合后短期内即停止发育或完全不发育则形成无子宫、始基子宫、幼稚子宫。

（2）一侧未发育而一侧发育则可形成单育单颈子宫。

（3）停止发育的一侧也可形成残角子宫。

（二）融合不良

（1）全段副中肾管未融合形成双子宫、双阴道。

（2）部分融合为双子宫单阴道或双角子宫。

（3）接近完全融合为鞍状子宫。

（三）融合后中隔未退化

全部未退化为纵隔子宫、阴道纵隔，部分未退化为完全纵隔子宫、不完全阴道纵隔。

（四）融合后未贯通

（1）尾端与泌尿生殖窦未贯通则发生阴道闭锁或横隔。

（2）泌尿生殖窦上皮增生的下界未向外阴、前庭贯穿则发生处女膜闭锁。

二、临床表现

（1）先天性无子宫、始基子宫、原发闭经，检查扪不到子宫，或反扪及小结节，常并发无阴道畸形。

（2）幼稚子宫临床常见月经失调、痛经、不孕、流产。

（3）双子宫、双角子宫、单角子宫：流产、早产，胎位异常，产力异常，难产和子宫自发破裂。

（4）先天性子宫发育异常者可合并泌尿系统异常。

三、超声检查

声像图特征：

1. 先天性无子宫

多方扫查均未显示子宫轮廓，仅见双侧卵巢。多并发无阴道。

2. 始基子宫

子宫仅 1～3 cm 长，无宫腔回声。

3. 幼稚子宫

子宫切面各径均小于正常值，宫体与宫颈的比例为 1:1 或 1:2。

4. 双子宫

双侧子宫狭长，左右对称。分别可见宫腔线回声，横切时可见双子宫中间有间隙，双子宫常并发双阴道。

5. 双角子宫

横切显示扁椭圆形的单宫颈切面，切面移至宫底，左右各显示一角状突起或呈两个并连的卵圆形宫体断面，状如眼镜各显示宫腔内膜线回声。

6. 单角子宫

外形呈梭形，可见同侧卵巢，另一侧子宫缺如或形成残角。当残角有阻塞时，声像图显示残角内宫腔积血。积血陈旧可显示有细小光点或不规则光团。

7. 纵隔子宫

较难发现。当合并宫内妊娠时，可显示宫内异常的中隔。

子宫肌瘤

一、病因、病理

子宫肌瘤是常见的盆腔良性肿瘤，主要由子宫平滑细胞增生面形成，其内有少量结缔组织纤维。典型的子宫肌瘤是一个实质性球形肿块。肌瘤与周围的肌组织有明显界限，虽没有包膜，但由于周围肌层受压后形成假包膜，与肌瘤之间有一层疏松网隙区域。肿瘤切面呈旋涡状或编织状结构，夹有纤维条束。肌瘤增大者可伴有一种或多种变性。

诊断子宫肌瘤时应注意肿瘤的大小、形态、数目，所在部位和病理过程。

二、超声检查

（一）子宫肌瘤声像图特征

1. 肌壁间肌瘤

肌壁间肌瘤最多见。①子宫增大，其增大的程度与肌瘤的大小和肌瘤的数目成正比。②单发肌瘤多表现为结节状低回声。多发性肌瘤可见宫体形态失常，宫壁凹凸不平，宫内出现结节状或漩涡状杂乱回声和竖条状暗影，后场回声多衰减。③如肌瘤压迫宫腔，可见宫腔线偏移或消失。

2. 浆膜下肌瘤

浆膜下肌瘤宫体表面有低回声或中等回声的结节状凸起。子宫形体不规则，常与肌壁间肌瘤合并存在。

3. 黏膜下肌瘤

位于宫腔内的黏膜下肌瘤超声图像可显示"宫腔分离征"，其间有中等或低回声团块。位于子宫口的黏膜下肌瘤，瘤体多呈圆形或椭圆形团块，上部与宫腔相连部分逐渐变细，呈"鼠尾状"改变。宫腔线多扭曲不规则，肌瘤回声强弱不等。

4. 宫颈部肌瘤

宫颈部肌瘤多在后唇生长。超声图像特征为宫颈区可见到低回声团块影。

5. 阔韧带肌瘤

阔韧带肌瘤属于浆膜下类型，超声图像显示瘤体常包绕子宫呈不规则形，内部回声较一般肌瘤低或略高于子宫平滑肌回声。

（二）子宫肌瘤变性的声像图特征

1. 透明性变或玻璃样变

透明性变或玻璃样变是常见的一种变性。直径 > 4 cm 的肌瘤都有不同程度的透明变性，是肌瘤缺乏血液供应所致。变性区没有漩涡状及条纹状结构，而为质地较软的组织，超声显示回声减弱，后场回声增强。

2. 液化或囊性变

液化或囊性变为透明性变进一步发展而来，在瘤体内形成更大的空隙，内有液体。当病变继续进行，可在瘤体内形成囊腔，超声显示肌瘤部位出现液性区，后场回声增强。

3. 钙化

钙化常见于绝经后妇女的肌瘤，亦易发生于变性、坏死之后。由于肌瘤血液循环障碍，钙盐被其组织成分以及其他变性的物质所吸收而沉积，即成"营养不良性钙化"。超声图像可见肌瘤周围呈一强回声光环。如钙化形成所谓"子宫石"，超声显示为弧形强回声带伴后方回声衰减。

三、鉴别诊断

1. 卵巢肿瘤

浆膜下子宫肌瘤与实质性卵巢瘤在超声图像鉴别上存在一定困难。鉴别时须注意瘤体与子宫之间的位置关系和活动关系。并细致观察肿瘤内部回声及分布状态。与子宫对照分析，明确诊断。

2. 子宫内膜增生

呈梭形强回声光团。与黏膜下肌瘤相鉴别，无宫腔分离和局部隆起。

3. 子宫肥大症和子宫腺肌病

子宫肥大症显示子宫均匀性增大，但不超过孕 2 个月左右大小，宫体无变形、无结节。子宫腺肌病时宫区回声粗糙，月经期可见出血小囊，子宫后壁增厚较明显。

4. 子宫畸形

双子宫或双角子宫易被误认为子宫肌瘤。注意宫腔反射及宫体形态。

5. 后位子宫

膀胱充盈后压迫宫体，宫颈宫体间形成夹角，在超声图像上易形成假肌瘤图像。应注意鉴别。

子宫体癌

一、病因、病理

子宫体癌发生在子宫内膜，又称子宫内膜癌。多发生在 50 ~ 60 岁的妇女，初期病变可局限于部分子宫内膜或呈息肉样突出于子宫腔。表面常伴有溃疡或感染，使宫内膜增厚，逐渐向周围浸润，侵犯整个子宫。可分为 3 种类型。①弥漫性：癌肿播散到整个子宫内膜，使之显著增厚，并可有不规则的乳头状突起。可侵犯肌层。②局限型：癌肿累及部分子宫内膜，可浸润肌层，宫体有轻度肿大。③息肉型：宫腔内有突出的息肉样癌肿，其侵及范围较小。

二、超声检查

声像图特征：

早期子宫体癌的声像无特殊异常，经腹超声断层扫查，子宫体癌的声像图改变可分为 4 种类型。Ⅰ型：在子宫体内部没有特征性的异常回声，多见于极小的子宫体癌或合并子宫肌瘤。Ⅱ型：在子宫体中央可看到线状回声。小部分子宫内膜存在子宫体癌组织，大部分内膜正常。Ⅲ型：子宫腔内有液体潴留，周围包绕癌组织，多呈强回声。Ⅳ型：肿块型，癌组织形成肿块，可看到子宫腔内有块状强回声。超声扫查时Ⅲ型及Ⅳ型多见，约占子宫体癌的 2/3。

三、鉴别诊断

早期子宫体癌呈正常的声像图，很难根据子宫内膜的超声图像进行诊断。中、晚期子宫体癌缺乏特异性声像图改变，其声像图常与子宫肌瘤变性、多发性子宫肌瘤、绒毛膜上皮癌、胎盘残留相类似，鉴别时应结合临床及病史诊断。

（姜珊）

第五节　卵巢肿瘤

卵巢肿瘤是常见的女性生殖器官肿瘤，可发生于任何年龄，组织学类型复杂。卵巢恶性肿瘤是妇科三大恶性肿瘤之一，因缺乏特异性症状和有效实用的早期诊断手段，70% 以上的患者确诊时已属晚期。卵巢上皮性癌总体预后不良，病死率位居妇科恶性肿瘤首位。卵巢生殖细胞肿瘤对化疗敏感，预后明显提高。

一、超声检查的目的

①确定卵巢及输卵管有无肿瘤。②肿瘤的位置及邻近脏器的关系。③肿瘤的大小与外形。④肿瘤的种类和性质。

各种卵囊肿瘤在声像图上可分为三大类，即囊性、混合性和实质性肿瘤。

二、临床表现

卵巢良性肿瘤早期体积小，多无症状，可在妇科检查中偶然扪及。伴随体积增至中等大小时，患者可感轻度腹胀，或在腹部触及肿块。妇科检查时，在子宫一侧或双侧触及肿块，囊性，边界清，表面光滑，活动好，与周围无粘连。若体积增长充满整个盆、腹腔，可出现压迫症状，如尿频、便秘、气急、心悸等，查体可见腹部膨隆，叩诊呈实音，无移动性浊音。

卵巢恶性肿瘤早期偶可在妇科检查中发现，常无症状，约2/3的患者就诊时已是晚期。主要表现为腹部包块、腹胀及腹水。症状轻重取决于：①肿瘤的位置、大小、侵犯邻近器官的程度；②肿瘤组织学类型；③有无并发症。肿瘤压迫盆腔静脉，可出现下肢水肿；若浸润周围组织或压迫神经，可引起腰痛、腹痛或下肢疼痛；若为功能性肿瘤，可产生相应的雌/雄激素过多的症状。晚期可出现消瘦、严重贫血等恶病质征象，亦可发生转移，出现相应症状。妇科检查盆腔肿块多为双侧，实性或囊实性，表面凹凸不平，活动差。三合诊检查可于直肠子宫陷凹触及质硬结节。有时可在腹股沟、腋下或锁骨上触及肿大淋巴结，并常伴腹水。

卵巢肿瘤表现如下。

1. 腹胀和下腹不适感

随着肿瘤逐渐长大，由于肿瘤本身的体积、重量及受肠蠕动和体位的影响，肿瘤在盆腔内移动时牵拉，产生腹胀和不适感。合并大量腹水时亦可发生此症状。

2. 腹部包块

肿瘤增大，患者可于腹部自觉肿块。良性肿瘤边界清楚，妇科检查于子宫一侧触及肿物，多为囊性，可活动，与子宫无粘连；恶性肿瘤则为实性或囊实性居多，表面不规则，有结节，周围有粘连或固定。

3. 腹痛

如肿瘤无并发症，极少疼痛。肿瘤迅速长大，包膜破裂或由于外力导致肿瘤破裂，囊液进入腹腔，刺激腹膜引起剧烈腹痛，妇科检查可扪及腹部压痛伴肿瘤缩小或消失；患者若突然改变体位，或肿瘤与子宫位置相对改变发生蒂扭转时，可有腹痛、恶心、呕吐等症状；肿瘤感染时则有发热、腹痛等症状。

4. 压迫症状

肿瘤长大压迫盆、腹腔内脏器，则出现相应压迫症状。如压迫横膈，则有呼吸困难及心悸；盆腔脏器受压，则因脏器不同而有不同症状，如膀胱受压致尿频、排尿困难或尿潴留，压迫直肠可致排便困难或便秘等；巨大肿瘤充满整个腹腔，可影响静脉回流，致腹壁及双下肢水肿。

5. 腹水

腹水多并发于卵巢恶性肿瘤，尤其是有腹膜种植或转移者。腹水一般呈黄色、黄绿色，或带红色甚至明显的血性，有时由于混有黏液或瘤内容物而混浊。卵巢纤维瘤是一种良性卵巢肿瘤，常并发腹水或胸腔积液，即Meigs综合征，切除肿瘤后，胸腔积液及腹水多自然消失。

6. 不规则阴道流血

卵巢上皮性肿瘤不破坏所有的正常卵巢组织，故大部分患者无月经紊乱，少数患者可出现月经改变，绝经后阴道出血等症状。功能性卵巢肿瘤可出现雌激素过多引起月经紊乱。

7. 性激素紊乱

功能性卵巢肿瘤分泌雌激素过多时，可引起性早熟、月经失调或绝经后阴道流血；睾丸母细胞瘤等分泌雄激素肿瘤，可使患者出现男性化体征，如多毛、痤疮、声音变粗等。

8. 肿瘤浸润和转移症状

肿瘤浸润或压迫周围组织器官出现腹壁和下肢的水肿，大小便不畅和腹部下坠、腰痛；转移至大网膜、肠管，可粘连形成腹部肿块或肠梗阻；侵犯盆壁、累及神经时可出现疼痛并向下肢放射；远处转移可出现相应症状，如肺转移可出现咳嗽、咯血、胸腔积液；骨转移可造成转移灶局部剧痛；肠道转移可有便血，严重的可造成肠梗阻；脑转移可出现神经症状等。

9. 恶病质

晚期患者可出现显著消瘦、贫血及严重衰竭等恶病质表现。

三、超声检查

（一）卵巢肿块的声像图特征

1. 囊性肿块

呈圆形或椭圆形，轮廓线光滑整齐，壁薄，内部呈无回声液性暗区，或有稀疏弱光点，多房囊性肿块内部有线状光带间隔（图 20 - 1）。局部可有增厚或全部增厚，后壁回声增强。

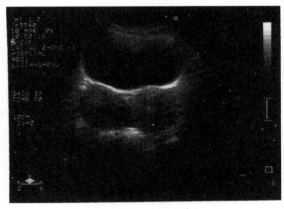

图 20 - 1 卵巢囊肿

2. 混合性肿块

囊性为主的混合性肿块，形态多较规则，囊壁回声多光滑完整，无回声区内有局限性的光团或强回声光点合实质性为主的混合性肿块，大部分为规则或不规则的光团，小部分为无回声区，肿块边界清晰或模糊，后壁回声增强不明显。

3. 实质性肿块

形态规则或不规则，边界清晰或模糊，内部光点或光团密集，回声均匀或不均匀，有坏死、出血或囊性病变时可出现不规则无回声区。

（二）卵巢良、恶性肿瘤的声像图特征

1. 良性肿瘤

（1）肿瘤形态规整，边缘光滑整齐。

（2）多数为囊性，较少为实质性肿瘤，多房性囊肿其纵隔薄而规则。

（3）内部多呈无回声暗区或均匀的低回声。

（4）混合性囊肿中实质性部分的回声规则、均匀。

2. 恶性肿瘤

（1）呈实质性回声的肿瘤一般多为恶性。

（2）肿瘤形态不规则，中心有液化、坏死引起的小泡状或较大的无回声区。

（3）内部回声强弱不均。

（4）囊壁不规则，有向囊腔内突出的实性区，纵隔有不规则增厚。

（5）肿瘤边界不清，多伴有腹水。

（三）常见卵巢肿瘤的临床超声特征

1. 浆液性囊腺瘤

浆液性囊腺瘤约占卵巢良性肿瘤的 25%，多发生于生育年龄，多数为双侧。可分为单纯性及乳头状两种。

（1）单纯性浆液性囊腺瘤：肿瘤呈圆形或椭圆形无回声区，壁薄，光滑；多房性可有间隔细光带回声，后壁回声增强；肿瘤内径一般 5～10 cm，亦有极大者。

（2）浆液性乳头状囊腺瘤：可自行破裂并发腹水。切面呈圆形或椭圆形无回声区，可有多房或单房；囊壁尚光滑，内有大小不一的局限性光斑或乳头状光团结构突出囊内，其轮廓光滑；乳头状突起之间常有砂样钙化小体，产生明显的强回声光点。

2. 浆液性囊腺癌

浆液性囊腺癌是最常见的卵巢恶性肿瘤，多为双侧，肿瘤直径为 10～15 cm，可伴出血、坏死。

声像图特征：

（1）一侧或双侧附件区出现圆形或椭圆形无回声区，边界可不规则。

（2）囊壁不均匀增厚，有分隔时，隔膜较厚。

（3）囊壁或隔膜上可有不规则的实性光团向囊内突起。

（4）晚期肿瘤突破被膜可浸润腹腔，引起腹水。

3. 黏液性囊腺瘤

黏液性囊腺瘤约占卵巢良性肿瘤的 20%，囊内有稠厚或为胶冻状的黏液。

声像图特征：

（1）肿瘤为圆形或椭圆形无回声区，内有细弱散在光点。

（2）边界清晰，囊壁厚而均匀。

（3）肿瘤多为单侧性，呈多房结构有间隔光带，房腔大小不一。

（4）肿瘤体积较大，内径多在 10 cm 以上。

4. 黏液性囊腺癌

黏液性囊腺癌多为黏液性囊腺瘤发展而来，为多房性囊壁有较广泛的乳头状突起，穿破囊壁种植于腹腔可伴发腹水。

声像图特征：

（1）肿块呈椭圆形或分叶状，边界增厚且不规则。

（2）囊腔内有较多的间隔光带，呈不均匀性增厚，并有散在的光点和光团。

（3）增厚的囊壁可向周围浸润，有向外伸展的局限性光团，多伴有腹水。

5. 囊性畸胎瘤

囊性畸胎瘤呈圆形或椭圆形，边界光滑清晰，内部回声因肿瘤性质各异。

声像图特征：

（1）脂液分层征：肿瘤内有一强回声水平分界线，在水平线上方为脂质成分，呈均质密集的小光点，水平线下方为液性无回声区。

（2）面团征：肿物内有光团回声，边缘较清晰，附于囊肿壁的一侧，为发脂裹成团块所致，周围为液性暗区。

（3）瀑布征或垂柳征：当肿瘤中的毛发与油脂物呈松散结合未构成团块时，声像图上呈表面回声强，后方回声渐次减弱，而且反射活跃似瀑布状。

（4）星花征：其黏稠的油脂物质呈均质密集的小光点，并伴有强回声光点浮游于液性暗区中。

（5）壁立性结节征：肿瘤囊壁可见到隆起的结节强回声，似乳头状，其后可伴有声影。

（6）多囊征：肿瘤的无回声区内还可见到小囊，又称子囊，即囊中囊。

（7）杂乱结构征：囊内如含有牙齿、骨组织、钙化及油脂样物质。在液性暗区可有明显增强的光点、光团、光斑，并伴有声衰减或声影，肿瘤边界清晰。

（8）线条征：肿瘤无回声区内可见多条短线状强回声，平行排列，浮于其中。

6. 未成熟畸胎瘤

未成熟畸胎瘤青少年好发，常为单侧实性肿瘤，体积较大，表面呈结节状，切面似脑组织，质腐脆，恶性程度依未成熟组织的比例，分化程度依神经上皮的含量而定，转移及复发率均高，再次手术时发现肿瘤组织有向成熟转化（恶性逆传）现象。声像图具有实性或混合性肿瘤特征（图20-2）。

7. 卵巢瘤样病变

卵巢瘤样病变是一种非赘生性囊肿，为育龄妇女卵巢肿大的常见原因。

声像图特征：

（1）滤泡囊肿和黄体囊肿：囊肿呈圆形无回声区，边缘清晰，光滑。直径多在1~3 cm，最大不超过5~6 cm。常为单发性，多突出于卵巢表面，黄体囊肿由黄体持续存在形成。

（2）黄素囊肿：囊肿呈圆形或椭圆形无回声区，壁薄，边界清晰。内有多房性间隔光带回声，呈分叶状。多呈双侧性，大小不等，常与滋养细胞瘤伴发。

（3）多囊卵巢：双侧卵巢均匀性增大，包膜回声增强，轮廓尚光滑。卵巢切面内

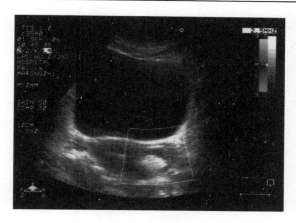

图 20－2　卵巢畸胎瘤

可见数个大小不等的圆形无回声区。直肠子宫陷凹和结肠旁沟可有少量无回声区。

（4）卵巢子宫内膜异位囊肿（卵巢巧克力囊肿）：卵巢巧克力囊肿是卵巢子宫内膜异位并种植于卵巢，在卵巢激素的作用下发生周期性增殖、分泌和行经的变化，由于异位的子宫内膜没有一个自然引流的通路，因此在局部形成囊肿。声像图特征：附件区有圆形或椭圆形肿物，轮廓清楚，后壁回声增强，囊壁显示厚而粗糙。其内有细小密集点状低回声，有时还可见线状分隔。囊肿与周围脏器主要是子宫粘连。

8. 卵巢实质性肿瘤

卵巢实质性肿瘤较囊性肿瘤少见。良性的有纤维瘤、纤维上皮瘤、平滑肌瘤、卵泡膜细胞瘤。交界性或低度恶性的有颗粒细胞瘤。恶性的有卵巢腺癌、内胚窦瘤、肉瘤等。

声像图特征：

（1）卵巢纤维瘤：肿瘤多呈圆形或结节状，边缘较规则，但轮廓不完整。内部为少许细小点状实体回声，后大部呈高度衰减，肿物附近可见少量液体。

（2）卵巢癌：一侧卵巢增大，肿物轮廓不规则。边界模糊不清，内部回声不均匀。较大的肿瘤内部可有液化坏死区，表现为边缘不整齐的无回声区。大部分肿瘤边缘回声模糊不整。肿瘤内大部分呈弱的回声伴散在点、片状中等回声。伴有腹水时则在肿物周围有液性暗区。

（3）颗粒细胞瘤：是一种具有内分泌功能的肿瘤。可产生各种临床症状，颗粒细胞瘤有 10% ～30% 呈恶性变，超声显像因肿瘤病理过程不一而产生不同的表现。初期较小肿瘤多是实体回声，较大肿瘤多为囊实性混合回声。部分患者伴腹水。

9. 转移性卵巢恶性肿瘤

转移性卵巢恶性肿瘤约占卵巢恶性肿瘤的 1/10，主要来自胃肠道、乳房及子宫内膜的原发恶性肿瘤。

声像图特征：

（1）切面呈肾形，轮廓清晰。

（2）边缘欠规则。

（3）内部呈均匀分布、强弱不等的回声，有出血坏死时可出现不规则的无回声区。

（4）后壁回声无增强效应。

（5）多伴有腹水。

（姜珊）

第六节　盆腔炎性肿块

盆腔炎是妇科常见病，随着病程进展，可形成炎性浸润、水肿、粘连、包裹性积脓、坏死积脓等病理改变。

一、输卵管积水

输卵管积水声像图特征：子宫的左、右外侧上方见多个无回声区，形似腊肠。边界清晰，后壁回声增强。其无回声区的大小不等，但相差不多。

二、盆腔脓肿

盆腔炎症形成脓肿，主要脓液积聚于子宫周围或宫旁组织间隙。一般以直肠子宫陷凹最常见，脓液可包裹子宫，其顶部为肠曲和大网膜。

声像图特征：

直肠子宫陷凹内出现椭圆形无回声或低回声区包绕子宫，低回声区形态不规则，内有稀疏光点。子宫等邻近器官可因受压或粘连而变形和移位。

（姜珊）

第七节　宫内节育器

宫内节育器是妇女计划生育常用的节育器具，目前我国常用的宫内节育器有金属环和"V"形、"T"形带铜节育器等种类。超声检查可诊断节育器在宫内的位置是否正常，有无节育器位置下移、脱落、嵌入肌层及异位于子宫外。超声检查无创伤，方法简便，对节育器诊断的准确性优于X线检查，但对远离子宫进入到腹腔内的节育器显示困难，需应用X线、CT检查做出诊断。

宫内节育器的声像图表现：超声对宫内节育器的显示主要依靠节育器的形状及超声扫描方向而定。可分为点状、分节状、"T"形与圆形等。多呈强回声伴彗星尾征。节育器的位置判定应以纵切图像为准。

（姜珊）

第二十一章 产科疾病

超声在产科的应用极为广泛，其诊断不受产妇过于肥胖、腹壁过紧及各种外界不利因素的影响，而且诊断准确、安全、方便、价廉。三维、介入、CDFI 及二次谐波等新技术的应用更能准确诊断胎儿宫内发育状况、生理功能及各类胎儿先天畸形；观测胎盘发育、分级、脐带、脐血流、羊水等是否异常。

第一节　正常妊娠的生理解剖

一、妊娠期子宫、输卵管、卵巢等的变化

正常子宫大小，经产妇与未产妇不同，因个体不同而又存在生理上的差异，正常超声的解剖图像与人体脏器的解剖基本相同，超声图像是通过荧屏显示脏器的切面影像，它与脏器的解剖基本相同，超声显示脏器的切面图，与该脏器的相应切面解剖结构与形态相同。故测量脏器的大小与超声切面方位、仪器分辨力和操作者技术的熟练程度有很大关系。

（一）子宫

子宫非孕时呈扁平梨形，长 7~8 cm，横径 4~5 cm，厚 2~3 cm，重量 30~60 g。妊娠子宫在短短的几个月内，其大小、容积、重量的增长极为迅速，足月妊娠者子宫重量平均为 1 100 g（675~1 500 g），是非妊娠子宫的 15~20 倍，其容量约为 5 000 mL。子宫增大时形态也有显著的变化。妊娠最初的数周，宫体宫底部向外周均匀增长，宽度仅轻度扩展。在妊娠 12 周时子宫呈球形，并保持至妊娠 20 周。妊娠 32~40 周，子宫前后径增长迅速，整个子宫仍保持长圆柱状。妊娠期子宫底的高度，第 8 周末子宫底可在耻骨联合上，第 12 周末子宫底在耻骨联合上 2~3 横指，第 16 周末子宫底在耻骨联合上与脐之中点，第 20 周末在脐下 2 指，第 24 周末平脐或脐上 1 横指，第 28 周末在脐上 2~3 横指，第 32 周末与第 40 周在剑突与脐之间，第 36 周末时达剑突下 2 横指。足月妊娠时子宫长达 35 cm，宽 25 cm，厚 22 cm。用骨盆测量器测子宫底与耻骨联合上缘之间的距离较用皮带尺测量精确，各周宫底的高度可以推算妊娠月数。其值如下。

妊娠 12 周，子宫底在耻骨联合上缘触及。

妊娠 16 周，宫底位于脐耻之间。

妊娠 20 周，宫高约 18 cm。

妊娠 24 周，宫高约 24 cm。

妊娠 28 周，宫高约 26 cm。

妊娠 32 周，宫高约 29 cm。

妊娠 36 周，宫高约 32 cm。

妊娠 40 周，宫高 33 cm。

妊娠期腹围的大小，除双胎、羊水过多外，一般 32 周末为 70 cm，36 周末为 90 cm，40 周末为 90~100 cm。

随着子宫增长与形态的改变，宫腔也有相应的改变。早孕时子宫峡部发生肥大性改变，厚达 3 cm，较非孕期增长了 3 倍。峡部的继续增长与扩展，形成了宫腔的一部分，称为子宫下段，妊娠末期长为 6~9 cm。

子宫壁在妊娠 16 周时最厚，为 2~2.5 cm。妊娠足月时厚度已不及其一半，为 0.5~1 cm。

（二）输卵管

妊娠期输卵管由于其肌细胞和结缔组织的肥大，血流量增多及组织水肿而增粗延长。于妊娠 16 周可超越骨盆入口，附着于子宫体中部稍上方，呈垂直位。

（三）卵巢

妊娠早期两侧卵巢可稍有增大。至妊娠后半期则由于卵巢功能停止而缩小。妊娠期卵泡发育及排卵功能均暂时停止，一般在一侧卵巢可发现一个大妊娠黄体，妊娠 6~7 周时黄体可达 3 cm，妊娠 10 周时妊娠黄体开始萎缩。

二、正常胚胎发育与胎儿

卵子与精子结合后，2 周内称受精卵或孕卵。妊娠 10 周称胚胎，妊娠 11 周后称胎儿。

（一）受精卵着床前的发育（即孕卵期）

卵子在受精后 24 小时开始有丝分裂，72 小时发育成一个实心的细胞团形如桑葚，称桑葚胚。约第 5 日达宫腔，孕卵进入宫腔后细胞继续分裂，体积增大，桑葚胚中间出现一个囊腔，内有少量液体，此时称为囊胚，其中的腔称为囊胚腔或胚外体腔。囊胚腔周围的一层细胞称为滋养层，是胎盘的前身。囊胚在宫腔游离 3~4 日开始植入子宫壁称着床。此期超声显像尚不能显示。

（二）胚胎

受精后 8 周（妊娠 10 周）为胚胎，即受精卵着床后称为胚胎。卵子受精 2 周后，胚外体腔附在滋养层上的内细胞群不断分裂增生及分化，形成两个囊腔，其内充满液体，一为羊膜腔，一个为卵黄囊，两囊壁相贴附的细胞层叫胚盘，是胎体发生的始基，以后分化为胎体。此期羊膜腔、卵黄囊、胚盘等图像上可显示。此后卵黄囊逐渐进入胎体内部，囊腔萎缩，而羊膜腔随着孕周的增加而扩大。第 6 周末，胚胎已初具人形，长 2~4 cm。在胚胎发育过程中，一部分中胚层细胞在胚盘尾部与滋养层内的胚外中胚层相接，逐渐变窄变细，称为体蒂，即脐带发生的始基。由于受各种因素的影响，在胚胎期易发生畸形。

(三) 胎儿

卵子受精后 9 周 (妊娠 11 周) 胎头等已出现钙化，完全具备人形，此时直至分娩称胎儿。胎儿及胎儿长度，以妊娠月份计算 (每 4 周为一妊娠月)。妊娠 1 月末胎儿长度为 0.2 cm；妊娠 2 月末胎儿长度为 2~4 cm；妊娠 3~5 月，胎儿长度为妊娠月数的平方 (cm)；妊娠 6~10 月，胎儿长度 = 妊娠月数×5 (cm)。

三、胎盘、羊膜、脐带、羊水

(一) 胎盘

当受精卵植入子宫内膜后，附着于子宫壁的绒毛逐渐发育为叶状绒毛膜，与子宫底蜕膜相结合，发育成胎盘。胎盘是介于母体和胎儿之间的重要特殊器官。早期妊娠时超声显示为半月状附着于子宫壁上，妊娠足月时呈圆形或椭圆形盘状，重 500~600 g，直径为 18~20 cm，中间厚，边缘薄，中央厚 1.5~3 cm。随着妊娠月份的增加，胎盘内可见纤维化和钙化斑点，妊娠晚期，胎盘母体面的上述变化更为显著。

(二) 脐带

胚胎发育中的体蒂是脐带的始基，悬浮于羊水之中。脐带的一端与胎儿的脐部相联结，另一端附着于胎盘的胎儿面，位于胎盘中央或偏于一侧。脐带的横切面直径为 1.5~2 cm，其中央有一根管腔大、壁薄的脐静脉 (管腔直径 6~7 mm)，两侧各有一条较细的脐动脉 (管腔直径 2.2~2.7 mm)。足月时脐带的平均长度约为 50 cm (30~70 cm)。

(三) 羊膜腔及羊水

羊膜是胎膜的一部分。一般认为羊膜是在正常受精卵发育至 8 天从细胞滋养层衍生而来。也有人认为羊膜是胎儿外胚层向外延伸而成。正常羊膜厚 0.02~0.5 mm。羊膜最初贴近胚胎，妊娠 4~5 周时有液体存于其间，随着妊娠的增长羊水量也逐渐增多，妊娠 8 周时羊水仅为 5~10 mL；12 周时 50 mL；妊娠 11~15 周，每周平均增加 25 mL；妊娠 15~28 周时每周增加 50 mL。妊娠 36~38 周时羊水达最大量，为 1 000~1 500 mL，以后逐渐减少，妊娠 40 周时羊水量为 500~1 000 mL。

正常羊水量可按下列公式推算：

妊娠 11~15 周：羊水量 = (孕周 -10) ×25 mL。妊娠 16~20 周×50 mL。

(姜珊)

第二节　检查方法

一、仪器

产科检查时，主要应用实时 B 型超声诊断仪，2.5～3 MHz 线阵式或扇形探头。CDFI 可监测子宫、胎儿心血管、胎盘、脐带等的血流动力学表现。静态的三维图像，可清晰显示出胎儿的骨骼等。动态的三维立体图像，对胎儿的畸形特别是胎儿的唇裂、腭裂、脊柱的畸形等显示优于二维图像。

二、检查方法

（一）检查前的准备

一般孕 12 周以后至分娩前的胎儿检查可不必充盈膀胱，但以下情况者需适度充盈膀胱。

（1）观察子宫的大小及位置。

（2）诊断早期妊娠，特别是诊断是否与早孕有关的疾病或异位妊娠。

（3）晚期妊娠阴道出血，了解有无前置胎盘或胎盘早剥并判断其类型。

（二）体位与扫查技术

常规取仰卧位，对某些晚期妊娠，如观察胎头位置的变换或鉴别腹内异常无回声区有无移动性时可采取侧卧位。

一般经腹壁扫查，包括中下腹部及耻骨联合上缘区域，探头接触皮肤时的压力应适度均匀。注意子宫壁的回声、胎儿数目、胎位以及胎儿发育状况和内脏解剖结构等，同时观察胎盘、脐带、羊水的超声表现。继之对宫外双侧附件或更广泛区域进行扫查，注意排除妊娠合并附件等部位肿瘤或其他病变。

（姜珊）

第三节 胎儿及其附属物正常超声图像

一、胎儿的声像图

产前超声对胎儿的诊断主要了解胎儿内部脏器的形态、结构大小及发育状况。正确识别胎儿主要器官的解剖结构图像是诊断胎儿正常与否的基础。

（一）胎头

1. 胎头的声像图

孕 7 周时胚胎出现胎头。孕 8 周开始钙化，孕第 10～11 周时可显示清晰的颅骨环状回声，随着妊娠周数的增加，胎头的显示率逐渐增加，孕 13～15 周时胎头的显示率为 100%。在胎头横切面可观察完整的胎头图像，颅骨常呈圆形光环。中、晚期妊娠时，因个体或地区的不同，颅骨光环的形态稍有差异：有圆形、椭圆形或长圆形。在颅骨光环内的脑组织显示为实质性暗区，其中央可见较强的条状脑中线结构的回声（来源于大脑镰、大脑纵裂、第三脑室及透明隔），脑中线两旁显示两条对称的侧脑室的外侧壁回声，在不同横切面的脑中线两旁亦显示出丘脑的回声与大脑镰相邻，呈对称三角形的低回声区，丘脑之后有时可以显示第三脑室，为细小的无回声空隙。

2. 胎头的测量及正常值

在胎头的横切面上，显示颅骨光环及脑中线后，稍微移动探头，使丘脑完全显示，在此切面上，方可测量胎头的双顶径。Filly 报道，丘脑显示是测量双顶径的最好的超声解剖标志，在此切面上测量所得数字更接近实际大小。用电子标尺垂直于脑中线测量其双顶径大小，可由颅骨光环的一外侧缘至另一侧内缘。由于胎儿头径线在不同民族、不同地区可有大小不同的差异，所以目前尚无统一的正常值。据 Hellmen 计算，胎头双顶径数值如下。

孕 20 周前胎头双顶径（cm）＝0.297×W－1.649；孕 20 周后胎头双顶径（cm）＝0.21×W＋1.14（W 代表妊娠周数）。

国外资料报道，妊娠 15～30 周时胎儿双顶径每周增长 0.2～0.3 cm，妊娠 30～40 周时每周增长 0.1～0.2 cm。足月时，临产时测量胎头双顶径平均值可为 9.3～9.5 cm。侧脑室外侧壁距脑中线的距离≤脑中线至颅骨距离的三分之一。正常侧脑室比率为 0.26～0.36。

（二）脊柱

孕 8 周时，胎儿已定型，超声可显示躯干、四肢及胎儿形态；孕 12 周时，大部分骨骼已有成骨中心，孕 16 周时胎儿的脊柱锥体可显示清晰，胎儿脊柱长轴切面呈两条平行的"串珠"状强回声，中间可见脊髓腔。在横切面上锥体呈圆形或三角形回声。

（三）肋骨

约 12 周妊娠时，肋骨已有骨化，妊娠 16 周以后在超声检查时才能清楚显示。妊娠 20 周后显示强的呈平行粗条状的肋骨回声，肋骨横切面呈椭圆形，纵切面呈条状并有声影，形如"篱笆"状。

（四）心脏

妊娠第 6～8 周，用实时超声显像可见胎心搏动。妊娠 13 周，在胎儿胸腔中可显示胎儿心脏轮廓，其内为无回声结构；妊娠 16 周时可观察到胎儿心脏的解剖结构；妊娠 18～40 周时在超声图像上可显示四腔心脏各种切面如四腔心，左、右室流出道，大血管短轴观等，动态观察二、三尖瓣肺动脉瓣等运动图像，加用 M 型，可观察各瓣膜的运动曲线图。在此切面上，胎儿心尖部位于腹正中线偏左侧，两心房大小相似，右心室比左心室稍大，右心室靠近胸壁。房间隔及室间隔均能够显示清晰。整个心脏占胸腔的三分之一。

（五）腹部

在胎儿膈肌与盆腔之间可见胎儿腹部的图像。妊娠 20 周后胎儿腹部较大脏器皆能较清晰显示。

1. 胎儿胃腔

胎儿胃腔位于胎儿左上腹，与心脏相邻，呈圆形或椭圆形的液性暗区，随着羊水的吞入，此暗区可增大或缩小，国外资料报道胃腔的横径一般小于 2.5 cm，足月时国内报道有少数胃腔横径可为 2.5～3.5 cm，若胃径增大而不伴有肠袢扩张，不能视为异常。

2. 胎儿肠腔

在胎儿腹部常可见到多个的液性暗区。其径线在 0.5～1 cm，且有动态变化，此为胎儿肠腔回声。

3. 胎儿膀胱

胎儿膀胱最早显示于妊娠 14 周，于妊娠 18 周后可以看到胎儿膀胱，呈椭圆形或圆形的液性暗区，胎儿膀胱容积一般为 40 mL。正常情况下膀胱可以因排空不显示，等 30～45 分钟后再次扫查，有时便可显示胎儿膀胱的图像，膀胱的最大前后径小于 5 cm。

4. 胎儿肾脏

胎儿脊柱两旁可显示胎儿两个肾脏图像。纵切时呈椭圆形，横切面一般呈圆形，边界尚清晰，肾实质呈暗淡的细小点状回声，分布均匀，其中央可见高回声的集合系统光条，胎儿肾脏一般可在妊娠 15 周后显示，妊娠 15～17 周肾脏显示率小于 50%，妊娠 17～22 周其显示率为 90%，肾脏的平均周长与其腹围之比为 0.27～0.30。

5. 胎儿肝脏

胎儿肝脏为均匀中等回声，位于胎儿的右上腹，有时可显示清晰的肝静脉图像。

6. 胆囊及脐静脉

于妊娠 17 周以后，在肝脏平面的横切面上可显示胆囊和脐静脉，于脊椎的正前方显示一较粗的（为 0.4 ~ 0.6 cm）管状回声，此为脐静脉，在脐静脉右侧与脐静脉类似的含液的管状回声结构为胆囊图像，在脐静脉左侧可见胎儿胃腔回声。

（六）动脉

胎儿的胸主动脉与腹主动脉可显示清晰。实时超声扫描仪时在胎儿的纵切面上由胎儿胸部至腹部呈现一高的含液的管状结构，随胎儿的心脏收缩而搏动。

（七）肢体

妊娠第 8 ~ 12 周时，超声可显示胎儿躯干、四肢的模糊形态，妊娠 16 周后胎儿的肢体可清晰显示。中期妊娠，由于羊水较多，胎儿的手指及足趾可分辨清晰，肢体横断面呈圆形或椭圆形，其中有高回声，后伴声影。

（八）性别

于妊娠 12 周后胎儿生殖器官逐渐分化出。妊娠 20 ~ 24 周用高分辨力的超声仪器可以区分胎儿性别，沿着不同方向扫查时，在胎儿两大腿分叉处，男性则呈现一短直的阴茎回声及其两侧对称的如花瓣状的阴囊回声，阴囊内可见分布均匀的细小点状睾丸回声；女性则仅见一中间有较强的线状及大阴唇回声。

二、胎儿附属物的声像图

（一）胎盘

胎盘在第 6 ~ 7 孕周开始形成。妊娠第 8 周时呈密集点状回声，较子宫壁的回声稍强，此时约占宫腔面积的三分之一。妊娠 9 ~ 10 周胎盘呈半月形密集回声，胎盘的胎儿面可见一线条状高回声，称为绒毛膜板，胎盘的位置随宫腔的增大而变化。妊娠 16 周后胎盘占宫腔面积的二分之一。中期妊娠时胎盘呈现均匀的点状回声，足月妊娠（妊娠 37 周以后）时胎盘呈扁圆形或椭圆形，中间厚边缘薄，厚度小于 5 cm，其内呈现斑、团状高回声，有时伴有声影，此为胎盘组织钙化回声，临产时占宫腔内表面积的三分之一。中期妊娠时，胎盘组织中可显示无回声暗区，有时仅在绒毛膜板下（称为胎盘湖），小的 1 ~ 2 cm 为无绒毛间隙，大者可为胎盘血窦。

（二）脐带

1. 声像图

脐带在中期妊娠时便可显示，呈现一较长的弯曲的链条状高回声，在羊水中浮动，可见血管的搏动。在长轴切面上脐带中间可见到条状暗区，为脐静脉。两侧小的无回声区为两条脐动脉图像，脐带长度平均为 50 cm，一般为 50 ~ 55 cm，但在超声显像上很难测量其精确长度。大于 100 cm 为脐带过长，小于或等于 35 cm 为脐带过短。

2. 彩色多普勒血流成像

脐动脉是胎儿—胎盘循环中重要的血管，检测脐动脉流速曲线，可了解胎盘血管的阻力，胎盘交换功能。胎盘交换功能是胎儿呼吸、代谢的唯一通路，直接影响胎儿的生长、发育。随着孕周的增加，胎盘内血管数目增加，胎盘血管的总阻力减少，脐动脉流速曲线指标也有相应的变化。脐动脉血流在妊娠 13 周前仅有收缩期波峰，舒张末期血流缺失。13 ~ 18 周妊娠逐渐出现舒张期血流，18 周以后均应出现全心动周期血流（S、D 都应该有）。脐动脉比值（S/D）是目前衡量胎盘循环功能状态较直接准确的标志，妊娠 24 ~ 28 周，S/D 值可达到 5，晚期妊娠，S/D < 3。如果 S/D > 3 表示胎儿宫内缺氧，同时可测阻力指数（RI）和搏动指数（PI）。脐动脉 CDFI 是评价胎盘功能和胎儿发育的一个重要指征。胎儿的生长主要受脐血流的流量、含氧及营养物含量的影响，PI、PI 上升是导致胎儿生长异常的一个重要原因。其计算方法如下。

$$PI = S - (-P)/V\text{mean}（平均）$$
$$RI = S - D/S$$

注：S 为收缩期峰值流速；D 为舒张末期血流速度；−P 为心动周期中流速曲线的最低点（谷值）。

PI、RI 较低时血流阻力下降，血流量增加；当 PI 或 RI 升高时，预示远端阻力升高，可能有节段性梗死和动脉狭窄等，使胎儿供血不足、缺氧、营养不足，而发生胎儿宫内发育迟缓（IUGR）及出现胎儿宫内窘迫征象。

（三）羊水

妊娠 4 ~ 5 周时，在羊膜腔内可见少许无回声暗区，为羊水，随着妊娠的进展羊水量亦有相应的变化，妊娠中期羊水量较多，妊娠 36 ~ 38 周时羊水量最大，为 1 000 ~ 1 500 mL，以后羊水量逐渐减少，妊娠足月时羊水量约为 800 mL，若超过 2 000 mL 时为羊水过多；羊水量少于 300 mL 为羊水过少。羊水无一定的几何形态，超声诊断羊水多或少一般依据羊水暗区大小范围来估计，可通过测量几个区域羊水暗区前后径的平均值来衡量，所测的数值若大于 7 cm 为羊水过多，小于 2 cm 为羊水过少，1 cm 以下为羊水极少。另外可用测量的羊水指数来衡量羊水多少：羊水指数（AFI）通过孕妇脐部画十字，将子宫分为四个象限，每个象限羊水暗区的垂直深度相加便为 AFI。

AFI：0 ~ 5 cm 为羊水极少；5.1 ~ 8 cm 为羊水过少；8.1 ~ 18 cm 为正常；> 18 cm 为羊水过多。这是目前较准确的测量羊水的方法。

（姜珊）

第四节　正常妊娠

妊娠是胚胎和胎儿在母体子宫内生长、发育的过程。卵子受精是妊娠的开始，胎儿及其附属物自母体排出是妊娠的终止。

一、早期妊娠

（一）病史与症状

1. 停经

在育龄有性生活史妇女，平时月经规则，如月经过期 10 天以上，应疑为妊娠。如停经在 8 周以上，妊娠可能性更大。

2. 早孕反应

半数以上妇女停经 6 周左右出现头晕、疲乏、嗜睡、食欲缺乏、偏食、厌恶油腻、恶心、晨起呕吐等早孕反应，约妊娠 12 周自行消失。

3. 尿频

因子宫增大压迫膀胱，以及盆腔充血刺激所致。妊娠 12 周后子宫上升进入腹腔，尿频症状消失。

4. 乳房变化

体内增多的雄激素促进乳腺腺管发育及脂肪沉积，孕激素促进乳腺腺泡发育。催乳激素、生长激素、胰岛素、皮质醇和表皮生长因子协同作用，使腺体干细胞分化为腺泡细胞和肌上皮细胞。查体可见乳房逐渐增大，感乳房胀痛。乳头及乳晕着色加深，由于皮脂腺增生，乳晕周围出现深褐色结节—— 蒙氏结节。

（二）体征

1. 生殖器官变化

妊娠后阴道壁及子宫颈充血变软，呈紫蓝色。双合诊检查子宫体增大变软，最初子宫前后径变宽变略饱满，继后宫体呈球形。妊娠 12 周时，宫底超出盆腔，在耻骨联合上可扪及宫体。黑加征出现，子宫峡部极软，宫体与宫颈似不相连，妊娠 10 周后羊膜囊逐渐下移，此体征消失。

2. 乳房变化

妊娠 8 周起，乳房逐渐长大，肿胀疼痛，乳头乳晕着色加深，乳晕周围蒙氏结节出现。

（三）超声检查

早期妊娠时超声检查可采取经腹或经阴道的途径，如果经腹超声检查无法获得足够的诊断信息，可以联合应用两者。

声像图特征：

（1）子宫增大与孕龄相符。宫内显示妊娠囊。6 孕周后妊娠囊为卵圆形液性暗区，用以卵圆形光环，有由妊娠囊、宫腔及壁蜕膜构成的早孕双环征。

（2）卵黄囊：7 ~ 11 孕周可显示。

单膜囊与胚外体腔：10 ~ 16 孕周可显示。

（3）妊娠 11 周时羊膜内清晰显示胚胎。妊娠 11 周后称为胎儿。观察胎心及胎动，计算胎心率，测量顶臀径以估算孕龄。

二、中晚期妊娠

妊娠中期以后，胎儿和子宫增大，自腹部可扪及胎儿，听到胎心音，妊娠 4 个月左右，孕妇可自觉胎动，B 超检查可见到胎儿，不难诊断。同时，妊娠 12 周以后，孕妇面部出现棕色蝴蝶状斑点，脐耻之间皮肤黑白线色素加深，以及腹部、大腿外侧、乳房周围出现妊娠纹（系组织伸展皮下弹性纤维断裂所致），有助于诊断。需要注意的是要定期产检，及时发现各种孕期异常情况，如胎儿畸形，胎盘、羊水、脐带等异常情况，双胎等。

（一）病史及症状

有早期妊娠的经过，并逐渐感到腹部增大和胎动，以及一些早期妊娠伴随症状。

（二）检查与体征

1. 子宫增大

子宫随妊娠进展逐渐增大。检查腹部时，根据手测子宫高度及尺测耻上子宫长度，可以判断妊娠周数。但子宫底高度存在个体差异。

2. 胎动

胎儿在子宫内的活动称为胎动。胎动是胎儿情况良好的表现。孕妇于妊娠 18 ~ 20 周开始自觉胎动，平均每小时 3 ~ 5 次。随着妊娠周数越多，胎动越活跃，妊娠末期由于胎先露的入盆，胎动稍减少。

3. 胎心音

于妊娠 18 ~ 20 周用听诊器经孕妇腹壁能听到胎心音。胎心音呈双音，第一音和第二音很接近，似钟表"滴嗒"声，速度较快，每分钟 120 ~ 160 次。于妊娠 24 周以前，胎心音多在脐下正中或稍偏左、右听到。于妊娠 24 周以后，胎心音多在胎背所在侧听得最清楚。听到胎心音即可确诊妊娠且为活胎。胎心音需与子宫杂音、腹主动脉音、胎动音及脐带杂音相鉴别。

（三）声像图特征

1. 胎盘

判断胎盘的位置、成熟度，计算胎盘厚度。

2. 羊水

估计羊水量，羊水量异常时应注意胎儿畸形。

3. 胎儿

胎儿系统观察应从头开始，沿脊柱达四肢，沿胸部观察心、肺、膈肌和腹部，最后扫查盆腔及外生殖器。

（1）判断胎先露及胎方位，有无脐绕颈。

（2）胎头：①观察有无胎头、胎头数、胎头轮廓是否完整，以确定有无多胎及有无脑儿畸形。②计测胎头双顶径，若头形异常应加测枕额径，计算头径指数及胎儿头围。计算脑室及脑皮质宽度比例，确定有无脑积水。

（3）胎儿胸廓：①注意胎儿心脏在胸腔内的位置是否正常。②心胸比值是否正常。③心脏大小、左右心室的大小及比例。④注意胎心及异常暗区，监测胎心律和胎心率。

（4）胎儿腹部：①测腹前后径及横径，计算腹围，观察轮廓完整性。②扫查胃、膀胱、肠腔、血管、胆囊及肾脏，计测肾大小。

（5）脊柱：注意脊柱是否完整无缺，无囊性结构。

（6）肢体：显示长骨及手足，计算股骨长。

（7）观察胎儿生理活动。

（姜珊）

第五节　多胎妊娠

人类妊娠一般是一胎一个婴儿，多胎是人类妊娠中的一种特殊现象，一次妊娠同时有两个或两个以上的胎儿形成称为多胎妊娠。人类的多胎妊娠中以双胎最多见，三胎少见，四胎及四胎以上罕见。其发生率在不同国家、地区、人种之间有一定差异。我国统计双胎与单胎之比为 1 : (66~104)，近年来由于医源性原因，促排卵药物的应用，已使三胎、四胎及四胎以上妊娠的数量明显上升。

本节主要讨论双胎妊娠。

一、病因和分类

双胎妊娠有双卵双胎和单卵双胎两类。由两个卵子分别受精形成者，称为双卵双胎，其发生与种族、遗传、胎次及促排卵药物的应用有关。由单一受精卵分裂而成者，称为单卵双胎，原因不明，其发生与种族、遗传、年龄、胎次或促排卵药物的应用无关。

（一）双卵双胎

其发生率占双胎妊娠的 52%~60%。2 个卵子可来自同一卵巢的同一成熟卵泡或两个成熟卵泡；或分别从两侧卵巢的成熟卵泡排出。两个受精卵种植在子宫内的不同部位，各有各的胎盘和胎囊。有时，2 个胎盘可因紧靠而融合，甚至连绒毛膜亦合而为一，故两个胎囊间的中隔由 2 层羊膜和 2 层绒毛膜组成，但血液循环并不沟通。胎儿的性别可不同或相同，由于基因不尽相同，所以，容貌也不尽相同，仅如一个家庭中的兄弟姐妹。

（二）单卵双胎

其发生率占双胎妊娠的 40% ~ 48%，由于 2 个胎儿的基因相同，故而性别相同，容貌酷似。至于胎盘和胎膜的形成则取决于受精卵分裂的时间。

（1）如桑葚胚分裂为二（受精后 2 ~ 4 天），各自发育，每个胚胎具有自己的胎盘、羊膜和绒毛膜，两胎囊间的中隔与双卵双胎者相似，由 2 层羊膜及 2 层绒毛膜组成（双绒毛膜双羊膜胎盘）。占 1/4 ~ 1/3。

（2）在囊胚期，即内细胞团与囊胚外围滋养层明显分化之后（受精后 4 ~ 7 天），内细胞团分裂为二，各自发育，两个胎儿具有共同的胎盘及绒毛膜，但有各自的羊膜囊，两胎囊间的中隔仅 2 层羊膜（单绒毛膜双羊膜胎盘）。

（3）如在羊膜已形成后（受精 8 天后），胚盘分裂为二，各自发育，则两个胎儿共有一个胎盘，共存于一个胎膜腔内（单羊膜单绒毛膜单卵双胎）。此种情况在单卵双胎中少于 1%。

（4）如在原始胚盘形成后分裂，则形成不同程度、不同形式的连体双胎。

二、临床表现

（一）妊娠期

主要为早孕反应较重，从妊娠 10 周开始子宫增长快速，明显大于妊娠月份，妊娠 24 周尤为明显。妊娠晚期，因子宫过大可致腰酸背痛，呼吸困难，胃部饱满，行走不便，下肢静脉曲张，浮肿，痔疮发作等压迫症状，且易并发妊娠高血压综合征、羊水过多、胎儿畸形、前置胎盘、胎位异常等病证。其胎位多为纵产式，以头头或头臀多见，其他胎位较少见。据统计，双胎妊娠平均为 260 日，早产率 30%；有 42% ~ 55% 的胎儿体重小于 2 500 g，10% ~ 15% 在 1 500 g 以下；围生儿死亡率为 10% ~ 15%。单卵双胎的平均体重更低。

（二）分娩期

可发生产程延长；胎膜早破及脐带脱垂；胎位异常，特别是当第一个胎儿娩出后，第二个胎儿活动范围变大，而容易转为肩先露；胎盘早剥；胎头绞锁及胎头碰撞；产后出血及产褥感染等，并出现相应的临床表现。

三、超声检查

声像图特征：
（1）子宫显著增大，大于正常月份。
（2）宫内有两个妊娠囊光环或在羊水暗区内显示羊膜膈呈现的条状纤细光带。
（3）宫腔内显示两个胎儿图像。中晚期妊娠时在不同超声切面可以显示两个胎头光环，或在一个切面同时显示两个胎头光环，每个胎头连接的脊柱走向各异。声像图中显示胎儿肢体增多。

（4）胎盘大，分布范围大或为两个分开独立的胎盘，可伴发前置胎盘。

（5）可伴羊水过多，或一个羊膜囊内羊水过多，而另一羊膜囊内羊水正常。

（姜珊）

第六节　流　产

妊娠于 28 孕周前终止，胎儿体重尚少于 1 000 g，称为流产。发生在小于 12 孕周者称为早期流产；发生于 12 孕周以后至 27 孕周末期间者称为晚期流产。流产又分为自然流产和人工流产，本节内容仅限于自然流产。自然流产的发生率占全部妊娠的 15% 左右，以早期流产发生率较高。

一、病因和发病机制

导致自然流产的原因较多，主要有：

（一）胚胎因素

胚胎染色体异常是流产的主要原因。早期流产胚胎排出物检查发现 50% ~ 60% 有染色体异常，夫妇任何一方有染色体异常亦可传至子代，导致流产。染色体异常包括：①数目异常，多见三体、单体 X、三倍体及四倍体；②结构异常，染色体分带技术可见易位、断裂、缺失。除遗传因素外，感染、药物等不良作用亦可引起胚胎染色体异常，常在 12 孕周前发生流产，即使少数妊娠至足月，出生后可能为畸形儿或有代谢及功能缺陷。如发生流产，排出物往往为空胚囊或退化的胚胎，故应常规仔细检查流产产物。

（二）母体因素

1. 全身性疾病

全身性感染时高热可促进子宫收缩引起流产，梅毒螺旋体、流感病毒、巨细胞病毒、支原体、衣原体、弓形虫、单纯疱疹病毒等感染可引起胎儿染色体畸变而导致流产；孕妇患心力衰竭、严重贫血、高血压、慢性肾炎及严重营养不良等疾病亦可导致流产。

2. 生殖器官疾病

孕妇有子宫畸形（如双角子宫、纵隔子宫等）或子宫肌瘤，由于影响胎盘血供，可影响胚胎或胎儿生长发育而导致流产。孕妇有宫颈内口松弛或宫颈重度裂伤，易致胎膜破裂而发生流产。

3. 其他

精神心理因素如惊恐、抑郁；过度劳累、持重物、性交、行腹部手术、跌倒或其他外伤；妊娠过量吸烟等，均可发生流产。

（三）免疫因素

妊娠后由于母儿存在抗原性差异，如免疫不适应可发生免疫排斥反应以致流产。母儿 ABO、Rh 血型不合常引起晚期流产。

早期流产多数因胚胎先死亡，继之底蜕膜坏死，造成胚胎及绒毛与蜕膜层剥离，血窦开放引起出血，剥离的胚胎组织如同异物，引起子宫收缩而被排出。所以早期流产，往往先有流血而后有腹痛。在妊娠 8 周以前绒毛发育尚不成熟，与子宫蜕膜联系还不牢固，此时发生流产，妊娠产物多数可以完全从子宫壁剥离而排出，故流血不多。妊娠 8～12 周，胎盘绒毛发育繁盛，与蜕膜联系较牢固，此时发生流产，妊娠产物往往不易完整剥离排出，常因剥离不完全影响子宫收缩而出血较多。妊娠 12 周以后，胎盘完全形成，流产过程常与足月分娩相似，先有阵发性子宫收缩，然后排出胎儿及胎盘。但也有可能胎盘滞留于子宫腔中，引起大量出血。有时由于底蜕膜反复出血，凝固的血块包绕胎块，形成血样胎块稽留于宫腔内不易排出，时间久后，血红蛋白被吸收形成肉样胎块，有时胎儿被挤压，形成纸样胎儿，或钙化后称为石胎。

二、临床表现

主要为停经后出现阴道流血和腹痛。妊娠 12 周前发生的流产，由于胚胎坏死，绒毛与蜕膜剥离，血窦开放，出现阴道流血；剥离的胚胎及血液刺激子宫收缩，排出胚胎，产生阵发性下腹疼痛。当胚胎完整排出后，子宫收缩，血窦关闭，出血停止。故早期流产的全过程有阴道流血，而腹痛常常出现在阴道流血之后；晚期流产的临床过程与早产及足月产相似，经过阵发性子宫收缩，排出胎儿及胎盘，同时出现阴道流血。晚期流产时胎盘与子宫壁附着牢固，如胎盘粘连仅部分剥离，残留组织影响子宫收缩，血窦开放，可导致大量出血、休克，甚至死亡。胎盘残留过久，可形成胎盘息肉，引起反复出血、贫血及继发感染。

按流产发展的不同阶段，分为以下临床类型。

（一）先兆流产

先兆流产指妊娠 28 周前，出现少量阴道流血，常为暗红色或血性白带，无妊娠物排出。可继后发生下腹痛或腰背痛。妇科检查：宫颈口未扩张，妊娠产物未排出，子宫大小与妊娠月份相符。尿妊娠试验显示阳性。通常经休息或治疗后，若出血停止或腹痛消失，则妊娠可继续进行；若阴道流血及腹痛均加剧，则可能发展为难免流产。孕妇常因为突然阴道流血或腹痛而心情紧张，因被诊断为先兆流产而担心妊娠是否能继续。

（二）难免流产

难免流产指流产已不可避免，一般由先兆流产发展而来，此时，阴道流血量增多，腹痛加剧。妇科检查：宫颈口已扩张，有时可见胚胎组织或胎囊堵于宫颈口内；子宫大小与妊娠月份相符或略小。孕妇常因为流产的不可避免而产生悲哀情绪。

（三）不全流产

不全流产由难免流产发展而来，部分妊娠物已经排出子宫，尚有部分残留于子宫内。因残留妊娠物影响子宫收缩，有持续性阴道流血，严重者可发生休克。检查时可发现宫颈口扩张，有血液自宫颈口流出，有时可见妊娠物堵塞宫颈口或部分妊娠物已排出至阴道内，部分仍残留在宫腔内，子宫大小一般小于停经月份。

（四）完全流产

完全流产指妊娠物已经完全排出子宫，阴道流血逐渐停止，腹痛逐渐消失。检查时发现宫颈口关闭，子宫大小基本接近正常。

（五）稽留流产

稽留流产旧称过期流产，系指胚胎或胎儿死亡而仍稽留于宫腔内尚未自然排出者。至于滞留时间，有人主张规定胚胎停止发育后 2 个月尚未自然排出者为稽留流产。孕妇多有早期妊娠有先兆流产经过，此后子宫不再长大，反渐缩小，且亦不像一般妊娠那样柔软。妊娠试验从阳性变为阴性，胎盘机化与子宫壁紧密粘连，不易分离。另一方面因性激素不足，子宫收缩力降低，不易排出而稽留宫腔。胚胎死亡后，胎盘溶解，产生溶血活酶进入母体血液循环，引起微血管内凝血，消耗大量凝血因子，稽留宫腔时间愈长，引起凝血功能障碍的可能性愈大。

（六）习惯性流产

连续 3 次以上自然流产称为习惯性流产，且流产往往发生于同一月份，而流产的过程可经历前述的临床分型。近来国际上常用复发性流产取代习惯性流产，改为连续 2 次的自然流产。习惯性流产发生在早期者，多见于胚胎染色体异常，黄体功能不足，免疫因素异常或甲状腺功能减退；发生于晚期者，常见原因为子宫发育异常、子宫肌瘤或宫颈内口松弛等。

（七）流产感染

上述各型流产皆可合并感染，发生在不全流产者较多。手术时使用未经严密消毒的器械；器械损伤宫颈；或宫腔原有感染病灶，流产后引起感染扩散；流产后不注意卫生、过早性交等均可引起感染。感染的病原菌常为多种细菌，近年来各家报道以厌氧菌占大多数，为 60% ~ 80%。感染可局限于子宫腔内，亦可蔓延至子宫周围，形成输卵管炎、输卵管卵巢炎、盆腔结缔组织炎甚至超越生殖器官而形成腹膜炎、败血症及感染性休克等，称为流产感染。

三、超声检查

（一）先兆流产

声像图特征：

（1）盆腔内妊娠囊形态完整，大小与孕周相符。

（2）妊娠囊内可见一小的管状暗区，有节律性的胎心搏动。

（3）7~11 孕周间囊胚内在与羊膜囊相反的一侧可发现直径小于 1 cm 的小圆形囊性卵黄囊，常提示预后良好。

（4）8 孕周后胚胎肢芽显示小的运动。

（5）宫腔内偶见低回声小暗区，与出血有关。

（6）一侧卵巢可有 3 cm 左右大小的黄体囊性暗区。

（二）难免流产

声像图特征：

（1）子宫内妊娠囊变形、皱缩、边缘缺失。

（2）妊娠囊内胎心搏动消失、胎动停止。

（3）妊娠囊位置可下移至子宫内口附近。

（4）宫腔有大小不等的积血暗区。

（三）不完全流产

声像图特征：

（1）子宫小于孕周，宫内已无完整妊娠囊。

（2）宫腔内膜线粗厚模糊，有残存的绒毛，呈条块状致密的边界较清晰的光团。

（3）宫腔可有条状边缘不整齐的积血小暗区。

（四）完全流产

声像图特征：

（1）宫腔内已无妊娠囊及残存的绒毛致密光团。

（2）宫腔内膜线肥厚，边缘多欠光滑。

（3）伴有子宫内膜炎时宫腔内膜线增宽，边缘欠规则，或有小条块状边界较模糊的光团。

（4）观察附件区有无异常肿块或妊娠囊及直肠子宫陷凹有无液性暗区，以排除异位妊娠。

（五）过期流产

声像图特征：

（1）子宫明显小于孕周。

（2）宫内妊娠囊明显变形。囊壁光点密集、增强，边缘欠规则。变换切面可呈一个或两个相连或不相连的光环，绒毛板光带增粗、明亮。

（3）羊水暗区多较正常孕周明显变少，边缘不整。可见羊水暗区消失。

（4）胚胎消失或枯萎。胎心、胎动消失。羊水暗区消失者，胚胎同妊娠囊壁光环紧靠，子宫内仅呈由不规则光点、光带构成的致密光区。

（5）局部少数绒毛变性时，在光点密集的囊壁内出现局部少量的蜂房状小液性暗区。

（姜珊）

第七节　异位妊娠

正常妊娠时，受精卵着床于子宫体腔内膜，当受精卵于子宫体腔以外着床，称为异位妊娠，是妇产科常见的急腹症之一。异位妊娠包括输卵管妊娠、卵巢妊娠、腹腔妊娠、宫颈妊娠等，其中以输卵管妊娠最常见。故本节主要介绍输卵管妊娠。

一、病因和发病机制

（一）输卵管炎

输卵管炎为输卵管妊娠的常见病因。输卵管发生炎症后，输卵管黏膜破坏，纤毛受损，病变部位管壁粘连、纤维化和瘢痕形成，使管腔狭窄，肌肉蠕动能力降低，影响孕卵在输卵管中的正常运送。输卵管周围的炎性粘连，造成管腔扭曲，使孕卵的运行受到影响，伞端粘连还会影响捕捉孕卵的功能。流产后、产后因一般细菌感染所致的输卵管炎，其病变主要限于输卵管周围组织，结核性输卵管炎的输卵管病变常较严重，治疗后极少能够获得妊娠，即使偶尔受孕，约1/3为输卵管妊娠。阑尾炎、腹膜炎、盆腔子宫内膜异位症后均可增加异位妊娠的危险率。

（二）既往输卵管手术史

各种输卵管绝育术，术后如再通或形成瘘管，均有导致输卵管妊娠的可能。绝育术后复通术、输卵管成形术或输卵管妊娠保守性手术，亦可因瘢痕使管腔狭窄、通畅不良而致病。

（三）输卵管发育不良或功能异常

输卵管发育不良表现为输卵管过长、肌层发育差、黏膜纤毛缺乏，导致受精卵滞留。输卵管的蠕动、纤毛活动以及上皮细胞的分泌均受雌、孕激素调节，若调节失败则影响受精卵的正常运行。精神因素亦可引起输卵管功能异常，干扰受精卵的运行。

（四）计划生育有关因素

（1）宫内节育器（IUD）的应用与异位妊娠的直接关系仍未被证实。但宫内节育器放置后可能使子宫内膜炎、输卵管炎的发病率增高，尤其是带尾丝的 IUD，使异位妊娠的发病率增加。

（2）多次人工流产后输卵管妊娠的危险性成倍增加，可能也与流产后感染有关。

（3）复合型口服避孕药，无论对宫内、外妊娠都能起到抑制作用。但使用纯孕激素避孕药，排卵功能尚未受到抑制，输卵管的蠕动却发生障碍，使输卵管妊娠的比例明显增加。避孕失败而妊娠时，1/10 为异位妊娠。

（五）受精卵游走

一侧卵巢排卵，受精卵经宫腔或腹腔向对侧输卵管移行，即可在对侧输卵管着床发展成输卵管妊娠。

（六）辅助生殖技术

随着辅助生殖技术的推广应用，输卵管妊娠的发生率有所升高。国外报道因助孕技术的应用所致输卵管妊娠的发生率为 2.8% ~5% 。

（七）其他

子宫肌瘤、卵巢肿瘤等压迫输卵管，影响输卵管管腔的通畅，使受精卵运行受阻。另外，输卵管复通术或输卵管成形术后，也可能发生输卵管妊娠。

受精卵在输卵管内着床，由于输卵管管壁较薄，黏膜只有上皮缺少黏膜下组织，在受精卵种植后不能形成完整的蜕膜层，而且输卵管的血管系统亦不同于子宫，既不能抵御绒毛的侵蚀亦不能提供足够的营养，受精卵遂直接侵蚀输卵管肌层。绒毛侵及肌壁微血管，引起局部出血，进而由蜕膜细胞、肌纤维及结缔组织形成包膜。输卵管的管壁薄弱，管腔狭小，不能适应胎儿的生长发育，因此，妊娠发展到某一阶段，即被终止。如受精卵着床在靠近伞端的扩大部分——壶腹部，则发展到一定程度即以流产告终。当胚胎全部流入腹腔（完全流产）一般出血不多；如部分流出（不完全流产）则可反复多次出血。如受精卵着床在狭窄的输卵管峡部，则往往招致输卵管破裂而发生严重的腹腔内大出血。

二、病理

（一）输卵管妊娠的病理改变与结局

输卵管管壁很薄，肌层发育不良，妊娠时不能形成完整的蜕膜层，抵挡不住滋养层的侵蚀。受精卵种植时，绒毛溶解周围结缔组织和肌层，引起局部出血，血液进入绒毛间，使绒毛剥离，受精卵死亡，致输卵管流产、输卵管破裂或继发性腹腔妊娠。

1. 输卵管妊娠流产

输卵管妊娠流产是多见的一种结局。多见于壶腹部妊娠。由于输卵管管壁形成的蜕膜不完整，发育中的囊胚常向管腔突出，最终突破包膜而出血，囊胚可自管壁分离，进入输卵管管腔，腔内的妊娠物经由伞端排入腹腔，称输卵管妊娠流产。多在妊娠 8～12 周发生。根据妊娠物排出的完全程度，分为输卵管完全流产和输卵管不全流产。流产不完全者，滋养细胞可侵蚀输卵管管壁，使之反复出血，形成输卵管血肿或输卵管周围血肿，甚至盆腔血肿，血量多时可流向腹腔。

2. 输卵管妊娠破裂

输卵管妊娠破裂是较多见的一种结局。多见于峡部妊娠，囊胚生长可使狭小的输卵管过度膨胀，滋养细胞侵蚀肌层和浆膜，最终导致输卵管破裂。输卵管肌层血管丰富，输卵管妊娠破裂所致的出血较输卵管妊娠流产时多，如短时间内大量出血，患者迅即陷入休克。反复出血者，腹腔内积血形成血肿，日后可机化变硬并与周围组织粘连，临床上称为"陈旧性宫外孕"。有时内出血停止，病情稳定，时间久之，胚胎死亡或被吸收，也可能继发感染、化脓。

3. 继发性腹腔妊娠

继发性腹腔妊娠是罕见的一种结局。输卵管妊娠流产或发生破裂后，随血液排至腹腔中的胚胎偶有存活者，存活的胚胎绒毛继续从原位或其他部位获得营养，则可在腹腔中继发生长，发展为继发性腹腔妊娠。

（二）子宫的变化

妊娠内分泌使子宫稍大变软，子宫内膜仍呈蜕膜反应，腺上皮低矮，染色淡、分泌旺盛，腺体增生呈锯齿状，间质细胞呈大多角形，紧密相连，未见滋养细胞。当胚胎死亡后，有50%的患者可由阴道排出三角形蜕膜管型，其余呈碎片排出，在排出组织中见不到绒毛。

三、临床表现

输卵管妊娠的主要临床表现为停经、流血、腹痛和盆腔包块。但临床表现与受精卵的着床部位、有无流产或破裂、出血量多少及时间长短等有关。

（一）症状

1. 停经史

除输卵管间质部妊娠停经时间较长外；多数患者停经 6～8 周。少数患者也可没有停经史，或仅月经期延迟数天。

2. 腹痛

腹痛是本病就诊的主要症状。输卵管妊娠发生流产或破裂之前，由于胚胎在输卵管内逐渐增大，输卵管膨胀而常表现为一侧下腹部隐痛或酸胀感。当发生输卵管妊娠流产或破裂时，患者突感一侧下腹部撕裂样疼痛，常伴有恶心、呕吐。若血液局限于病变区，主要表现为下腹部疼痛，当血液积聚在直肠子宫陷凹，刺激直肠产生肛门坠胀感。

随着血液由下腹部流向全腹，疼痛可由下腹部向全腹部扩散，血液刺激膈肌时，可引起肩胛部放射性疼痛。

3. 阴道流血

阴道流血多为不规则点滴出血，量少、色暗红或深褐。阴道流血是子宫蜕膜剥落所致，常在异位妊娠病灶去除后停止。流血可发生在腹痛出现前，也可发生在其后。偶见多量阴道流血，类似月经。

4. 晕厥及休克

由于腹腔内出血及剧烈腹痛，轻者常有晕厥，重者出现休克，其程度与腹腔内出血量成正比，即出血越多越急，症状出现也越迅速越严重，但与阴道流血不成正比。急性失血时血压测不到。

（二）体征

1. 一般情况

腹腔内出血较多时，呈贫血貌。大量出血时，患者可出现面色苍白、脉快而细弱、血压下降等休克表现。体温一般正常，出现休克时体温略低，腹腔内血液吸收时体温略升高，但不超过 38℃。

2. 腹部检查

下腹有明显的压痛及反跳痛，以病侧为甚，但腹肌痉挛常不明显。出血多时，叩诊有移动性浊音。有时下腹部可触及包块。

3. 妇科检查

阴道内有少量暗红色血液，子宫颈着色，后穹隆饱满，触痛，宫颈有明显举痛或摇摆痛，此为输卵管妊娠的主要体征之一；子宫稍大而软，但小于停经月份，内出血多时，子宫有漂浮感；子宫的一侧或后方可触及不规则肿块，质软，触痛明显。发生陈旧性宫外孕时，可在直肠子宫陷凹处触到半实质性压痛性包块，边界不清，且不易与子宫分开，时间久，则血肿包块机化变硬。

四、超声检查

（一）输卵管妊娠未破裂型

判断征象：①子宫内缺乏孕囊；②子宫、卵巢外附件，界限清晰，形状规则，与子宫无粘连；③实时超声子宫外孕囊中有胎心搏动及胎动。

参考征象：①子宫稍增大；②子宫内膜反射增多。

（二）输卵管妊娠已破裂型

判断征象：①子宫内缺乏孕囊；②子宫、卵巢外附件肿物多为混合性，形状不规则，边界欠清晰，与子宫难以分开。约2%在子宫外可见孕囊、胎心搏动及胎动；③直肠子宫陷凹或子宫膀胱角、肠袢间、膈下有游离液体（表现为液性暗区）。

参考征象：①子宫稍增大；②子宫内可见蜕膜回声。

另外，较少见的异位妊娠还有 4 种。

（1）宫颈妊娠：宫颈妊娠指胚泡在宫颈管内着床和发育的妊娠。罕见而危险。临床上易误诊为难免流产。患者停经后流血时间较早，阴道流血量逐渐增多或间歇性阴道大出血，探查、搔刮子宫时可出现难以控制的大出血。宫颈改变的特点为：宫颈膨大、着色、变软变薄，外口扩张，内口紧闭。B 型超声显示宫腔空虚，颈管内充满妊娠组织。宫颈妊娠的临床诊断标准为：①妇科检查发现膨大的宫颈上方子宫大小正常；②妊娠组织完全在宫颈管内；③分段诊刮宫腔内未发现妊娠产物。处理原则是在有效止血措施的保障下终止妊娠。刮宫术的术前准备包括：手术医生应具有子宫全切术经验，做好输血准备；预备填塞颈管止血纱布条；病情允许时术前给予氨甲蝶呤（MTX）治疗，MTX 每日肌内注射 20 mg 共 5 日，或 MTX 单次肌内注射 50 mg。刮宫术时常需使用纱布、纱条压迫填塞止血，必要时行双侧髂内动脉结扎，若出血不止则及时切除子宫。对已有孩子的患者为避免失血性休克和感染可行子宫全切术。

（2）卵巢妊娠：卵巢妊娠极为少见，系胚泡在卵巢内着床和发育形成。卵巢妊娠的诊断标准必须包括以下几点：①双侧输卵管完整；②囊胚位于卵巢组织内；③卵巢与囊胚是以卵巢固有韧带与子宫相连；④囊胚壁上有卵巢组织。卵巢妊娠的临床表现与输卵管妊娠相似，术前很难明确诊断卵巢妊娠，手术探查时也有误诊为卵巢黄体破裂的可能性，常规病理检查才能确诊卵巢妊娠。多数卵巢妊娠有内出血和休克，手术时应根据病灶范围行卵巢部分切除术或患侧附件切除术，原则上尽量保留正常的卵巢组织和输卵管。

（3）残角子宫妊娠：残角子宫是在胚胎期副中肾管中段融合不良，一侧发育正常，另一侧仅残留一宫腔，无宫颈，不与阴道相通，通过一长短宽窄不等的纤维带或肌束和对侧正常子宫的侧壁相连接，其中间大多无孔道。在残角子宫的外侧角，附有圆韧带和附件。残角子宫妊娠的临床表现随残角子宫的发育程度不同而有较大差异。一般残角子宫发育较差，肌层组织薄弱，妊娠后多于妊娠 18 周左右发生破裂；或绒毛直接侵入子宫肌层，形成胎盘植入，甚至穿破宫壁，导致子宫破裂发生大量内出血，引起急性腹痛及腹膜刺激症状，与输卵管间质部妊娠破裂相似。残角子宫发育较好者，妊娠偶可持续到接近足月，但胎位常异常，临产时经过一段时间的规律宫缩，胎先露不下降。肛诊或阴道检查，宫颈无改变，宫口不开，触不到羊膜囊，扪及另一侧有非妊娠子宫，而明确诊断。残角子宫在妊娠期及分娩过程中幸免发生子宫破裂，但胎儿不能娩出而致胎死宫内。日后宫缩缓解，胎儿浸软、钙化而可形成石胎。健侧子宫可出现流血并排出管型蜕膜。

由于临床罕见，易漏诊和误诊，但如能对其提高警惕，注意有关病史，如闭经、腹痛和包块等，并仔细进行妇科检查（如存在双阴道、阴道纵隔，宫颈僵硬，在相当于子宫内口处触到一个与妊娠月份相符的包块等）及 B 超扫描（发现胚囊或胚胎在子宫腔外的包块内），一般能正确诊断。如遇有下列情况则更易明确诊断。①行人流术时，探宫腔偏向一侧，仅能刮出蜕膜组织，无胚胎及绒毛。术后妊娠反应继续存在。②行中期妊娠引产时，各种引产方法均告失败。③临产后，虽有规律宫缩，但宫口不开，先露不下降，高浮等。

一旦确诊残角子宫妊娠，为防止破裂，应尽早剖腹，切除残角子宫，同时连同该侧附件一并切除，以防日后在该侧附件发生妊娠。如对侧卵巢有病变需要切除时，则可保留该侧卵巢。如残角子宫妊娠已持续至后期，孕妇强烈要求获得活婴时，则应住院待产，卧床休息，严密监护。发现妊娠子宫有破裂先兆，须及时行剖宫产及残角子宫切除，否则可待胎儿发育基本成熟，在足月前（妊娠7~8月）行剖宫产并切除残角子宫及该侧附件。

（4）腹腔妊娠：腹腔妊娠为受精卵在腹腔内生长发育者，原发性极为少见，系指受精卵直接种植于腹膜、肠系膜、大网膜或盆腔内异位的子宫内膜上。继发性妊娠大部分发生于输卵管妊娠流产或破裂后，由于胎盘附着异常，血液供应不足，胎儿很难活至足月，约半数为胎儿畸形。多数有输卵管妊娠破裂史，即停经、腹痛、阴道流血等病史。此后腹部逐渐长大，胎动可加重腹痛，查体时胎儿肢体表浅，胎位不正，多见横位，胎心音异常清晰。妇科检查发现子宫颈甚高，子宫稍大于正常，并偏向一侧，如胎儿死于腹腔过久，可干尸化或形成石胎。亦有继发感染形成脓肿，穿通母体的直肠、阴道或腹壁，排出胎儿骨骼。

本病根据病史、症状及体征，借助超声检查、腹部X线摄片、子宫碘油造影等，可明确诊断。当确诊为腹腔妊娠时应立即剖腹取出胎儿、胎盘。若胎盘与肠管及其他脏器粘连，勉强剥离，出血必多。可用肠线在靠近胎盘处结扎脐带，将胎盘留在腹腔内，日久逐渐吸收。术中应酌情输血，术后应用抗生素防止感染。

（姜珊）